CENT ANS D'OPTOMÉTRIE AU QUÉBEC

(Un siècle de vision)

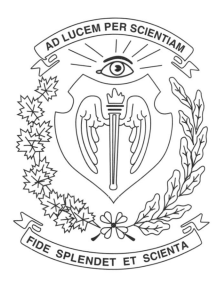

Dr Claude Beaulne, optométriste

Photo de la page couverture

Cette photo illustre un examen du champ visuel (périphérique) avec un périmètre à arc; elle est tirée de Ophthalmic Reference Book. Bausch&Lomb. 1941. Révisé en 1947,1948 et 1953.

Logo du centenaire

On remarque en bas, à gauche, le logo du centenaire de l'optométrie au Québec. Ce logo a été conçu et réalisé par une étudiante de l'École de design de la Faculté de l'aménagement de l'Université de Montréal, Madame Océane Constantini.

Le logo est composé d'un élément simple : une courbe formant un œil. La courbe vient refléter l'idée de renouveau, un peu comme l'optométrie qui fête ses 100 ans et qui rentre dans un nouveau centenaire. La forme de la courbe rappelle aussi celle de la lettre Q, faisant référence au Québec où l'on célèbre l'évènement

Dédicace

Cet ouvrage est principalement dédié à mon épouse depuis 1960, Lise Mathieu, qui m'a soutenu pendant toute ma carrière à l'École d'optométrie de l'Université de Montréal, ainsi qu'à mon cabinet d'optométriste et pendant toutes les heures que j'ai passées loin d'elle, dans mon antre, à la rédaction de l'histoire de l'optométrie au Québec de 1906 à 2006.

Il est aussi dédié à ma fille Nathalie Beaulne, orthodontiste à Terrebonne ; elle a été notre unique enfant, mais Dieu sait à quel point nous l'avons aimée ainsi que ses deux enfants, nos petits-enfants chéris, Geneviève Paquin et Laurent Paquin (Non ! pas l'humoriste).

Je m'en voudrais de ne pas mentionner le mari de Nathalie et le papa des enfants, le lieutenant-détective Daniel Paquin du Service de la Police de la Ville de Montréal (SPVM) : il fut un compagnon sans pareil pour notre fille, un père de tous les instants et un « gendre » dont rêvent tous les beaux-parents.

C'est en pensant à ces personnes d'abord et à toutes les personnes que j'ai côtoyées pendant ma carrière et à tous les optométristes du Québec, que j'ai passé de nombreuses heures dans mon « bureau » du sous-sol à la rédaction de cette histoire du premier centenaire de l'optométrie québécoise.

Claude Beaulne

L'auteur

Tout ce qu'il y a de bon et grand dans notre profession ne doit pas rester enfoui dans les archives

Inspiré de John H.R. Molson (1897)

Préface

Ces six vers de notre grand poète ne sont-ils pas les propos qu'ont tenus tous ceux et celles qui depuis plus de 100 ans s'engagent avec fierté dans l'exercice de notre belle et grande profession? Sans aucun doute, ces mots reflètent la pensée des pionniers de l'optométrie qui, il y a un siècle, voyaient le législateur donner une existence officielle à la profession dont ils rêvaient. N'est-ce pas de plus l'expression de la motivation des optométristes qui, générations après générations, promotions après promotions, ont cru en leur avenir professionnel et se sont battus pour que l'optométrie connaisse l'essor extraordinaire qui est le sien. Que de chemin parcouru en 100 ans! Oui, même centenaire, notre profession conserve sa jeunesse et ses promesses d'avenir. En cet anniversaire, nous devons être tous très fiers, car chacune et chacun, à sa mesure, contribuent à ce que s'écrive la grande histoire de l'Optométrie québécoise.

Qui d'autre que Claude Beaulne pouvait, mieux que quiconque, se pencher sur cette belle épopée? Avec ses 45 ans de vie universitaire à l'École d'optométrie, dont plus de 22 ans à titre de Directeur ou dans la fonction de Secrétaire de l'unité académique, avec ses mandats tant à l'Ordre qu'à l'Association des optométristes, notre ami Claude a été un acteur et un témoin privilégié de l'histoire de l'optométrie. Un rôle d'historien et d'historiographe lui revenait donc de plein droit. Il a accompli cette tâche avec le talent et la passion que nous lui connaissons.

Puisse cette préface que je ne voudrais pas transformer en prolégomènes, me permettre de le remercier au nom de tous ceux et celles qui, comme moi, prendront plaisir à cette lecture pour célébrer le centenaire de l'optométrie au Québec.

Pierre Simonet O.D., Ph.D.[1]
Vice-Provost et vice-recteur – Planification Université de Montréal

---

1   Pierre Simonet était professeur titulaire et fut directeur de l'École d'optométrie de 1995 à 2002

Notes biographiques sur l'auteur

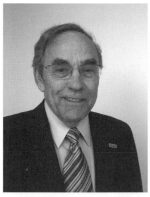

Claude Beaulne, professeur à la retraite de l'École d'optométrie

Éducateur, administrateur et optométriste, le Dr Claude Beaulne a servi sa profession et l'École d'optométrie de l'Université de Montréal avec passion pendant quarante-cinq ans. Ses nombreuses réalisations et son implication lui ont valu de multiples prix et divers honneurs incluant la médaille de l'Université de Montréal (1994), le prix « *Hommage* » 1999 de l'Association des Optométristes du Québec et, le « Mérite » 2004 du Conseil Interprofessionnel du Québec, suite à une recommandation du Bureau de l'Ordre des Optométristes du Québec qui désirait souligner son engagement envers sa profession et l'enseignement en optométrie. Le prix lui fut remis par Monsieur André Gariépy, Secrétaire du CIQ, lors de l'assemblée générale annuelle de l'Ordre des Optométristes. Il a aussi reçu le *Laurier d'Or 2004* de l'Association des Anciennes et des Anciens du Collège de l'Assomption (AAACLA) qui lui fut décerné le 1er mai 2004 pour

> « *l'ensemble de sa carrière et plus particulièrement pour sa contribution à l'évolution de l'enseignement de l'optométrie et du rayonnement de la profession dans la société canadienne et québécoise* »[2]

Au moment de sa retraite, il fut nommé professeur honoraire par l'Université de Montréal et la salle de l'Assemblée de l'École d'optométrie, Assemblée dont il a été le Secrétaire pendant près de dix ans, a été nommée en son nom le 3 juin 2004.

Il est très probablement, à ce jour, le professeur qui a formé le plus grand nombre d'optométristes au Québec car il a été membre du corps professoral de l'École d'optométrie de l'Université de Montréal à compter de septembre 1959, année de sa graduation de cette institution. Il a abordé de nombreux et divers sujets au cours de sa carrière et il a occupé divers postes administratifs au sein de l'École, tels qu'adjoint au directeur de 1963 à 1969, directeur pour trois mandats (1969-1973 et 1977-1985), directeur des cliniques et Secrétaire de la « Faculté » pendant près de dix ans.

Le travail de Claude Beaulne pour sa profession restera dans toutes les mémoires, car il y a joué un rôle prépondérant tout au long de sa carrière. En plus de cela, il s'est impliqué dans la communauté à titre d'administrateur de la

---

2   Extrait de l'inscription sur le certificat remis au Dr Claude Beaulne le 1er mai 2004, lors de l'Amicale annuelle des anciennes et des anciens du Collège de l'Assomption.(AAACLA)

Caisse Populaire Desjardins de sa région, membre du Conseil d'administration de l'hôpital Maisonneuve-Rosemont ainsi que membre du Conseil de la Corporation de cette institution. Parmi ses loisirs, on compte une passion pour le théâtre (il a été membre d'une troupe d'amateurs pendant quatre ans et il a fait de nombreuses apparitions à la télévision en tant que figurant), il a déjà été membre de l'Union des artistes; il aime aussi faire de la musique (il se débrouille bien avec un piano).

Ce personnage s'est vraiment distingué par ce qu'il est et par ce qu'il a réalisé pour sa profession, notamment à l'École d'optométrie.

Lors de la Collation des grades 2005 de l'École d'optométrie de l'Université de Montréal, le Dr William Bobier, O.D., Ph.D., directeur de l'École d'optométrie de l'Université de Waterloo, affirmait que les deux écoles d'optométrie canadiennes, s'étaient développées grâce à des « rêveurs » (il a utilisé le terme « dreamers ») : Emerson Woodruff à Waterloo et Claude Beaulne à Montréal. Et il avait raison… il faut rêver pour se dépasser et pour se réaliser.

Avant-propos

Non! Je ne suis pas encore centenaire… mais si le Créateur le veut, j'y arriverai.

C'est l'Optométrie québécoise qui est maintenant centenaire : elle ne veut pas cacher son âge, bien au contraire, car elle est encore verte et vigoureuse. J'ai voulu, dans cet ouvrage, rappeler son histoire à travers son évolution, ses luttes, ses réussites, ses échecs, ses organismes, ses meneurs, ses gestionnaires, ses ardents défenseurs… etc.

L'Optométrie du nouveau siècle, qui ne fait que débuter, est très largement différente de ce qu'elle a été à ses débuts et de ce qu'elle était encore, il n'y a pas si longtemps. Je veux, en votre compagnie, refaire le cheminement de cette profession dont les membres, à des époques différentes, ont lutté pour sa reconnaissance, pour le maintien de sa crédibilité et parfois même pour sa survie. Nous revivrons ensemble le début modeste d'une profession, sa quête d'une reconnaissance par le monde professionnel et la société québécoise et sa lente ascension vers un statut qui fut et qui est encore, parfois, contesté.

Si elle est encore là aujourd'hui et plus « en forme » qu'elle ne l'a jamais été, c'est certainement grâce à des personnes dont les noms vous seront remis en mémoire ou que vous pourrez découvrir à la lecture de ce livre.

Ce livre! Pourquoi l'écrire? Pourquoi MOI devais-je l'écrire?

Pourquoi l'écrire? On n'a pas tous les jours… cent ans; c'est un anniversaire qu'on ne peut pas laisser passer sans le souligner. Pourquoi? parce qu'il démontre la vigueur de la profession et de ses membres, et aussi parce que son passé est garant de son futur. Ceci laisse donc entrevoir de merveilleux développements dans le siècle à venir, sans doute marqué au coin de développements technologiques sans précédent témoignant de changements encore inimaginables.

Pourquoi moi, ai-je été désigné pour réaliser cette œuvre? Peut-être parce que j'ai été impliqué dans divers aspects du monde professionnel et aussi académique de l'Optométrie : professeur à l'École d'optométrie de l'Université de Montréal pendant 45 ans et directeur de cette école de formation au cours de trois mandats de 4 ans. J'ai aussi agi comme Secrétaire de cette même unité académique pendant près de dix ans. De plus, j'ai exercé les fonctions de syndic de la Corporation Professionnelle des Optométristes du Québec pendant quatre ans et membres de quelque-uns de ses divers comités. J'ai enfin été membre de l'Exécutif et Secrétaire de l'Association des Optométristes du Québec pendant 5 ans.

Trêve de louanges, revenons à notre propos : ce n'est pas de ma personne dont il doit être question, mais plutôt de l'histoire de la profession que j'ai exercée avec tant de plaisir, que j'ai aimée et défendue avec passion tout au cours de ma carrière.

Je ne suis pas écrivain… loin de là… mais le projet qu'on m'a proposé (enfin! avais-je le choix après l'annonce retentissante qui fut faite, à deux reprises, par mon collègue et ami, le Dr Guy Meunier, optométriste (1960), le projet, dis-je, m'a intéressé, puis emballé.

Je vous livre donc le fruit de mon travail que vous apprécierez, je l'espère, pour ce qu'il est, i.e. un rappel d'un passé centenaire à travers lequel certains pourront revivre des évènements marquants, d'autres découvriront des personnages et des évènements qu'ils n'ont pas connus. Mais je tiens à faire une mise au point :

« C'est la nature même de l'Histoire d'être un compte-rendu partiel des choses »[3].

J'irai plus loin et affirmerai qu'il s'agit d'un compte-rendu partial, car c'est moi qui l'aurai écrit… c'est ma perception de l'histoire qui transparaît dans ce texte. Le pape Léon XIII a dit, en 1883,

« La première loi de l'histoire, c'est de ne pas mentir : la seconde, de ne pas craindre de dire la vérité ». [4]

Plusieurs personnes doivent être et sont citées dans cet ouvrage, pour leur implication dans le développement des organismes optométriques, de l'École d'optométrie, etc. Mais cet exercice est toujours très périlleux : c'est comme faire du trapèze volant sans filet. Comment se fait-il qu'on ne parle pas de moi dans l'histoire de l'optométrie québécoise se diront certains? Le lecteur doit se rappeler qu'il s'agit d'un compte-rendu partiel et partial. On peut avoir de la mémoire, oui, mais elle a toujours des limites. Certains blaguent d'ailleurs en affirmant que l'oubli est une faculté de leur mémoire. Alors personne ne doit être offusqué; on reprend, dans les différentes parties de l'ouvrage, les noms de personnes qui furent fondateurs, professeurs, bûcheurs, « leaders », et autres[5].

Certaines mentions sont présentées, d'optométristes ou d'autres professionnels qui ont été considérés, à un titre ou à un autre, dans la presse écrite ou ailleurs. L'auteur insiste pour préciser que cette approche risque d'être incomplète et qu'il s'excuse à l'avance pour toute omission de personnes dont les noms auraient dû se retrouver dans ce texte. Dans sa quête d'information, il a fait appel aux membres de la profession, en 2003, mais cette sollicitation n'a pas donné les résultats escomptés : certains ont fourni une aide précieuse grâce à des textes et des photos, d'autres ont promis des choses dont personne

3   BROWN, D. (2004). **Da Vinci code**. JC Lattès pour l'édition française illustrée. Paris 523 p.

4   Tiré de la préface, signée Guy Lamarche, M.D., de l'ouvrage intitulé **: « Histoire de la Faculté de médecine de l'Université de Montréal (1843-1993)** par Denis Goulet. vlb éditeur, 502 pp.

5   N.D.L.R. : On trouvera en annexe plusieurs listes dont celle des récipiendaires PRO de l'Association des Optométristes du Québec de 1999 (début de cette remise de prix) jusqu'à 2005

n'a jamais vu la couleur et la majorité, comme d'habitude, est restée silencieuse. Advienne que pourra!

Je sais que vous serez indulgents. Si je n'ai pas parlé de vous personnellement et que vous le méritiez, ne soyez pas vexé : nos voies ne se sont pas rencontrées ou n'ont été qu'effleurées, laissant ainsi peu de traces.

Je n'ai qu'un seul regret : j'aurais tant souhaité pouvoir réaliser un tel projet avec mon confrère et ami de toujours, le Dr Claude Gareau qui aurait été pour moi une source intarissable de renseignements de même qu'une inspiration inestimable… dans un style incomparable. Le sort en a décidé autrement.

Je vous souhaite « Bonne lecture »

L'auteur Claude Beaulne

Table des matières

CHAPITRE 1

INTRODUCTION

LA NAISSANCE DE L'OPTOMÉTRIE AU QUÉBEC

Le besoin de structurer une nouvelle profession

Pour faire reconnaître l'optométrie, il fallait d'abord faire naître cette profession. Il n'apparaît pas opportun de revenir sur les périodes avant l'ère chrétienne alors qu'on découvre le monde de l'astronomie et de l'optique. Au fait, qui est le père de l'optique? Serait-ce Platon ? C'est ce que d'aucuns revendiquent, car le philosophe grec semble avoir commencé à s'intéresser à l'optique vers 400 avant J.-C.

Serait-ce Archimède?

« ce grec ingénieux qui détruisit la flotte romaine en se servant de miroirs ardents[6] »?

Se pourrait-il que ce soit Ptolémée? On pourrait aussi parler des travaux d'Aristote qui semble avoir été familier avec certaines des notions que les optométristes connaissent de la myopie. Et il y a le fameux Euclide, géomètre, qui a vécu à Alexandrie au début du troisième siècle avant notre ère.

Il n'est pas davantage utile de s'attarder dès maintenant sur la controverse concernant les débuts de l'existence des lunettes. On a beaucoup parlé des Chinois qui revendiquent l'emploi des lunettes bien avant la venue de Jésus-Christ, mais il semble que cela ne repose sur aucun témoignage concluant. Par contre, il aurait pu être intéressant d'élaborer sur le rôle des « hommes d'Église » dans l'histoire de la lunetterie, mais là n'est pas l'objet du propos de ce texte. Et d'autres auteurs se sont déjà occupés de tels sujets.

En vérité, l'origine de l'optométrie moderne, au sens propre, peut être attribuée à Christopher Scheiner, jésuite, un peu opticien, physiologiste et astronome. Les optomètres qui furent mis au point à ce moment sont basés sur l'expérience de Scheiner. Deux autres noms sont souvent mentionnés, soit ceux de Isaac Newton (1642-1727), créateur de la théorie de l'émission de la lumière et de Christian Huygens (1629-1695) qui élabora la théorie ondulatoire de la lumière; c'est aussi ce dernier qui expliqua la loi de la réfraction. Sa contribution majeure dans la construction du télescope fut son amélioration des méthodes de surfaçage et de polissage des lentilles d'une grande longueur focale.

---

6   COX, M. (1959). ***Histoire de la profession d'opticien-optométriste***. Photons No 6. Mars-
     Avril 1959

Parlons un moment de John Frederick Herschel dont le principal lien avec l'optométrie est d'avoir été, en 1827, le premier à émettre l'idée d'un verre de contact; il a suggéré de fabriquer une petite lentille, en forme de soucoupe, remplie de gélatine transparente et appliquée directement sur la cornée pour la correction de l'astigmatisme.

Les gens du milieu connaissent aussi l'apport de John Dalton (aucun lien de parenté avec les frères bien connus, adversaires de Luky Luke) qui a vécu de 1766 à 1844 et qui s'est rendu célèbre dans le monde de la vision des couleurs. Et que dire de Benjamin Franklin? Agacé d'avoir à changer de lunettes pour la vision de loin et la vision rapprochée, il eut en 1885 l'idée géniale, pourtant simple, de faire monter une moitié de chaque lentille dans un même cercle afin de pouvoir bien voir de loin et de près avec les mêmes lunettes, sans avoir à gesticuler. La lentille bifocale, le « double-foyer », était née. Mais quelqu'un avant lui avait eu cette même idée nous dit Knoll[7] :

> « In 1783, two years before Franklin's description of split bifocals, Addison Smith, an Englishman, invented double spectacles as a solution to near and distance corrections. The distance correction was mounted in a metal eyewire. The near add was mounted in a second eyewire which was hinged to the first at the top. This type of double spectacle is still available for special vocational applications. »

Un autre personnage important dans l'évolution de cette science fut le physicien et philosophe anglais Thomas Young (1773-1829). On lui doit, entre autres, la découverte de l'astigmatisme et l'établissement clair de la théorie ondulatoire de la lumière de Huygens.

Sans trop s'attarder sur l'historique des précurseurs de l'optométrie. Il y a quand même des « gros » noms que nous ne pouvons pas omettre : Wollaston, Brewster, Fresnel, Tyndall et plusieurs autres dont Malus (Étienne Lewis) qui découvrit le phénomène connu sous le nom de « polarisation de la lumière ». Les lentilles cylindriques pour la correction de l'astigmatisme ont été l'œuvre de George B. Airy.

Gauss (Karl Friedrich) et Listing (Johan Benedict), tous deux professeurs à l'Université de Gottingen ont contribué à l'avancement scientifique au cours du 19e siècle par leurs travaux d'optique géométrique et physiologique.

D'où vient ce terme « Optométrie »? Et quand cette profession est-elle vraiment née?

Les travaux de Christopher Scheiner, ce prêtre jésuite du début du 17e siècle, ont permis l'invention de l'optomètre, instrument employé pour mesurer la réfraction de l'œil; comme nous l'avons déjà mentionné, tous les optomètres qui ont suivi ont été construits selon le principe énoncé par Scheiner. Ce dernier

---

7   KNOLL, H. (1967). *A brief history of ophthalmic lenses*. JAOA. Vol. 38 No 11 Nov. 1967 p. 946-948

a ainsi été considéré comme étant à l'origine de « l'optométrie » dans son sens strict. Le Dr R. H. Knowles, médecin, un des premiers amis de l'optométrie, présente une première définition de l'optométrie lorsqu'il écrit en 1895[8] :

> « L'instrument pour déterminer les défauts de l'œil est appelé un optomètre, de sorte que le jeu de verres d'essai est compris dans cette appellation. La science de l'emploi de cet instrument se nomme Optométrie ».

Émile Javal, membre de l'Académie de médecine et Directeur honoraire du laboratoire d'ophtalmologie à la Sorbonne nous apporte aussi des renseignements importants sur nos origines dans son ouvrage intitulé : « *Physiologie de la lecture et de l'écriture* »[9] :

> « *C'est un physiologiste hollandais, Donders, vulgarisateur de premier ordre qui, s'inspirant de Helmholtz, révéla au monde médical, vers 1860, l'existence de l'astigmatisme et l'utilité des verres cylindriques. Avant cette époque, quand un consultant leur semblait avoir besoin de lunettes, les oculistes l'envoyaient se pourvoir chez un opticien. Actuellement, les oculistes mesurent eux-mêmes, tant bien que mal, les défauts optiques de l'œil, et on en cite en Amérique, pour qui cette occupation constitue la part principale de leur activité professionnelle.*
>
> *En Amérique, la précision apportée à ce travail n'a pas cessé d'augmenter sous la pression de clients méfiants qui consultent de plusieurs côtés, jusqu'à ce que deux oculistes leur aient délivré des prescriptions dont les chiffres soient identiques*
>
> *En Amérique aussi, nous voyons apparaître une organisation qualifiée de retour en arrière par les oculistes et qui constitue, à mon avis, un progrès considérable : on voit surgir de toutes parts des cours à l'usage des commis opticiens, où on leur enseigne à mesurer la réfraction oculaire et à fournir au public des verres et des montures convenablement adaptés.*
>
> *Dans l'intérêt du plus grand nombre, il me paraît désirable de voir arracher le monopole de ce travail minutieux aux médecins qui, nécessairement, font payer le public, en raison de leur position sociale et de leurs études antérieures dont l'utilité est nulle, dans l'espèce…*
>
> *…La situation changera du tout au tout quand le monde sera doté, par centaines de mille, de modestes praticiens moins avares de leur temps qui, dans les boutiques des opticiens, feront avec soin et pour un prix modéré une besogne infiniment utile… »*

---

8   KNOWLES, R.H. (1895), *The Science and Art of Ocular Refraction*. Op. J. March 1895

9   JAVAL, E. (1905). *Physiologie de la lecture et de l'écriture*. Félix Alcan, éditeur. Paris p.79

Serait-ce là l'origine de l'optométrie? Est-ce suite à cette prise de conscience que ces « modestes praticiens » dont parle Javal se sont reconnus comme optométristes, que l'optométrie est née, même si elle n'en portait pas encore le nom? Il semble que plusieurs personnes soient portées à donner foi à cette théorie et les lecteurs seront d'accord après avoir lu ces quelques lignes.

Il peut être intéressant de citer Maurice Cox[10] car il nous situe au moment où les opticiens de la Province de Québec vont commencer à s'impliquer dans la fondation de leur propre association :

> « Au congrès de 1904, l'association[11] adopta le terme « optométriste » signifiant : « Une personne qualifiée dans la pratique de l'optométrie physiologique ». L' « Optométrie » fut définie comme « La Science qui traite de la physiologie de la fonction visuelle et des effets physiques sur celle-ci de l'emploi des verres ».

Avant qu'on aille plus loin dans ce texte, il importe de faire une mise au point et de préciser un fait de première importance: les « opticiens » dont on parle depuis le début, ne sont aucunement apparentés aux « opticiens d'ordonnance » qui se joindront officiellement à la « famille » beaucoup plus tard.

Évidemment, on retrouve, par la suite, les deux grands noms, pères de l'optométrie contemporaine nord-américaine, Charles F. Prentice et Andrew J Cross. Le premier créa le cours d'optométrie à l'Université de Columbia et la préparation de son programme alors que Cross fut le directeur du programme et le développa depuis ses débuts.

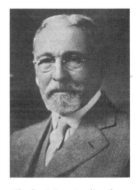

Charles Prentice est né à Brooklyn en 1854 : il était le fils d'un opticien. Si on scrute d'un peu plus près les relations de Prentice avec les médecins ophtalmologistes de son époque, on constate que la lutte est déjà amorcée entre l'optométrie et l'ophtalmologie; les artisans de cette discipline (l'ophtalmologie) alléguaient déjà que les lunettes sont des attributs de la médecine et qu'il est illégal pour un opticien ou un optométriste de les prescrire. Prentice répliqua qu'avec de tels arguments, il deviendrait illégal de vendre du tabac, de l'alcool et autres produits beaucoup plus nocifs. Charles Prentice fut, en 1896, le premier président de la « Optical Society of New-York. » Puis il remonta vers le Nord ouest et s'installa

Charles F. Prentice, l'un des pères de l'optométrie moderne

au Canada, à Nelson en Colombie-Britannique. En 1923, il devint membre honoraire de « *The BCOA* » (« *British Columbia Optometric Association* »).

---

10 COX, M. (1959). *Histoire de la profession d'opticien-optométriste*. Photons No 6. Mars-Avril 1959

11 NDLR : On veut parler ici de l'Association Américaine d'optométrie

Quant à Andrew Jay Cross, opticien et optométriste né en 1855 à Antworp, dans l'État de New-York, il a commencé sa carrière en Californie en 1876, puis est revenu à New-York en 1889. L'optométrie lui doit tout spécialement la première méthode de rétinoscopie dynamique, il a aussi apporté plusieurs améliorations dans les instruments d'optique.

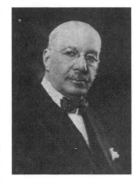

On prétend, dans certains ouvrages[12], que la pratique de l'optométrie a commencé vers les années 1300 : il y a donc six siècles qui se sont écoulés avant l'apparition des organismes représentatifs de la profession. Pourquoi une si longue attente? Pourquoi ce long délai? La meilleure réponse serait-elle l'expression du besoin? La demande populaire? Le besoin pour un regroupement des optométristes ne s'est pas fait vraiment sentir avant la fin du 19e siècle ou le début du suivant. Personne n'a véritablement exercé les activités cliniques de l'optométriste avant l'entrée en scène des « équipements ophtalmiques ». Plusieurs événements ont dû ensuite se conjuguer pour donner jour aux moyens de mesure de la vision et de sa correction par lentilles : les connaissances cliniques se devaient d'atteindre une certaine sophistication, la théorie devait venir appuyer celles-ci; il fallait aussi « inventer » l'équipement clinique pour la réfraction, manufacturer tout l'arsenal des lentilles correctrices et par-dessus tout, que l'ensemble de la population sente le besoin de ce type de services.

Andrew J. Cross, l'un des pères de l'optométrie moderne

Ces pré-requis se sont avérés dans le siècle qui a précédé l'arrivée de l'optométrie au Québec, c'est-à-dire entre 1800 et 1900 : les intéressés ont acquis l'habileté de « *faire une réfraction* » en plus de s'adonner à d'autres activités, très souvent la bijouterie. Après quelque temps, certains sont devenus très habiles dans l'art de rendre des services optométriques… Un groupe de personnes put alors être clairement identifié par leur désir de poursuivre une même « vocation »…L'OPTOMÉTRIE.

Mais ils ne se donnaient pas le nom « d'optométristes »; ils utilisaient plutôt l'appellation « opticien », d'où les premières divergences qui facilitèrent l'émergence de l'optométrie à titre de profession distincte. On comprend peut-être un peu mieux pourquoi il fallut un certain nombre d'années avant que le terme « optométriste » remplace totalement celui d' « opticien » et que ce dernier disparaisse du nom des organismes officiels de la profession reconnue au Québec.

Une des premières apparitions du mot « optométriste » paraît être vers 1886. E. Landolt, dans un ouvrage sur la réfraction, utilise ce terme à

---

12   GREGG, J. R. (1972). ***American Optometric Association. A history***. AOA St-Louis, Missouri Pp. 399

plusieurs reprises et l'applique au processus de fourniture d'équipements ophtalmiques pour aider la vision à la fois objectivement, grâce aux optomètres, et subjectivement :

« This method of optometry has, too, besides that of simplicity, other important advantages »13

Plusieurs personnes se sont réclamées d'avoir été les premières à utiliser le terme. Peu importe!… ce qui est significatif, c'est la prise de position des gens du milieu dont le mérite est d'avoir reconnu le besoin d'organiser la profession sans savoir parfaitement quel serait leur nouveau rôle et leur destin.

Le premier projet de loi sur l'optométrie fut introduit à New-York en 1896 et s'appelait

« An Act to Regulate the Practice of Optometry ».

Naissance de l'optométrie au Québec

L'optométrie, dans la province de Québec, prend naissance le 22 mars 1904. Réunis en société, quelques vingt membres fondent l'Association des Opticiens de la Province de Québec. On peut se demander quelles sont les raisons qui ont poussé ces pionniers à se regrouper ainsi. Quels étaient leurs buts? D'abord, promouvoir l'avancement social et professionnel de ses adhérents, développer la science optique et finalement faire la diffusion de celle-ci. Toutefois, en 1904, l'association n'a pas d'existence légale et n'a pas non plus le pouvoir juridique lui permettant de contrôler la pratique de la profession.

Nos fondateurs, les Maurice De Meslé, Coffin, Rodrigue Carrière, Patrick G. Mount, Eddie Normandin, G. Lewis Williams, Grant, Narcisse Beaudry, Lévesque et plusieurs autres ont assisté à une première assemblée le 14 mars 1904[14]. Après de nombreuses rencontres, dans le but de jeter les bases d'une nouvelle profession,

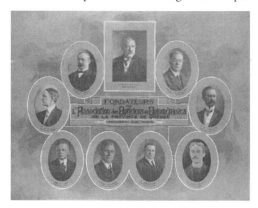

Mosaïque des fondateurs de l'optométrie au Québec

---

13   LANDOLT, E. (1886). ***Refraction and accommodation of the eye.*** J.B.Lippincott Co. Philadelphia

14   BOURCIER, C. (1943). « ***D'un œil à l'autre*** ». Éditions Beauchemin, Montréal. 262 p.

L'OPTOMÉTRIE, les fondateurs s'adressent à la législature provinciale du Québec afin que celle-ci reconnaisse l'Association des Opticiens de la Province de Québec : la loi qui constituait en corporation l'AOPQ fut adoptée le 9 mars 1906. L'Association est finalement reconnue comme l'organisme et l'entité juridique représentant les optométristes[15]. Le nouvel organisme, qui comptait déjà cinquante membres, a obtenu les droits et privilèges permettant de réglementer la profession et de défendre les intérêts de ses membres.

Après celle de l'État de New-York, la première loi régissant la pratique de l'optométrie fut celle du Minnesota, loi promulguée le 13 avril 1901. Les autres états qui ont précédé le Québec dans la mise en œuvre d'une loi sur l'optométrie sont, dans l'ordre, le North Dakota, la Californie, l'Oregon et le New Mexico.

Il est légitime d'être fiers que le Québec ait pu servir d'exemple pour les autres provinces canadiennes; en effet, l'Ontario et le Manitoba ont légiféré sur l'optométrie en 1909, l'Alberta, la Nouvelle-Écosse, le Nouveau-Brunswick et la Colombie-Britannique en 1921. Puis ce fut le tour de l'Île du Prince Édouard, l'année suivante et celui de la Saskatchewan en 1924.

Besoins de formation

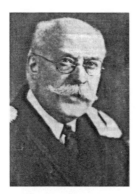

Le fondateur De Meslé était très conscient qu'il fallait aussi s'occuper de la formation pour éviter d'avoir à se préoccuper de la qualification des praticiens : il fallait donc mettre sur pieds des cours pour améliorer la formation. Des diplômes reconnus étaient requis et la formation continue était aussi à envisager. Bref, tout était à développer, la recherche, la formation des enseignants, etc.

Qui était Maurice De Meslé?

Maurice R. De Meslé, premier président de l'Association des Opticiens de la Province de Québec

Quand on parle de l'histoire de l'optométrie au Québec, ce nom devrait être le premier de la liste, le premier qui vient à l'esprit puisqu'il est celui du fondateur de la profession. Évidemment, l'auteur a voulu respecter la devise *« À tout seigneur, tout honneur »* et, sans préjudice pour les autres personnalités que nous nous devons de reconnaître, nous allons nous attarder un peu sur l'apport du père de l'optométrie québécoise.

---

15 Ordre des Optométristes du Québec. Bulletin Opto-Presse, Vol. 6 No 3 1981

« *Il était, pour plusieurs d'entre nous, le lien qui nous rattachait à la naissance de notre profession* »[16].

Le « Père De Meslé », comme l'appelait souvent ses collègues et confrères du temps, était originaire de la France ; il est, en effet, né à Paris en 1864. Son père était le comte de Rabiot De Meslé. Il fit de brillantes études dans la Ville Lumière et arriva au Canada à l'âge de quinze ans, donc en 1879. Il termina sa formation ici même à Montréal à l'École du Plateau et au Collège Ste-Marie. Par la suite, il entreprit l'étude de l'optométrie et eut encore, semble-t-il, beaucoup de succès, grâce à sa ténacité et à sa capacité à prendre des décisions sages et réfléchies. Il débuta dans l'exercice de la profession avec la firme Hearn et Harrison dont il devint plus tard l'unique propriétaire.

Ses activités ne se limitaient pas à la pratique de l'optométrie : il a participé à tous les mouvements qui ont exercé une influence décisive sur les destinées de cette profession. Voyons un peu tout ce qu'il a fait pour que les optométristes soient ce qu'ils sont devenus.

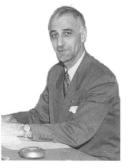

Charlemagne Bourcier, Registraire du Collège des Optométristes et Opticiens de la Province de Québec

Il fut l'un des membres fondateurs de l'Association des Optométristes et Opticiens de la Province de Québec : il en fut le premier président de 1904 à 1909. Holà! 1904? Ce centenaire aurait donc dû être souligné en l'an 2004 ? Oui et non! L'Association (AOOPQ) a été mise sur pied en 1904. Comme le raconte Charlemagne Bourcier[17] :

« *Leur geste (celui des fondateurs) les a conduits à convoquer une première assemblée à l'Université de Montréal le 14 mars 1904, à laquelle assistaient MM. De Meslé, T. Coffin Sr, R. Carrière, Mount, Eddie Normandin, Williams, Grant, Beaudry, Lévesque et plusieurs autres.* »

Mais c'est bien en 1906 qu'a eu lieu la vraie naissance légale, l'existence juridique réelle par les

« *lettres patentes de l'incorporation qui a eu lieu sous le gouvernement de Sir Lomer Gouin, le 9 mars 1906* »[18]

Monsieur De Meslé a aussi été Secrétaire de l'Association de 1909 à 1934. Les archives nous apprennent encore qu'il fut l'un des membres fondateurs de l'École d'optométrie, dont il fut le Secrétaire jusqu'à sa mort

---

16   CÔTÉ, E.H. (1934) Optométrie. Bulletin publié par l'Association des Optométristes et Opticiens de la Province de Québec. Vol. V No 2 Février 1934

17   BOURCIER, C, (1943). D'un œil à l'autre. Éditions Beauchemin. Montréal. p. 67

18   BOURCIER, C, (1943). D'un œil à l'autre. Éditions Beauchemin. Montréal. p. 72

survenue en 1934. Il a été membre du Sénat académique[19] et de la Commission des études de l'Université de Montréal. Il assuma enfin des fonctions au bureau d'immatriculation de l'École d'optométrie.

Maurice R. de Meslé a rempli tous les postes de confiance, a recueilli tous les honneurs que ses confrères pouvaient lui confier et que sa profession eut à lui offrir. Il attachait une très grande importance à la formation personnelle de l'optométriste, intellectuelle, morale et professionnelle.

James R. Gregg (1972) résume bien la situation qui prévalait à la fin du 19e siècle et au début du 20e… quand l'optométrie naquit au Québec :

> *« Public education about optometry was practically inexistant. The practitioners themselves hardly knew what optometry was, much less the public. The role of the profession in public welfare was scarcely dreamed of, yet the need for visual care was growing by geometric progression. Automobiles were already beginning to revolutionize travel, airplanes were around the corner, electricity has put eyes to work as never before, education was booming, modern science and industry were already taking the load off man's back and putting it onto his eyes. There were many visual problems that the profession of optometry would have to solve''[20].*

Lors du banquet soulignant le premier anniversaire de l'Association, on songeait déjà à édifier une institution vouée à la formation des futurs professionnels. Le président De Meslé annonçait les objectifs du groupe dont le

> *« but suprême est de former une école d'optique où des cours réguliers seraient donnés et d'où émaneraient des diplômes qui seraient une garantie que ceux qui ajustent des lunettes savent comment le faire »[21]*

Le 15 octobre 1906, le Collège d'optique ouvre ses portes dans un immeuble situé au 10 est de la rue Notre-Dame à Montréal. Que de chemin parcouru depuis… Nous reparlerons de l'École d'optométrie un peu plus loin (chapitre 9) : l'auteur allait dire « son » École d'optométrie pour paraphraser Jean Drapeau qui fut longtemps maire de « sa » Ville de Montréal. Il y a passé tant de belles années et vécu tant d'événements importants.

C'est en 1909, le 27 avril, que la Corporation a obtenu des amendements très importants à sa loi constitutive : en effet l'optométrie devient à ce moment une profession à exercice exclusif dont le champ se définit ainsi :

> *« L'emploi de tous les moyens autres que l'usage des drogues, pour le mesurage des erreurs de réfraction telles que l'hypermétropie, la myopie,*

---

19   N.D.L.R. : Cet organisme a précédé l'Assemblée universitaire l'Université de Montréal

20   GREGG, J.R. (1972*). "American Optometric Association. A history"*. AOA St-Louis, Missouri p. 3

21   BOURCIER, C. (1943). Op. cit.

la presbytie, l'astigmatisme et l'asthénopie musculaire, en se servant de lentilles pour y remédier ».

Le prochain chapitre est justement consacré à l'évolution de la définition de l'optométrie : nous avons abordé, dans l'avant-propos, le concept de la quête de la reconnaissance de l'optométrie dans le monde professionnel du Québec ainsi que dans la société. Les changements de la définition au cours des ans témoignent de ce fait.

CHAPITRE 2

DÉFINITIONS DE L'OPTOMÉTRIE

ÉVOLUTION DE LA DÉFINITION DE L'OPTOMÉTRIE

Bien entendu, nous abordons cette définition en regard de la situation au Québec; ces définitions ont été présentées dans le « *Mémoire sur la pratique professionnelle et la définition légale dans la Province de Québec* »[22].

En plus de la définition présentée à la fin du chapitre précédent, voici ce qu'on pouvait aussi lire à l'article 2a :

> « *il ne sera permis à aucune personne de pratiquer l'optométrie dans cette province à moins qu'elle n'ait obtenu le certificat d'enregistrement et une licence du Conseil de l'Association* »[23].

On sait toutefois que certains groupes de personnes seront exclus et ne seront pas soumis à cette loi; et c'est l'article 2f qui en présente les détails :

> « *Les dispositions de la présente loi ne sont pas censées s'appliquer aux médecins dûment autorisés par licence à pratiquer la médecine en vertu des lois de cette province, ni aux marchands de lunettes et de lorgnons, qui ne pratiquent ni se proposent de pratiquer l'optométrie.* »

Puis le 24 mars 1926, on retrouve la « Loi modifiant la charte de l'Association des Optométristes et Opticiens de la Province de Québec »dont l'article 4 propose la définition suivante :

> « *L'optométrie se définit par l'emploi de tous les moyens, autres que l'usage des drogues, pour la recherche et le mesurage des vices de réfraction tels que l'hypermétropie, la myopie, la presbytie, l'astigmatisme et l'asthénopie musculaire en se servant de lentilles pour y remédier. Elle comprend aussi tout examen de la vue fait par tous moyens quelconques, hormis l'usage des drogues, dans le but d'en déterminer l'acuité.* »

Le changement suivant a eu lieu le 20 mai 1937. Voici ce que l'on pouvait lire dans les textes de loi :

> « *L'optométrie se définit par l'emploi de tous les moyens, autres que l'usage des drogues, pour la recherche et le mesurage des vices*

---

22   Ordre des Optométristes du Québec (1973). ***Mémoire sur la pratique professionnelle et la définition légale dans la Province de Québec*** 19 janvier 1973

23   N.D.L.R. : Il s'agit de l'Association des Opticiens de la Province de Québec

de réfraction, tels que l'hypermétropie, la myopie, la presbytie, l'astigmatisme et l'asthénopie en se servant de verres ophtalmiques (tout verre sphérique, cylindrique ou prismatique qui aident la vision) pour y remédier.

Elle comprend aussi tout examen de la vue, fait par tous les moyens quelconques, hormis l'usage des drogues, dans le but d'en déterminer, d'en corriger ou d'en améliorer l'acuité. »

En 1964, le mot « lentilles » vient remplacer le mot « verres » qui apparaissait dans le texte de 1937 et qui avait délogé le mot « lentilles » utilisé depuis le début. On aura remarqué également que chacune des définitions contient en plus la mention qui interdit l'usage de drogues ou des médicaments.

Puis au début des années 1970, c'est la catastrophe : le système professionnel québécois va subir des transformations profondes, on créera l'Office des Professions du Québec (OPQ). La loi 250. Le Code des professions, deviendra le cadre législatif des autres lois professionnelles dont la Loi sur l'optométrie, la loi 256. La première version de la loi soulèvera un « tollé » général dans la profession. Mais pourquoi toute cette agitation? Quelle était la raison de tout ce branle-bas? Voici ce qu'était la définition proposée :

« Constitue l'exercice de l'optométrie tout acte, autre que l'usage de drogues, qui a pour objet la vision et qui se rapporte à l'examen des yeux, l'analyse de leur fonction et l'évaluation des problèmes visuels, ainsi que la prescription de lentilles ophtalmiques. »

Tout un changement! Qu'en est-il du traitement? C'est bien simple : on veut interdire aux optométristes toute vente de lunettes et réserver un monopole aux opticiens d'ordonnances qui sont maintenant dans le portrait depuis un moment. Et l'article 24, qui fut contesté juridiquement de nombreuses fois interdit toujours l'utilisation du titre de « docteur ».

La deuxième version de la Loi sur l'optométrie réinstalle les privilèges et devoirs déjà confiés à la responsabilité de l'optométriste. Voici le contenu des articles 16 et 17 avec lequel les optométristes doivent maintenant exercer leur profession :

Art. 16 : « Constitue l'exercice de l'optométrie tout acte autre que l'usage de médicaments qui a pour objet la vision et qui se rapporte à l'examen des yeux, à l'analyse de leur fonction et l'évaluation des problèmes visuels. Ainsi que l'orthoptique, la prescription, la pose, l'ajustement la vente et le remplacement de lentilles ophtalmiques. »

Art. 17 : « L'optométriste peut, dans l'exercice de sa profession, donner des conseils permettant de prévenir des troubles visuels et promouvoir les moyens favorisant une bonne vision. »

Il faut avouer que c'était une nette amélioration, mais il restait encore des restrictions… « *tout acte autre que l'usage de médicaments* »…nous reviendrons sur tout ce fourbi dans le chapitre sur « l'aventure de la pharmacologie » Qu'il suffise pour l'instant de compléter notre revue des définitions, car il y a eu deux autres modifications qu'on retrouve aux articles 19.1 et 19.1.1 de la présente loi concernant l'optométrie.

> *Art. 19,1 « Malgré, l'article 16, un optométriste peut administrer un médicament aux seules fins de l'examen des yeux du patient si les conditions suivantes sont satisfaites :*
>
> *1. l'optométriste est titulaire du permis visé au premier alinéa de l'article 19.224*
>
> *2. le médicament est mentionné dans la liste publiée par règlement*
>
> *3. l'optométriste respecte les conditions et modalités fixées, le cas échéant par règlement. »*

Et voilà que fut réglée la question de l'utilisation des médicaments diagnostiques que réclamaient les optométristes pour rejoindre leurs collègues du reste de l'Amérique du Nord.

> *Art. 19.1.1 : « Malgré, l'article 16, un optométriste peut également administrer et prescrire un médicament à son patient pour des fins thérapeutiques et lui dispenser des soins oculaires si les conditions suivantes sont satisfaites :*
>
> *1. L'optométriste est titulaire du permis visé*
>
> *2. Le médicament ou le soin dispensé est mentionné dans le règlement*
>
> *3. L'optométriste agit dans les cas et respecte les conditions et modalités fixées, le cas échéant, dans le règlement »*

Autre victoire de la profession qui aura mis, par la voix des dirigeants de ses organismes le temps, l'argent, la sueur, les efforts à inclure ces nouvelles activités dans l'exercice de l'optométrie selon le modèle nord-américain reconnu partout et dont les autres régions du monde veulent suivre l'exemple et s'inspirer pour faire reconnaître la profession d'optométrie.

Aujourd'hui, l'optométriste ne se cantonne plus dans la seule réfraction, il a de nouvelles responsabilités à titre de PROFESSIONNEL DE LA SANTÉ DE PREMIÈRE LIGNE DANS LE DOMAINE OCULO-VISUEL. Ce titre, on nous l'a toujours contesté, mais, petit à petit, le germe fleurit dans les mentalités et dans les actions.

---

24 N.D.L.R. : L'article 19.2 de la Loi sur l'optométrie concerne les normes à l'octroi, par l'Ordre des Optométristes du Québec, des deux permis spéciaux pour les médicaments diagnostiques et thérapeutiques

CHAPITRE 3

L'ASSOCIATION DES OPTOMÉTRISTES ET OPTICIENS
DE LA PROVINCE DE QUÉBEC

Nous avons vu que le 14 mars 1904, une première assemblée a lieu à l'Université Laval de Montréal où on retrouve nos fondateurs. On fonda donc l'Association le 22 mars 1904 lors d'une deuxième assemblée. Puis le 13 avril de cette même année, on se réunit à nouveau et on procède à l'élection du premier conseil d'administration : on choisit Maurice R. De Meslé comme président et Patrick G. Mount comme secrétaire.

Recherche d'objectifs et d'orientation

« Le but principal des quelques vingt membres fondateurs de l'Association des Opticiens de la Province de Québec était de promouvoir l'avancement social et professionnel des membres »[25]

Ils voulaient aussi promouvoir l'avancement de la science optique par la création de laboratoires et la poursuite de recherches scientifiques. Les membres fondateurs émettent bien clairement leur visée à l'égard des opticiens colporteurs et ambulants que le grand Charlemagne des optométristes, Charlemagne Bourcier, appelait les *« chevaliers de la valise »* : ils ne seront pas éligibles au membership de l'Association.

Nécessité d'une formation officielle

On s'intéressait encore à la diffusion de la science optique : on envisagea de donner des cours et de les officialiser

« en conférant des diplômes à ceux qui auraient montré des aptitudes et de la compétence. »[26]

Lors du banquet qui marquait la première année (1905) d'existence de ce nouveau regroupement avant sa reconnaissance légale officielle en 1906, le président De Meslé y va d'un discours au cours duquel il annonce ses couleurs en affirmant que, parmi les buts ultimes de l'Association, se retrouve la formation d'une école d'optique où l'on offrirait des cours reconnus officiellement et d'où

---

25   BOURCIER, C. (1943). *D'un œil à l'autre*. Éditions Beauchemin. Montréal p. 67

26   ibid. p. 68

« émaneraient des diplômes qui seraient une garantie que ceux qui ajustent des lunettes savent comment le faire »[27]

Qu'en est-il de la date d'incorporation de l'Association? Ça s'est passé le 9 mars 1906 sous le gouvernement de Sir Lomer Gouin.

Mais… c'était l'Association des opticiens… où sont donc les optométristes? L'association changera de nom en 1914 et deviendra l'Association des Optométristes et Opticiens de la Province de Québec (AOOPQ). Qui est alors admis à l'exercice? Un nouvel amendement à la charte stipule que quiconque désire pratiquer l'optométrie au Québec doit réussir les examens de l'École d'optométrie qui a remplacé en 1910 le Collège d'optique. Les professeurs de l'époque s'entendaient pour accomplir leur tâche bénévolement en vue d'aider au développement futur du Collège. Autre fait à souligner, le programme d'optométrie de l'Université Columbia, à New-York, a débuté la même année que celui du Collège d'optique de Montréal.

Voulez-vous savoir quelle était la règle concernant la publicité et l'exercice illégal pour les optométristes en 1912? Bourcier[28] nous donne la réponse :

Le 3 avril 1912, un nouvel amendement fut sanctionné par le lieutenant-gouverneur de la province, et se lit comme suit :

« Toute personne qui assume dans une annonce, dans un papier-nouvelles ou dans des circulaires écrites ou imprimées ou sur des cartes d'adresse ou sur des enseignes un titre, un nom ou une désignation de nature à faire supposer qu'elle est dûment enregistrée ou a qualité pour pratiquer l'optométrie, si elle n'est pas dûment autorisée ou enregistrée dans cette province en vertu de la loi des opticiens… »

Ouvrons ici une courte parenthèse : il faut mentionner que des lettres patentes ont été accordées par le gouvernement, en 1928, aux opticiens d'ordonnance. Ce ne sont pas ces derniers qui sont issus des opticiens de 1904, les prédécesseurs des optométristes. Et ce n'est que le 14 juin 1940 que la loi des opticiens d'ordonnance fut sanctionnée; cette loi constituait en corporation les opticiens d'ordonnance qui acquièrent alors des droits de pratique dans la province. Fin de l' *« a parte »*.

L'Association fit l'acquisition, le 1er avril 1915, au coût de 6 000 $, d'un immeuble situé au 393-395 rue St-André à Montréal : ça deviendra le siège social de l'AOOPQ et l'habitat de l'École d'optométrie. C'était un immeuble de trois étages d'environ 65 mètres carrés et plusieurs générations d'optométristes en sont issues, i.e. jusqu'à l'installation de l'École dans le nouvel immeuble de l'Université de Montréal sur le Mont-Royal au milieu des années 40.

---

27   Extrait du discours de Maurice De Meslé, président de l'Association des Opticiens de la Province de Québec prononcé le 8 mai 1905 tel que cité par C. Bourcier **D'un œil à l'autre** p.71

28   BOURCIER, C. (1943). **D'un œil à l'autre**. Éditions Beauchemin. Montréal. p. 78

En 1915, l'École offre des cours en optique appliquée, en optique physiologique et en anatomie oculaire. L'année suivante, en 1916, l'établissement met sur pied une clinique visuelle au service du public. En 1929 est fondé le Club des Optométristes dont le premier président fut Monsieur Henri N. Bordeleau qui voulait surtout créer un « *momentum* » de sympathie entre les membres de l'Association grâce à diverses activités.

Les optométristes ont toujours été actifs, proactifs, progressistes; il n'est donc pas surprenant d'apprendre qu'en 1939, un bureau de discipline entre en fonction pour évaluer et juger de tout acte non conforme que commettrait un membre de l'Association des Optométristes. Il est intéressant de se rappeler qu'un amendement à la loi, daté du 14 juin 1940, limite la vente, au détail, des lentilles ophtalmiques aux seuls optométristes, opticiens et médecins (ceux-là, ils ont toujours réussi à se faufiler, même quand ça ne les concerne pas!!)

Le Collège des Optométristes et Opticiens de la Province de Québec (COOPQ)

Puis, changement important en 1941 : l'AOOPQ change de nom et devient le COOPQ (Collège des Optométristes et Opticiens de la Province de Québec). Cette réforme du statut redéfinit le rôle du nouveau collège, à savoir faire respecter la loi de la corporation et protéger la population contre les abus de ses membres ou de toutes autres personnes. On en profite pour élargir le champ de pratique de l'optométrie et d'en préciser la définition que nous avons présentée antérieurement. On voit déjà l'amorce des changements législatifs qui surviendront en 1973 pour préciser le rôle de protection du public des ordres professionnels. Le rôle de sauvegarde des intérêts des patients n'est donc pas nouveau, mais avant l'avènement de l'association professionnelle, le Collège des Optométristes se pressentait aussi une « vocation » de défense de ses membres, ce qui a parfois donné lieu parfois à des décisions difficiles.

Le Collège des Optométristes et Opticiens de la Province de Québec s'impliquent socialement en intervenant, en 1942, auprès du Comité spécial de la sécurité sociale chargé d'étudier le rôle que joue chaque groupe de professionnels dans un programme d'assurance maladie.

1954! Année de crise pour l'optométrie, année de conflit avec le Collège des médecins. En effet, l'ophtalmologie nie le rôle de l'optométrie et de ses membres dans le domaine de la santé et elle revendique l'exclusivité des soins visuels. Il s'agit là d'une lutte interprofessionnelle qui atteindra son point culminant le 11 mai 1961 lorsque le sacro-saint Collège des médecins adopte une résolution interdisant à ses membres d'enseigner dans les écoles d'optométrie, la tristement célèbre motion Fafard.

Autre année très significative pour la profession : 1956! Plus précisément, le 16 mai 1956 : le jeune Claude Gareau vient à peine de quitter l'Université; il a ouvert un cabinet de consultation, mais il doit se partager entre sa pratique et le Collège des Optométristes et Opticiens de la Province de Québec qui vient de le recruter pour seconder Charlemagne Bourcier en tant que Registraire, poste qu'il occupera à temps plein peu longtemps après.

Revoyons un peu la carrière de ce géant de l'optométrie.

Cet homme remarquable a consacré près de 50 ans de sa vie à l'Ordre des Optométristes du Québec d'abord comme registraire, puis secrétaire et directeur général et enfin aviseur et conseiller jusqu'en 1994. Par la suite, il fut membre du Comité administratif et trésorier de la corporation. En 1997, il fut récipiendaire de la médaille de l'Université de Montréal pour sa participation soutenue à l'évolution du système professionnel québécois. Il fut un artisan très important au moment charnière de la Révolution tranquille et il a

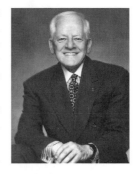

*Dr Claude Gareau,
Registraire, Secrétaire et
Directeur général de l'Ordre
des Optométristes du Québec*

« contribué de façon majeure à la mise sur pied des structures institutionnelles et administratives sans lesquelles la profession n'aurait pas connu l'essor des dernières décennies… le Dr Gareau, optométriste, a contribué de façon soutenue à l'édification du système professionnel québécois, notamment par le biais du Conseil interprofessionnel du Québec dont il est l'un des fondateurs… [29] »

Il fut aussi le premier secrétaire du Conseil de cet organisme de 1965 à 1967 et son deuxième président en 1967 et 1968.

Un remous important s'est créé à l'instant où il a annoncé au Bureau de l'Ordre qu'il quittait son poste : à preuve, cette lettre du directeur général de l'Association des Optométristes du Québec, M. François Charbonneau; cette lettre représentait tellement ce cri du cœur de toute la profession que François Charbonneau et l'éditeur de la revue *l'Optométriste*[30] ont autorisé l'auteur à en reproduire des extraits dans ce texte.

« Montréal, le 25 avril 1994

Cher J.-Claude,

Ta lettre du 18 avril à la présidente de l'Ordre et aux membres du Bureau par laquelle tu signifies ton départ de l'Ordre fait partie de ces événements qui arrêtent le temps, [sic] fut-ce quelques secondes.

---

29   CHASSÉ L.A. (2002). Ordre des Optométristes du Québec. Bulletin Opto-Presse. Printemps 2002

30   CHARBONNEAU F. (1994). *Éditorial invité*. L'Optométriste Vol.16 No 3

Ce sont des événements trop importants pour qu'on en réalise tout de suite l'ampleur.

Claude Gareau s'en va, *ça se classe dans la catégorie des « Je me marie ce matin », « Aïe! J'ai un fils » ou « mon père est mort » : des événements que l'on encaisse, mais qui nous hébètent et qui prennent du temps à vraiment être acceptés comme une réalité de la vie.*

Claude Gareau s'en va, *c'est pour moi le départ d'un être auquel j'aimais me mesurer, me frotter, me confronter, mais aussi m'allier, me rapprocher, me souder.*

Claude Gareau s'en va, *c'est l'aboutissement d'une longue carrière d'un être dévoré par sa passion à laquelle il a tout donné, sa santé incluse. Ça fait réfléchir à sa propre vie. Au tourbillon qui nous aspire, à nos maux d'estomac, de vésicule ou de duodénum.*

Claude Gareau s'en va, *c'est, pour la profession, le grand danger qu'elle perde sa mémoire corporative, un défi qu'il me revient peut-être de relever, mais pour lequel les bottes à chausser sont bien grandes.*

Claude Gareau s'en va, *c'est de constater que le soleil se lèvera couleur jaune-beurre-pâle, sans sel, ni saveur, avec des rayons matinaux qui se perdront dans une bruine diaphane.*

Claude Gareau s'en va, *c'est un dur coup sur la motivation au travail, le sens du combat, le goût de tout surmonter, le plaisir de foncer, la volonté de tout sacrifier, la passion qui mène à la victoire.*

Claude Gareau s'en va, *c'est enfin une cloche qui sonne au loin disant aux membres de cette profession qui aura bientôt 90 ans, qu'ils doivent s'organiser, se serrer les coudes, s'outiller, s'ils veulent des « lendemains qui chantent ».*

On ne réalise peut-être pas ce que ton départ de la profession signifie, mais quand le coq aura chanté trois fois nous constaterons alors le vide qui nous entoure…

Mes vœux les plus sincères à toi et aux membres de ta famille.

Veuille accepter, cher J.-Claude, l'expression de ma plus haute considération »

Lors de la collation des grades du 23 janvier 1997 à l'auditorium de l'Université de Montréal, Claude recevait la médaille que remet l'institution pour marquer le travail de certaines personnalités. L'École d'optométrie a tenu à rendre cet hommage particulier à celui qui, parmi ses diplômés, est reconnu par ses pairs comme un maître à penser, un travailleur infatigable totalement dévoué à sa profession, un des piliers de l'optométrie québécoise de la seconde moitié du 20ᵉ siècle. Voici quelques extraits de l'allocution qu'il prononça à cette occasion :

« En 1956, dans cette même enceinte, le Cardinal Paul-Émile Léger, chancelier de l'Université de Montréal de l'époque, me décernait le prix Vallée attribué par l'Association des Diplômés de l'Université de Montréal à l'étudiant de toutes les facultés qui s'était le plus distingué par ses engagements sociaux pendant ses études universitaires...

Mais qu'il me soit permis de revenir à l'année 1956, au sortir de l'Université. Année historique durant laquelle j'ai été appelé à relever un premier défi de taille, soit celui d'organiser le premier secrétariat permanent de l'Ordre des Optométristes du Québec. Puis, au fil des ans et sans trop m'en rendre compte, j'ai fini par consacrer ma vie à l'Ordre, d'abord à titre de registraire, puis enfin de secrétaire et enfin de Directeur général. Si j'ai assumé ces lourdes responsabilités et ces contraintes difficiles pendant aussi longtemps, c'est que j'aime ma profession... j'ai constamment favorisé l'établissement de rapports de collaboration et de concertation entre l'Université et l'Ordre de manière à hausser les normes de pratique de l'optométrie et à viser l'excellence.... »[31]

L'auteur a eu le grand privilège d'être, comme beaucoup d'autres, l'ami de Claude. Il a eu aussi l'honneur de travailler avec lui sur différents dossiers de la profession. Il ne faut donc pas omettre de vous citer de larges extraits d'une présentation intitulée « HOMMAGE AU DR CLAUDE GAREAU » qui fut faite lors d'un brunch organisé en son honneur par l'Ordre des Optométristes du Québec, à la veille des élections de 1994. Ce texte est un résumé de la brillante carrière de Claude Gareau.

« ...Permettez-moi de faire avec vous, en quelques minutes beaucoup trop brèves, un retour sur les événements marquants de la carrière de Claude, carrière empreinte d'un dévouement inlassable, de compétence professionnelle et d'une grande «patience». En effet, il en fallait de la patience pour, comment dire, «passer au travers de dix (10) présidents, d'abord du Collège des Optométristes du Québec, puis de l'Ordre des Optométristes du Québec. Ces personnages étaient tout aussi «colorés», j'allais dire tout aussi « tonitruants», les uns que les autres; on se souviendra des Boivin, Marchand, Bastien, Crevier, Desrosiers, Denault, Boissy, Dagenais, Brochu, Chaiken. Ils ont tous été ses compagnons de travail au cours de ces trente-huit (38) années de loyaux services, à titre d'assistant-registraire, de Registraire, puis Secrétaire et Directeur Général.

Très tôt, notre ami, le Dr Gareau, a montré ses qualités de «leader» en acceptant en 1955 (i.e. au cours de sa dernière année académique à

---

31   Ordre des Optométristes du Québec. (1997). Allocution du Docteur Claude Gareau à l'occasion de la remise de la médaille de l'Université de Montréal le 23 janvier 1997. Bulletin Opto-Presse Vol. 5 No 1 Avril 1997

l'Université de Montréal), la présidence de l'Association des Présidents des Facultés et Écoles de cette université, où il a obtenu sa Licence-ès-Sciences (Optométrie) en 1956. Lors de sa graduation, on lui décerna le prix Vallée, attribué par l'Association des Diplômés de l'Université de Montréal à l'étudiant s'étant le plus distingué par ses engagements sociaux durant ses études universitaires; déjà, sa carrière se dessinait ou, devrais-je dire, il dessinait sa carrière.

C'est en cette même année 1956, qu'il est accueilli au Collège des Optométristes de la Province de Québec comme premier Secrétaire et Directeur Général, poste qu'il conservera jusqu'en 1991 où il devient conseiller et consultant spécial auprès de la corporation

Il a toujours été très impliqué pour faire reconnaître les droits professionnels et les compétences de ses consœurs et confrères... : en effet, il acceptait, en 1963, le poste de Président du Conseil provincial de la Sécurité Routière, tout en conservant évidemment ses charges comme Directeur Général du Collège des Optométristes de la Province de Québec.

Mais tout ce travail ne lui suffisait pas; il est, en 1965, membre fondateur du Conseil Interprofessionnel du Québec (CIQ) et premier secrétaire de cet organisme. Il en devient le deuxième président en 1967; puis, jusqu'en 1993, il reste membre délégué de notre corporation professionnelle auprès de cet organisme. Au cours de cette période, il est aussi membre du Comité Administratif du CIQ et il participe à de nombreux comités de ce regroupement des représentants de toutes les «professions» reconnues comme telles par les législations....

...Pendant les mêmes années que nous évoquions tout à l'heure, particulièrement de 1964 à 1968, il agit comme délégué du Québec auprès de l'Association Canadienne des Optométristes, organisme dont il fut également le trésorier en 1967 et 1968.

Au cours de toutes ses années de carrière, il a été membre de l'Ordre des Optométristes du Québec, de l'Association des Optométristes du Québec, des Associations Canadienne et Américaine des Optométristes et du Better Vision Institute. Pendant dix (10) ans, soit de 1975 à 1985, il a siégé comme membre de l'International Board of Examiners in Optometry. Il participe encore, et cela depuis 1981, aux activités de la Corporation du Centre Hospitalier Maisonneuve-Rosemont.[32]

Toute cette montagne de travail ne l'a toutefois pas empêché de continuer de maintenir à jour ses connaissances scientifiques... On l'a vu très souvent participer à de nombreuses journées de formation

---

32   N.D.L.R. : Au moment de son décès, Le Dr Claude Gareau était aussi membre du Conseil d'administration de HMR

continue et il s'est également inscrit au programme de doctorat pour les optométristes, offert par l'Université de Montréal de 1984 à 1988. À la fin de ce programme, il a reçu, en même temps que de nombreux optométristes du Québec, le grade de Docteur en Optométrie, doctorat professionnel décerné par l'Université de Montréal après réussite du programme de cours de l'École d'optométrie.

Au début des années 1970, il fut un participant très engagé à la mise sur pied du régime d'assurance-maladie du Québec, ainsi qu'à l'inclusion, dès le début de l'application de la loi, de la couverture des soins optométriques dans les services assurés.

Et il y en a encore ! Il s'est en plus impliqué de façon très significative dans la réforme du droit professionnel au Québec, notamment au niveau du Code des Professions (loi 250) et de la Loi sur l'Optométrie (Loi 256)...

Mémoire ! J'ai prononcé là un mot..... Claude en a préparé, rédigé combien de ces fameux Mémoires ! Je n'en ai pas assez... de mémoire... pour vous les nommer tous. Il a participé à la rédaction de douzaines (au pluriel) de documents et de commentaires sur tous les sujets professionnels imaginables. Que ce soit au niveau du Code des Professions, de la Loi sur l'Optométrie, divers projets de loi et autres projets de corporations voisines de la nôtre... toujours pour protéger les acquis de sa profession et des membres de sa profession, ses consœurs et confrères. Il a en outre participé aux nombreuses commissions parlementaires touchant au système professionnel. »

Le Dr Claude Gareau aura su, en toutes circonstances, faire preuve de grandeur d'âme et d'une clairvoyance incomparable à l'égard de l'évolution de l'optométrie et il doit absolument faire partie de ces personnes dont la mémoire collective des optométristes doit garder le souvenir.

Le 4 février 2002, la mort a éloigné de très nombreuses personnes de l'ami qu'était Claude Gareau, un homme merveilleux, débordant de bonté, de générosité, mais aussi de sagesse, de courage et de modestie. Le 7 juin de cette même année, l'Ordre procédait à l'inauguration de sa salle de conférences sous sa nouvelle désignation de « Salle Claude Gareau ».

Le Dr Gareau avait participé à la préparation et à la présentation du mémoire que, le Collège soumettait, le 25 novembre 1963, à la Commission Hall qui recommandait aux provinces canadiennes de se doter d'un régime universel d'assurance-maladie; ce sera une lutte épique de toutes les instances de la profession afin d'obtenir l'inclusion des services optométriques dans l'assurance-maladie. Et le Collège cumule toutes les informations qui lui seront nécessaires à la présentation d'un autre mémoire sur l'inclusion de l'optométrie dans un régime d'assurance-santé québécois. Cette prise de position de la profession portera ses fruits, car le 1er novembre 1970, l'optométrie est reconnue par la Loi sur l'assurance-maladie. Tous les résidents du Québec sont alors admissibles à la majorité des services diagnostiques qu'offrent les optométristes de la province.

Avec divers présidents, le Registraire Gareau a participé à la mise en œuvre des destinées du Collège des Optométristes de la Province de Québec : on fait référence ici aux présidents J.A. Boivin, J.R. Marchand, Pierre Cervier, Jean-Louis Desrosiers, Michel Denault, Guy Boissy, Jean-Serge Dagenais, Lionel Brochu et Michael Chaiken.

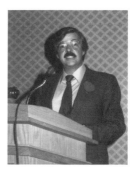

L'Histoire se souviendra du Dr Jean-Louis Desrosiers, cet optométriste engagé, comme d'un orateur au verbe coloré, acerbe au besoin et très souvent humoristique en dépit de la gravité des situations qu'il a eues à affronter en tant que président du Collège des Optométristes de la Province de Québec et de l'Ordre des Optométristes du Québec (1969-1975).

Dr Michel Denault, Président de l'Ordre des Optométristes du Québec

Il aura donc vécu les deux régimes, celui d'avant 1973 et celui d'après qui obligeait dès lors les corporations professionnelles à subir les élucubrations de l'Office des Professions du Québec.

Il en a passé des soirées et des nuits avec ses équipiers et le directeur de l'École d'optométrie, tout nouveau depuis décembre 1969; celle-ci venait alors d'être intégrée à l'Université de Montréal et que le grand vent de renouveau obligeait tous les dirigeants de l'optométrie à être très vigilants.

L'Ordre des Optométristes du Québec

La réforme du droit professionnel a connu son aboutissement, le 6 juillet 1973, suite à l'adoption du Code des professions (Loi 250) et de la Loi sur l'optométrie (Loi 256) ainsi que des lois de toutes les autres corporations professionnelles. Le projet de loi initial sur l'optométrie prévoyait l'abandon du secteur de l'orthèse visuelle par les optométristes; le récit, sur le front commun des optométristes pour renverser les arguments sous-tendant le projet de loi, sera abordé plus loin. La loi finalement adoptée donnera raison aux optométristes. Le Collège des Optométristes et Opticiens de la Province de Québec s'appellera désormais « l'Ordre des Optométristes du Québec ». La loi de 1973 est celle qui régit encore la pratique de la profession, compte tenu des modifications qui furent apportées plus tard sur l'utilisation des médicaments diagnostiques et thérapeutiques.

L'Ordre, conjointement avec l'Association, tient un congrès d'orientation (L'auteur en fait état dans le texte au moment où il décrit les activités de l'AOQ).

Est-ce que les optométristes ont vraiment réussi à se redéfinir? L'orientation vers un professionnalisme renouvelé a-t-elle échoué? Une chose était claire et nette… Les optométristes voulaient, collectivement, pousser l'aventure du côté des médicaments… à des fins diagnostiques d'abord et pour la thérapeutique ensuite.

L'optométrie a fêté ses 75 ans d'existence le 12 septembre 1981, date qui marquait aussi le début des cours de formation continue en pharmacologie qui se poursuivront jusqu'au 27 mai 1982 : une bonne douzaine d'années se sont écoulées, pendant que les optométristes attendaient toujours les changements législatifs qui ne viendront que beaucoup plus tard… et, compte tenu de l'évolution scientifique rapide dans le domaine de la pharmacologie, ils ont dû… refaire les cours.

Si nous regardons autour de nous, nous constaterons que les situations ont bien changé dans l'ensemble de la pratique de l'optométrie… car jusqu'en 1982, l'Ordre des optométristes avait réussi à interdire l'exercice de la profession à l'intérieur d'un bureau d'opticien d'ordonnances. En cette même année, le 12 mai, le toit tombe sur la tête des optométristes car le ministre Camille Laurin les assomme de ses décrets et le 2 juin, le règlement très permissif sur la publicité des opticiens d'ordonnance est adopté. Mais nous verrons que les optométristes ne se sont pas laissés intimider, ils ont combattu et ont fait des gains significatifs.

Qui furent les âmes dirigeantes de l'optométrie dans ces années de vache maigre? Le Dr Michel Denault siégea comme président de 1975 à 1981. Il a fréquenté l'Université de Montréal et l'École d'optométrie de 1957 à 1960, année de sa graduation. Cet optométriste de qualité a, lui aussi, été un des « leaders » dans les moments difficiles.

Imaginez un peu! L'Assurance-Maladie en était à ses premières années, il fallait tout bâtir dans ce domaine; les changements législatifs de 1973 étaient encore à éprouver. De plus, il fut attaqué de plein fouet lors des décrets gouvernementaux : ces velléités des élus provinciaux l'ont incité à demander à la profession de se mobiliser et de marcher sur Québec.

Sa présidence fut donc marquée au coin de l'affrontement sur presque tous les plans, mais il a prouvé aux optométristes et à la société du Québec qu'il était capable de relever des défis, et des défis de taille, parce qu'il a eu à jongler avec l'avenir de la profession. Il faut avouer qu'il n'a pas si mal réussi.

À la suite du président Denault, ce fut le tour du Dr Guy Boissy. Ce dernier, après les anciens présidents Pierre Crevier et Jean-Louis Desrosiers, qui furent élus maires de la ville de Laval-des-Rapides et de la ville de Mont-Joli, respectivement, a aussi voulu tâter de la politique. Le Dr Boissy s'est alors ainsi lancé dans la politique municipale et il a été élu le 6 novembre 1994 maire de la municipalité montérégienne de St-Lambert.

Ce professionnel de l'optométrie a toujours été très impliqué dans son milieu; il est d'ailleurs un des pionniers de l'Association, ayant été Secrétaire et membre du Comité de négociation au début de la décennie 70. Son fils, Daniel, est aussi optométriste et il a œuvré, à temps partiel, comme chargé de clinique à l'École d'optométrie. Le reste du temps il pratiquait la profession à son compte.

On passe ensuite au règne de Jean-Serge Dagenais qui occupa le poste de président de l'Ordre des Optométristes du Québec, de 1983 à 1986; il occupa aussi les fonctions de syndic de la corporation. Il obtint son diplôme d'optométriste en 1974 de même que son confrère, le Dr André Deveault avec qui il pratiqua l'optométrie, au début de leur carrière professionnelle. Le Dr Dagenais avait un sens de l'humour un peu particulier, mais toujours piquant de réalisme et de sens pratique.

De 1986 à 1991, c'est le Dr Lionel Brochu qui accéda à la présidence; cet optométriste a reçu ses lettres de créance en optométrie en 1962 et il a établi sa pratique professionnelle dans son coin de pays, à Val d'Or. Comme il était un grand amoureux de la politique, on ne se surprend pas de le retrouver à la présidence de l'Ordre des Optométristes du Québec. Le Dr Brochu a tôt fait de se rapprocher des ministres du Québec, responsables de près ou de loin du dossier des optométristes et plus particulièrement de l'Office des professions. Il a tenté de toutes les manières possibles de faire avancer la réglementation professionnelle alors embourbée par des tiraillements avec les opticiens d'ordonnances notamment. Il fallait bien le connaître, car il avait son franc parler. Mais quel bon vivant!

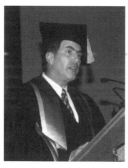

Dr Michael Chaiken,
Président de l'Ordre des
Optométristes du Québec

Le Dr Michael Chaiken compléta un premier mandat de président de l'Ordre des Optométristes du Québec de 1991 à 1993 et fut suivi par le Dr Marie Lalanne qui fait partie de l'histoire de l'optométrie québécoise à titre de première femme présidente de l'Ordre des Optométristes du Québec, poste qu'elle a occupé de 1993 à 1995, alors que la Dre Christiane Charbonneau (1972) fut la directrice générale de l'Ordre au cours de son mandat. Elle s'est portée volontaire pour la présidence de l'Ordre à l'occasion d'un départ imprévu. Marie Lalanne aura été présidente pendant des années difficiles où les relations entre organismes étaient tendues. Cette période voit le pénible début des cours pour l'obtention des médicaments diagnostiques et de leur réglementation, dossier que finalisera son successeur Michael Chaiken, qui reprend le collier en 1995. Il fit son retour au sein de «l'équipe de l'harmonie» (celle d'un groupe d'optométristes de l'Association, de l'Ordre et de l'École qui voulaient mettre fin aux tensions internes et surtout régler les contentieux avec le gouvernement, l'Office des professions et les dirigeants des opticiens d'ordonnances), Michael Chaiken est secondé par le Dre Lise-Anne Chassé passée de la vice-présidence de l'Association à celle de l'Ordre.

Michael aura apporté à la profession beaucoup de persévérance dans les dossiers majeurs de la profession (médicaments thérapeutiques, relations avec le CIQ, le Collège des médecins et l'École d'optométrie); le Dre Lise-Anne Chassé aura finalisé, lors d'un gala, la remise des permis spéciaux pour l'utilisation des médicaments thérapeutiques ainsi que le programme de cours avec l'École d'optométrie. De plus, l'épineux dossier des ordonnances optométriques aura trouvé, grâce à ses efforts, une solution acceptable. Le Dr Chaiken termina son mandat en 2001.

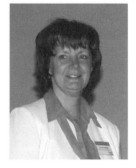

Le Dr Lise-Anne Chassé faisait partie de la cuvée 1977 (qui aura donné à la profession 2 présidents de l'Ordre des Optométristes et un directeur de l'École devenu vice-recteur). Lise-Anne Chassé, au moment d'écrire cet ouvrage, terminait un deuxième mandat à la tête de la corporation professionnelle.

Polyvalente et méticuleuse, le Dre Chassé s'est assurée que les mandats de l'Ordre soient exécutés de façon rigoureuse et qu'ils soient bien compris des optométristes. Son style fut marqué par la recherche de consensus, ce qui n'est pas toujours, comme partout

Dre Lise-Anne Chassé, Présidente de l'Ordre des Optométristes du Québec

ailleurs, une mince tâche, mais dont elle s'est fort bien acquittée. En plus d'avoir été présidente de l'Ordre des Optométristes, elle en fut d'abord vice-présidente après avoir joué le même rôle auprès de l'Association des Optométristes du Québec. Son passage à la présidence du CPRO aura fait connaître aux optométristes québécois son intégrité et sa rigueur professionnelle.

Pour clore cette partie sur l'Ordre, il est intéressant de reproduire en entier un document, qui ne porte pas de date, intitulé « *Règlements concernant l'admission à l'étude, les programmes d'étude, la pratique de l'optométrie et la licence* ». Ce document date probablement du début des années '50, donc il y a plus d'un demi-siècle. En voici le texte :

> « *Pour les fins des articles 3 et 14 de la Loi régissant le Collège des Optométristes et Opticiens de la Province de Québec, les programmes d'études, l'exercice de la profession d'optométrie, et l'obtention de la licence, comme suit :* »

Admission à l'étude (Enregistrement au Collège)

Pour être en règle avec le C.O.O.P.Q., il faut

A. *Dans les trente jours qui suivent l'admission du candidat par le Bureau d'Immatriculation de l'Université, l'étudiant doit produire les documents suivants au Conseil :*

1. *un avis conforme à la formule 1 de l'annexe « A » du présent règlement;*

2. *une photographie, format passeport;*

3. *une lettre d'acceptation du bureau d'Immatriculation de l'Université de Montréal.*

B. *Le candidat doit, en donnant avis pour l'admission à l'étude ou à la pratique, payer au registraire les sommes suivantes :*

Admission à l'étude : $ 10.00

Admission à la pratique $ 15.00

Certificat : $ 10.00

Programme d'études et sujets d'examens

Le programme des cours universitaires d'optométrie exigés pour les fins de la loi et des règlements du Collège doit être suivant les normes établies par la Commission d'Étude et le Bureau des Gouverneurs de l'Université de Montréal

Admission à l'exercice

Pour être admis à l'exercice de la profession d'optométrie, il faut :

a) *être citoyen canadien;*

b) *être majeur;*

c) *avoir régulièrement été enregistré au Collège au début de ses études universitaires en optométrie;*

d) *qu'une période de trois ans se soit écoulée entre son enregistrement au Collège et sa demande d'admission à l'exercice;*

e) *n'avoir commis, depuis son admission à l'étude de l'optométrie, aucun acte incompatible avec l'honneur ou la dignité de la profession ou du Collège;*

f) *s'être conformé aux dispositions de la loi gouvernant les optométristes.*

Licence

Lorsque le candidat aura complété toutes les formalités requises pour l'admission à l'étude, à l'exercice de la profession d'optométrie et qu'il aura obtenu régulièrement son diplôme universitaire, le Conseil lui remettra un certificat de licence l'autorisant à pratiquer l'optométrie dans toute la province, sur paiement des honoraires fixés et de sa cotisation.

Démission

Si durant l'exercice de sa profession, un optométriste cesse de pratiquer, il devra pour être réadmis à la pratique de l'optométrie :

a)   *en faire la demande par écrit au Conseil trente jours avant la séance régulière à laquelle la demande doit être considérée;*

b)   *n'avoir en aucune façon contrevenu avec la loi de 'optométrie;*

c)   *payer au Collège, sa cotisation et les arrérages s'il y a lieu;*

d)   *n'avoir commis, depuis sa démission au Collège, aucun acte incompatible avec l'honneur ou la dignité de la profession ou du Collège;*

Le Conseil a le pouvoir d'examiner et d'accepter ou refuser, toute demande de réadmission pour des raisons qu'il jugera suffisantes. »

Le Conseil Interprofessionnel du Québec (CIQ)

Le Dr Claude Gareau a été l'un des fondateurs de cet organisme qui regroupe de nos jours les 45 ordres professionnels du Québec comptant près de 280 000 membres. Le CIQ agit comme forum d'échange et de concertation et comme voix collective des Ordres sur des sujets d'intérêt commun. Le Code des professions lui octroie un mandat d'organisme conseil auprès de l'autorité publique.

À l'occasion du déjeuner qui suivait son assemblée générale annuelle le 24 mai 2002, le Conseil a dévoilé le nom du lauréat du Prix du CIQ 2002. Le prix a été attribué, à titre posthume, au Docteur Claude Gareau, optométriste, pour reconnaître l'excellence de son apport au système professionnel québécois.

CORA : *"Canadian Optometric Regulatory Authorities"*.

L'Ordre des Optométristes du Québec s'est fait l'initiateur du CORA. Il s'agit somme toute de la fédération des Ordres et/ou Collèges (corporations) des dix provinces canadiennes. Son nom français est : les « *Autorités Canadiennes de Réglementation en Optométrie* ».

Le 75ᵉ anniversaire de la profession

Lors du gala qui a marqué les soixante-quinze ans de l'optométrie au Québec, le Dr Claude Gareau a prononcé une allocution à l'intention de trois

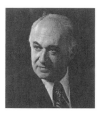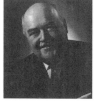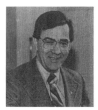

Trois présidents honorés :
Armand R. Bastien, Pierre Crevier et Jean-Louis Desrosiers

anciens présidents de l'Ordre des Optométristes du Québec, les Drs Armand R. Bastien, Pierre Cervier et Jean-Louis Desrosiers. Voici quelques extraits de cette allocution.[33] Rependre ici des parties de ce texte constitue un rappel qui sera consigné à jamais dans notre histoire collective.

L'orateur précisa d'abord le haut degré d'estime, de considération, de respect et de reconnaissance que les optométristes du Québec éprouvent envers ces anciens présidents.

Et il enchaîna…

> « *Durant les trois dernières décennies de vie optométrique québécoise, les hommes supérieurement doués que nous fêtons ce soir ont rempli des rôles d'une très grande importance, de très haute responsabilité de même que d'une diversité absolument inouïe. Ils ont fait preuve… d'une indéfectible loyauté et d'une remarquable fidélité envers leur profession et leurs confrères*

Le Dr Gareau poursuivit sa présentation avec quelques notes biographiques sur les dignitaires honorés lors de cette fête de l'optométrie et il continua ainsi :

> « *Je retiens également le fait historique que si c'est l'expérience acquise à la mairie de Laval-des-Rapides qui a précédé la présidence du docteur Crevier à l'Ordre des Optométristes, pour le docteur Desrosiers, c'est le phénomène inverse qui s'est produit de telle sorte qu'il détient depuis 1978, le poste de maire de la ville de Mont-Joli.*

---

33   Ordre des Optométristes du Québec. Bulletin Opto-Presse. Vol. 6 No 4 Novembre 1981

Le docteur Bastien pour sa part n'a jamais cessé depuis son départ de l'Ordre d'exercer un extraordinaire leadership à l'intérieur de la profession tant à titre d'académicien que de professeur. »

L'auteur de ce texte poursuivit ensuite avec quelques anecdotes qui font sourire et qui font partie de notre « petite histoire ». Ainsi, on y a appris que Jean-Louis Desrosiers

« *a fait figure de proue et de précurseur dans notre collectivité québécoise car déjà au début des années 60, il se signalait comme le principal fondateur de l'Association féminine de Mont-Joli…* »

On y apprit aussi que pour leur part les docteurs Bastien et Crevier se sont distingués, le premier comme conférencier international et le second comme membre actif au sein d'une formation politique jadis prestigieuse et aujourd'hui disparue.

C'est le Ministre des Transports de l'époque, Me Michel Clair, qui rendit hommage à l'Ordre des Optométristes du Québec pour sa participation au maintien de la santé visuelle des Québécois.

Il est sans doute intéressant de retracer, pour nos lecteurs, quelques notes biographiques concernant le confrère Armand R. Bastien [34].

En plus de ses activités professionnelles à son cabinet de la rue St-Denis, le docteur Bastien s'est particulièrement distingué comme enseignant. Il fut à la fois professeur d'optométrie clinique, conférencier, directeur de séminaires et maître de stages pour la SOE (Société d'Optométrie d'Europe) dont il fut membre du Conseil général.

On le retrouve aussi chargé de l'enseignement de la vision développementale et de l'entraînement visuel à l'École d'optométrie de l'Université de Montréal de 1963 à 1976.

Il fut consultant en entraînement visuel, en entraînement psychomoteur et verres de contact et en orthokératologie. L'Europe a bénéficié de ses enseignements lors de congrès internationaux dans diverses villes et cités de ce continent. À ces villes s'ajoutent toutes les autres où il présenta des séminaires sur l'analyse visuelle, la vision behaviorale et l'entraînement.

Plus près de nous, il présenta des séminaires et conférences à l'Institut Gesell à New Haven (Connecticut), New-York et Montréal.

L'Ordre des optométristes du Québec, dont il fut président de 1950 à 1952 [35], a aussi retenu ses services comme directeur de séminaires d'optométrie théorique et pratique de 1970 à 1974. Il fut aussi très impliqué dans les activités

---

34 N.D.L.R. : L'auteur a réalisé une entrevue avec le Dr Yves Bastien, fils du Dr Armand R. Bastien, le 16 mars 2005

35 N.D.L.R. : L'organisme portait alors le nom de Collège des Optométristes et Opticiens de la Province de Québec

de la SOAM (Société d'Optométrie Analytique de Montréal) et de l'Académie d'Optométrie du Québec. On lui doit plusieurs articles, parus notamment dans des revues internationales d'optométrie, sur l'analyse visuelle, l'amblyopie, le strabisme, la vision développementale, les problèmes d'apprentissage, les manifestations dyslexiques et la surveillance orthokératologique.

Il fut nommé Membre d'Honneur de la Société d'optométrie d'Europe et reçut aussi une autre distinction honorifique, à savoir un certificat d'Honneur de la « Federottica » (Société italienne d'optométrie). L'Association des Optométristes du Québec lui remettait son prix « Hommage », en l'an 2000, lors des cérémonies entourant les fêtes du 75ᵉ anniversaire de l'affiliation de l'École d'optométrie à l'Université de Montréal.

Le Dr Bastien aura été connu comme un grand communicateur, soucieux de l'éthique professionnelle, orienté et motivé pour aider à la formation de ses collègues professionnels tant en Europe qu'au Québec, car il était préoccupé par l'évolution de sa profession, au début des années 1950.

Certains l'ont aussi connu comme un sportif redoutable, amateur de ski alpin, de golf et de tennis.

Il n'était pas tout à fait d'accord pour que l'optométrie québécoise dérive à ce point vers la pathologie oculaire, mais la vague nord-américaine déferlait et il ne pouvait plus être question d'aller à contre-courant. Malgré ce fort mouvement, le Dr Bastien fut un ardent militant et défenseur des techniques de rééducation des mécanismes perceptivo-moteurs : en effet, on peut lire, tel que rédigé par A.M. Skeffington[36] :

> « the use of the « motor equivalence » concepts demonstrated by Dr Harmon has been carried furthest by the Quebec group in the Academy of Analytical Optometry as taught by Drs René Prud'homme and Armand Bastien[37] »

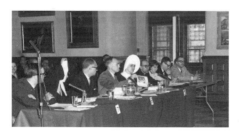

Présentation de l'optométrie à la Commission Parent

Ce texte est extrait du résumé du « *Mémoire de l'Institut d'adaptation scolaire du Québec sur la prévention de l'inadaptation scolaire soumis à la Commission Royale d'Enquête sur l'Enseignement présenté par le Dr René Prud'homme le 1ᵉʳ décembre 1961 au Redpath Hall de l'Université Mc Gill* »

---

36   A.M. Skeffington fut très impliqué, avec D.B. Harmon, dans le développement de cette pratique de l'entraînement perceptivo-moteur

37   SKEFFINGTON, A.M. (1961). ***Functional Optometry in theory and practice***. Optometric Extension Program (OEP) Papers (postgraduate) Vol. 33 No 7 p. 53

Le Dr Armand R. Bastien a quitté ce monde beaucoup trop tôt, bien qu'à 86 ans, le 22 juin 2003. Il eut été intéressant de réaliser une entrevue avec cet optométriste très impliqué professionnellement, mais… On se souviendra de lui comme d'un être fier, empathique, respectueux et respecté. Son fils, Dr Yves Bastien, aussi optométriste a accepté de bonne grâce de se prêter à une entrevue concernant son père.

CHAPITRE 4

FIN DE LA PÉRIODE D'INSTALLATION DE LA PROFESSION : L'AFFILIATION DE L'ÉCOLE D'OPTOMÉTRIE À L'UNIVERSITÉ DE MONTRÉAL

En 1954, l'optométrie fêtait son cinquantenaire, bien que l'existence officielle de la profession ait été réalisée en 1906. À cette occasion, le journal « Quartier Latin », organe officiel publié par l'Université de Montréal, consacrait quatre pages à l'événement. Plusieurs personnes dont des étudiants avaient participé à la rédaction des articles parus à cette occasion. Sous le thème général « L'Optométrie fête son cinquantenaire », on retrouvait un article intitulé « Signification d'un demi-siècle d'histoire »[38] dont quelques passages sont cités ci-après :

> « …L'année même de l'incorporation, l'on fonde la première école d'optométrie. Le fait saillant de cette école est le refus de tout honoraire par les professeurs. Ce geste magnanime nous en dit long sur l'esprit de désintéressement et la volonté de progrès de ces premiers maîtres. L'on travaille dans un esprit scientifique pour le bien de la corporation et du public en général…
>
> …L'un des jalons les plus importants de l'évolution de l'optométrie fut l'affiliation de son École à l'Université de Montréal le 6 mars 1925. Ce geste qui ne s'est pas accompli seul, nous révèle le souci de perfectionnement des membres de la corporation et en même temps nous fait comprendre que les autorités de l'Université de Montréal ont su apprécier à leur juste valeur la science et les services optométriques. »

Ce fut dès 1920 que des discussions furent entamées avec la direction de l'Université de Montréal en vue de l'affiliation du Collège d'optométrie à cette institution; ces pourparlers aboutirent finalement en 1925… À la suite de cet événement,

> « le Collège d'optométrie, placé sous la juridiction de l'Association des Optométristes[39], devenait, pour l'Université de Montréal, l'École d'optométrie… »

---

38 BOURGOIN, L. M. (1954) **Signification d'un demi-siècle d'histoire**. Quartier Latin. 7 octobre 1954

39 N.D.L.R. : Il s'ait de l'Association des Optométristes et Opticiens de la Province de Québec (AOOPQ) devenu par la suite L'Association des Optométristes de la Province de Québec (AOPQ)

Le contrat d'affiliation à l'Université de Montréal du Collège d'optométrie a été conclu à la suite d'une résolution de la Commission des études de l'institution et d'une résolution de l'Association des optométristes et du Collège d'optométrie en date du 27 mai 1925. Les parties étaient représentées par Mgr A. Vincent Piette, recteur, et M. Édouard Montpetit, secrétaire général, pour l'Université de Montréal et par MM. Alfred Mignot, le président, et Maurice R. DeMeslé. Le secrétaire, pour le Collège et l'Association.[40]

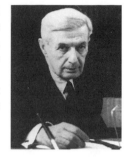

M. Édouard Montpetit,
Secrétaire Général de
l'Université de Montréal

Le nom d'Alfred Mignot apparaît partout dans le premier demi-siècle d'histoire de l'optométrie du Québec. Il est déjà membre de l'Association des Optométristes et Opticiens lorsque le 5 novembre 1913, on le propose comme professeur en optique mécanique... Était-ce ce qui fut ensuite appelé « optique appliquée », puis « optique ophtalmique » lorsque Pierre Simonet a assumé la responsabilité de ce secteur de l'enseignement en optométrie ? Alfred Mignot fut nommé directeur de l'École d'optométrie quand Alphonse Phaneuf laissa le poste, soit en 1941; ce dernier avait été choisi comme directeur à compter du moment où elle fut affiliée à l'Université de Montréal, c'est-à-dire en 1925. Le Dr Mignot a donc fait partie des rouages de l'optométrie pendant plusieurs années et il est resté une

« cheville laborieuse de toutes nos organisations »[41]

En plus de toutes ces activités, il fut aussi président de l'Association Canadienne des Optométristes de 1943 à 1945. Alfred Mignot décida de prendre sa retraite en 1954, donc après 29 ans de dévoués services à la cause de la formation des futurs optométristes et au-delà de 40 ans à l'évolution de sa profession.

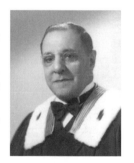

Il ne faut jamais croire que nous inventons, que nous créons des précédents... nous ne faisons souvent que reprendre des concepts, des idées déjà expérimentés. En effet, nous pouvons lire dans le contrat d'affiliation que

M. Alfred Mignot, directeur
de l'École d'optométrie

« ...tous les aspirants [à l'étude de l'optométrie] devront passer à la Faculté des sciences de l'Université de Montréal une année (dite préparatoire) d'études scientifiques comprenant mathématiques,

---

40   Extrait du Mémoire de l'École d'optométrie présenté à la Commission Castonguay. Mars 1967 24 pp.

41   BOURCIER, C. (1943). **D'un œil à l'autre**. Éditions Beauchemin. Montréal p. 82

physique et biologie. Au terme de cette année préparatoire, la Faculté des sciences décernera, aux candidats heureux à l'examen [quelle expression intéressante et significative!] un certificat attestant leur succès et ce certificat devra servir de carte d'admission aux études proprement dites d'optométrie »

En 1999, le changement de programme a réintroduit l'année préparatoire où ce sont les sciences biomédicales, cette fois, qui furent à l'honneur, dans le contexte d'une formation plus poussée en pharmacologie et en santé oculaire.

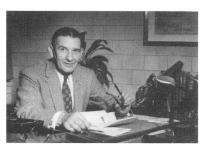

M. J. Armand Messier, Directeur de l'École d'optométrie

En passant… c'est dans la promotion de 1925 que l'on retrouve deux jeunes diplômés que de nombreux optométristes ont connus : J. Armand Messier et Henri E. Côté.

Le premier, J. Armand Messier, fut une figure très bien connue de plusieurs générations d'optométristes : l'auteur l'a côtoyé pendant près d'une quinzaine d'années Il a d'abord été son directeur alors qu'il était étudiant (1956-1959) et il a ensuite travaillé sous sa gouverne jusqu'au moment où il a lui-même été nommé directeur par le Conseil de l'Université de Montréal à laquelle l'École d'optométrie venait d'être intégrée officiellement le 1er juin 1969.

Le Dr Messier avait un penchant, une passion devrait-on dire, pour les chevaux dont il s'occupait à Marieville. Les Drs Messier et Côté ont été tous les deux nommés professeurs assistants, le premier en optométrie et le second en optique mécanique en septembre 1930.

Sous la gouverne d'Armand Messier, les étudiants d'alors ont eu l'immense plaisir de côtoyer Henri E. Côté, Edgar Lussier. Louis-Philippe Raymond, Charlemagne Bourcier, Reynold Sénécal, Jean Bergevin, Gérard Gauthier, le juge Roger Lacoste, Guy Loiselle, André Sénécal, Raymond Bélair du Département de physique de la Faculté des sciences, et plusieurs autres.

Armand Messier fut l'artisan, avec son équipe, de l'intégration de l'École d'optométrie à l'Université de Montréal en 1969. Au moment de cette intégration officielle le 1er juin 1969, Armand Messier fut nommé « administrateur » exerçant les fonctions de directeur, selon les règles universitaires, jusqu'à la nomination de Claude Beaulne, comme premier directeur de l'École intégrée à l'institution.

Quant à Henri E. Côté, professeur d'optique appliquée, fanatique des Red Wings de Détroit et de son numéro 9, Gordie Howe, tous ceux qui l'ont connu garderont, à n'en pas douter, un souvenir tendre de ce personnage coloré, strict mais attachant.

Ses anciens élèves nous ont parlé de sa rapidité à fermer à clé les portes de la salle de cours ou de laboratoire, pour se moquer des retardataires! Ils ont aussi fait connaître la facilité de ce professeur à tourner ses étudiants en bourriques au laboratoire lorsque d'un pouce agile il changeait de 15 degrés, à leur insu, la lentille astigmate qu'ils avaient pris une heure à monter dans la bonne direction.

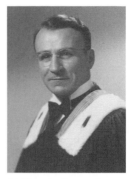

Il est important de reprendre cette partie du texte de Charlemagne Bourcier qui traite de l'affiliation[42]

M. Henri E. Côté, professeur d'optique appliquée

« L'année 1924 ouvre la voie à un autre fait important qui conduira l'Association vers le tout universitaire, je veux dire la préparation à l'affiliation à l'Université de Montréal. C'est le Dr E.G. Asselin qui a facilité les entrevues de M. A. Mignot avec le Dr E. Foucher. MM. A. Mignot et De Meslé sont délégués auprès de l'Université Columbia pour s'enquérir des cours enseignés et auprès de l'Université de Montréal pour façonner notre future affiliation. Une assemblée conjointe de la Commission administrative et des Études de l'Université de Montréal et du Conseil de l'Association se tient pour en arriver à une discussion amicale, qui conduit les autorités universitaires dans une parfaite connaissance de notre programme d'enseignement et de la formation donnée à nos élèves. Les membres qui représentent alors l'Université sont : Mgr Chartier, Dr J. Nolin, Dr G. Baril, Dr E. Gendreau, Dr E. Foucher et J. Laurence; ceux qui représentent notre École sont : MM. A. Mignot, N. Walsh, R. Carrière, H.F. King, A. Phaneuf, R. De Meslé. Les deux corps représentés en viennent à un accord parfait sur les conditions d'immatriculation qu'il faudra imposer à nos futurs aspirants advenant notre affiliation. Notre secrétaire, M. De Meslé, a une entrevue avec le Dr Nolin pour mieux se familiariser avec toutes les conditions fondamentales quant à l'enregistrement, l'âge, les honoraires et les cours préparatoires. Le fait est accompli et l'entente définitive se pose le 13 mars 1925; le 8 avril 1925, l'Université de Montréal accepte de fait et de droit notre affiliation et nous adresse une lettre confirmant notre acceptation. »

C'est Alphonse Phaneuf qui sera alors nommé directeur de la nouvelle école affiliée. Tout comme celui d'Alfred Mignot, on retrouve le nom d'Alphonse Phaneuf dans le premier demi-siècle de l'histoire de l'optométrie. Le Dr Phaneuf a été très actif au niveau de l'Association des Optométristes et Opticiens de la Province de Québec dont il fut le président à trois reprises,

---

42   BOURCIER, C. (1943). ***D'un œil à l'autre***. Éditions Beauchemin Montréal p.98

soit de 1915 à 1917, de 1927 à 1928 et de 1931 à 1932. Il fut rédacteur de l'organe d'information des optométristes, appelé le « *Bulletin officiel* » et en 1927, il dirige la revue « *Optométrie* » qui a remplacé la précédente Il est entré comme professeur d'optique mécanique au Collège d'optique en 1920. Monsieur Phaneuf fut un intervenant majeur dans les préparatifs de l'affiliation à l'Université de Montréal. Il fut nommé, en 1925, le premier directeur de l'École affiliée, poste qu'il conservera jusqu'en 1941.

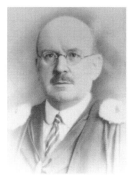

M. Alphonse Phaneuf,
Directeur de l'École
d'optométrie

Voilà un pas de géant qui vient d'être franchi vers une meilleure reconnaissance de notre profession… cette affiliation consacrait le niveau de la formation scientifique et la reconnaissance académique de l'optométrie et de l'enseignement dispensé par l'École: Le Dr Pierre Crevier, l'un des présidents du Collège des Optométristes de la Province de Québec, avait comme slogan : « *Un pas à la fois…* » : il a résumé en quelques mots l'évolution de l'optométrie au Québec. Certains pas sont plus ardus que d'autres et prennent plus de temps à franchir… mais on finit par y arriver.

Il est fascinant de voir les changements qui se sont produits, suite à cette affiliation et l'auteur croit bon de revenir sur l'article mentionné plus haut :

> « *Au cours de ces années, [donc à compter de 1925[43]], les conditions d'admissions étaient le certificat de ou certificat de lettres-sciences ou le « 1st year Arts College » ou encore une équivalence définie par le Bureau d'immatriculation devenu depuis le Bureau Du Registraire.* »

On constate que, peu à peu, les critères se resserrent.

---

43   43 N.D.L.D. Il s'agit de l'année de l'affiliation de l'École d'optométrie à l'Université de Montréal

CHAPITRE 5

PÉRIODES DE QUESTIONNEMENT
ET D'INCERTITUDE

Les préoccupations des années '60

Avant d'amorcer ce texte, il vaut la peine de s'arrêter sur ce numéro du Quartier Latin[44], auquel nous avons déjà fait référence; plusieurs pages furent consacrées à l'optométrie. On y retrouve des textes écrits par les optométristes Jean-Guy Bérubé, Roger Bordeleau, président de l'Académie d'Optométrie du Québec, Louis-Marie Bourgoin, Gilles Brunette, André Côté, Jean-Guy Desjardins, Jean-Louis Desrosiers, Claude Gareau, Registraire du Collège des Optométristes de la Province de Québec, Yves Laferrière, Germain Lefebvre et Louis-Philippe Raymond qui était professeur à l'École.

Il est très intéressant, d'un strict point de vue historique, sans porter de jugement de valeur, de prendre connaissance des préoccupations de ce temps des membres de la profession. Pour ce faire, le titre des articles alors parus est cité en vous présentant, le cas échéant, l'extrait qui paraissait le plus percutant et le plus représentatif de chacun de ces articles.

« *Le verre ophtalmique* » par Jean-Guy Bérubé,

« *La vision s'apprend* » par Roger Bordeleau, président de l'Académie d'Optométrie du Québec :

> « *...l'entraînement visuel propre à l'optométrie moderne permet et aide un développement visuel plus normal et forcément contribuera à un meilleur rendement intellectuel....* »

« *Signification d'un demi-siècle d'histoire* » par Louis-Marie Bourgoin : celui-ci, en parlant de l'émergence de l'optométrie au début du 20e siècle, écrit :

> « *...Un groupe d'hommes – une vingtaine – s'associent afin de travailler à leur avancement professionnel et de promouvoir la science optométrique. Ces hommes de vision avaient compris la grandeur de leur profession et la nécessité d'offrir à la population les services visuels les plus adéquats. Cet acte était le premier coup de barre contre le mercantilisme qui favorisait le commerce des lunettes...* »

---

44   Le Quartier Latin. Journal bi-hebdomadaire de l'Association Générale des Étudiants de l'Université de Montréal (A.G.E.U.M.) Vol. XLV, No 43 12 mars 1963

...L'année même de l'incorporation (de l'Association des Optométristes de la Province de Québec), l'on fonde la première École d'optométrie (Collège d'optique). »

Gilles Brunette est l'auteur de l'article intitulé : « *Champ d'action de l'optométrie* ». Voici un extrait de son propos :

« *...L'optométriste, par ses lois et sa constitution, n'est pas autorisé à soigner en faisant usage de drogues. Mais il possède les connaissances requises pour déterminer, lors de l'examen, s'il existe oui ou non des conditions pathologiques... »*

André Côté pour sa part traitait des lentilles cornéennes :

« *...Beaucoup ont entendu parler, mais vaguement, des lentilles cornéennes. Cependant, trop de personnes croient encore que leur emploi se limite exclusivement aux sportifs et aux athlètes ou encore aux artistes de la scène et de l'écran...*

... Pour conclure, soulignons que les lentilles cornéennes sont appelées à rendre d'immenses services et qu'elles ouvrent à l'optométrie moderne, un champ de recherche illimité. »

« *En parlant à œil ouvert* » est un article signé Jean-Guy Desjardins. Il abordait la question de la situation de l'École d'optométrie :

« *...Malheureusement, nous manquons d'espace vital en haut au 7[e45] . Notre salle d'attente... c'est le corridor et nos petits patients turbulents dérangent assez souvent nos voisins du Département de recherches en chimie. On est à construire le « futur » hôpital universitaire, j'espère qu'on nous gardera de vastes locaux afin que l'optométrie puisse continuer son beau travail en aidant l'Université de Montréal à rayonner encore davantage. »*

Cet hôpital universitaire n'a jamais vu le jour. Au moment où s'écrivaient ces lignes, on prévoyait l'érection du nouveau Centre hospitalier de l'Université de Montréal (CHUM) au 1000 St-Denis. Une chose semblait sûre toutefois : la Faculté d'optométrie devait y être avec toutes les autres facultés de la santé... c'était le rêve de nombreux optométristes, car enfin ils auraient été intégrés dans un réseau important de professionnels.

L'optométriste Jean-Louis Desrosiers, déjà politicien dans l'âme, signait un article intitulé : « *Occupons-nous de nos affaires* » :

« *...Lorsque tu auras vu et entendu, ce que j'appellerais entendu, tu changeras peut-être d'avis sur la clinique visuelle[46]. Tu comprendras*

---

45   N.D.L.R. : Le collègue Desjardins parle ici du moment où l'École d'optométrie était localisée au 7ᵉ étage de l'aile D de l'Immeuble principal... le seul à cette époque sur le campus, devenu le Pavillon Roger-Gaudry, du nom du premier recteur laïc.

46   N.D.L.R. : L'auteur de l'article parle de la clinique de l'École d'optométrie

alors qu'elle joue un rôle de prime importance dans le renom de ton université.... »

Au tour du Dr Claude Gareau, Registraire du Collège des Optométristes de la Province de Québec, qui se préoccupait de la réussite à l'école : « *Vos succès scolaires et votre vision* ».

« ...La vision est sans contredit le mécanisme principal de la performance d'un étudiant. C'est en effet à l'aide de l'appareil visuel que la plupart de nos connaissances nous sont apportées... »

Yves Laferrière : son grand rire sonore et sa voix de contrebasse résonnent encore dans les couloirs des immeubles où il est passé Ce professionnel présidait la Conférence Carrière : c'est ce dont il entretenait les lecteurs dans son article. La conférence Carrière fut fondée le 8 avril 1954 en hommage à Monsieur Rodrigue Carrière, mort 20 ans plus tôt, en 1934; M. Carrière fut l'un des fondateurs de l'Association des Optométristes et Opticiens de la Province de Québec. Un des comités de la Conférence Carrière était le Comité de clinique et de dépistage que dirigeaient les optométristes Henri N. Bordeleau et Roger Bordeleau; les activités de ce Comité avaient lieu à l'Institut Dominique Savio, situé sur le coin nord-ouest des rues Ste-Catherine et St-Hubert à Montréal. On pouvait lire dans l'article de Laferrière :

« De nos jours, l'esprit professionnel, le sens de l'honneur tombent trop souvent en désuétude »

Ne se croirait-on pas dans les premières années du 21ᵉ siècle? Mais non! Ces textes ont été écrits il y a plus de 40 ans.

Puis Germain Lefebvre entretenait les lecteurs sur « *L'hygiène visuelle* » : ici l'auteur citait un extrait du texte de la préface du titre « *L'hygiène visuelle* » de la Collection « *Que Sais-je?* » et élaborait son commentaire sur l'importance de l'hygiène visuelle :

« ...Il est un fait cependant à retenir : c'est que l'hygiène visuelle est nécessaire pour les individus de tous les âges, jeune bébé, écolier, étudiant, adulte et de n'importe quelle profession... »

Le dernier, mais non le moindre, dans tous les sens du mot, Louis-Philippe Raymond! Il traitait de « *L'optométriste et l'industrie* »

« ...L'optométriste, par l'application de ses connaissances de l'œil et de la science de la vision, par ses services à l'industrie, procure un bien-être au monde du travail... »

La Commission Castonguay

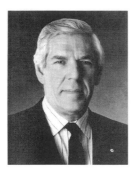

M. Claude Castonguay,
Ministre de la Santé et des
Services Sociaux

Parmi les périodes difficiles et incertaines, il est nécessaire de mentionner la déception de la profession vis-à-vis la Commission Castonguay (Commission Royale d'Enquête sur les services de santé et du bien-être). On pouvait lire, à la page 14 de l'édition du 15 mai 1968 du journal Le Soleil, sous la plume de l'optométriste Jacques De Serres[47] :

> *« La Commission Castonguay est une déception terrible pour les optométristes; c'est un mémoire pernicieux... dans lequel on recommande que les services d'examens de vue soient payés aux médecins mais non aux optométristes »*

L'Association des Optométristes du Québec avait déjà fait connaître ses vues dans un mémoire bien argumenté et bien développé[48].

Les modifications majeures aux lois professionnelles en 1973 imposaient, entre autres choses, aux optométristes les fameuses « normes de référence » aux ophtalmologistes.

Le projet de loi 256 (Loi sur l'optométrie), dans sa facture initiale a soulevé, à juste titre, de nombreuses revendications de la part des optométristes. Un article du journal Le Soleil[49], encore sous la griffe du Dr Jacques De Serres, dénonçait le « ghetto noir » qu'on voulait imposer aux optométristes et concluait de la façon suivante :

> *« Dans l'ensemble, la Société d'optométrie de Québec[50] a exprimé sa stupéfaction, son profond désaccord et son intention bien nette de combattre le Bill 256 qui, à son sens, ne peut que mal servir la population ».*

Parmi les optométristes « militants » de la très active SOQ (Société d'Optométrie de Québec) on retrouve les Martin Giasson, Paul Lambert, Laurent Massicotte, Marcel Tremblay et, bien sûr, Jacques De Serres.

---

47   DE SERRES, J. (1968) *La Commission Castonguay est une déception pour les optométristes.* Le Soleil 15 mai 1968 p. E-18

48   APOQ, Mémoire de l'Association Professionnelle des Optométristes du Québec à l'Honorable Ministre de la Santé, Monsieur Jean-Paul Cloutier

49   DE SERRES, J. (1973*). Le projet de loi 256 mènerait au ghetto noir de l'optométrie*. Le Soleil 1er février 1973

50   N.D.L.R. : Cette société fut fondée en 1946 par les Drs Emmanuel Gobeil et Laurent Massicotte

À propos de ce même projet de loi 256 sur l'optométrie, on pouvait lire dans une lettre adressée à Emmanuel Gobeil[51], optométriste, quant à l'état de la situation à ce moment-là que :

« le projet de loi 256 fait partie de toute une série de mesures législatives que le gouvernement du Québec a entreprises dans le but de réorganiser les corporations professionnelles en tentant de faire disparaître les multiples incohérences que l'on retrouve à l'heure actuelle à l'étude des différentes législations qui régissent ces corporations »

Et l'auteur de cette missive ajoutait plus loin :

« Ce projet néglige, aujourd'hui, les droits acquis et l'évolution en fait de la science optométrique ».

La déontologie d'avant 1973

Bourcier (1943) nous rappelle quel était le Code de déontologie des optométristes en 1930[52] :

« Sont déclarés actes dérogatoires à l'honneur professionnel :

1   *Le fait d'être trouvé coupable, par un tribunal compétent, de toute offense criminelle;*

2   *L'abus habituel de boisson alcoolique, de la cocaïne ou de toutes drogues ou préparations narcotiques;*

Onze ans plus tard, on peut lire à l'article 46 de la Loi concernant le Collège des Optométristes et Opticiens de la Province de Québec[53] :

« Sont déclarés actes dérogatoires à l'honneur professionnel :

1   *Le fait d'être trouvé coupable, par un tribunal compétent, de toute offense criminelle;*

2   *L'abus habituel de boisson alcoolique, de la cocaïne ou de toutes drogues ou préparations narcotiques;*

3   *…*

4   *L'acceptation d'argent ou de tout autre avantage, ou promesse d'argent ou d'avantages quelconques par un membre du bureau de discipline, pour contribuer ou avoir contribué à faire adopter un procédé ou une décision quelconque par le conseil;*

5   *Le fait de dévoiler le secret professionnel;*

---

51   Lettre de Me Albert Gobeil au Dr Emmanuel Gobeil. 2 mars 1973

52   BOURCIER, C. (1943). ***D'un œil à l'autre***. Éditions Beauchemin, Montréal p.206

53   Loi concernant le Collège des Optométristes et Opticiens de la Province de Québec. Statuts refondus 1941 Chapitre 274, Vol. 4, 1 Geo. VI, c. 122, a. 1

6   *Le fait de s'associer ou d'avoir des consultations avec des charlatans;*

7   *Le fait de publier des annonces en y mentionnant les prix pour services professionnels de tous genres;*

8   *Le fait de publier des cas de guérison ou de traitement;*

9   *Le fait de distribuer des circulaires énonçant des choses défendues par la présente loi;*

10   *Le fait de s'annoncer par enseigne ailleurs qu'à son bureau d'optométriste;*

11   *Le fait de réclamer, par toute annonce, la supériorité sur ses confrères;*

12   *Le fait d'annoncer des consultations et examens gratuits;*

13   *Le fait de solliciter sa clientèle de maison à maison, d'annonce des remèdes secrets et des panacées;*

14   *Le fait pour un optométriste pratiquant de permettre à une personne non enregistrée d'exercer la profession optométrique soit sous son propre nom ou sous son patronage à quelque titre que ce soit dans son bureau; de permettre à un étudiant, ou à un licencié auquel l'exercice de la profession a été interdit pour cause de violation de la loi ou des règlements, d'exercer la profession soit directement soit indirectement, ou de placer son nom ou son enseigne comme associé de tel optométriste pratiquant ou attaché à son bureau;*

15   *Le fait pour un optométriste pratiquant de faire des arrangements avec un candidat rejeté à l'examen final, permettant à ce dernier d'exercer illégalement la profession optométrique ou d'éluder la loi concernant cette profession dans cette province;*

16   *Le fait pour un optométriste pratiquant de permettre à un licencié auquel l'exercice de sa profession a été interdit de continuer à pratiquer sous son propre nom, ou sous son patronage, ou dans son bureau, à quelque titre que ce soit, ou de faire des arrangements avec tel licencié qui permettraient à ce dernier de pratiquer illégalement comme optométriste ou d'éluder la loi concernant la profession optométrique en cette province;*

17   *La fait pour un optométriste d'annoncer ou de faire annoncer anonymement ou sous une raison sociale, soit par enseigne ou par imprimé dans les journaux ou revues ou autrement, les choses déclarées dérogatoires à l'honneur professionnel par la présente loi;*

18   *Le fait pour un optométriste d'exercer l'optométrie sans s'identifier en affichant ouvertement son nom et sa profession;*

19   *Le fait pour un optométriste de signer en blanc et de remettre une ordonnance susceptible d'être complétée;*

20   *... »*

Voilà ce qu'était le Code de déontologie dans le texte de la loi sanctionnée le 18 février 1954. On peut se rendre compte de l'évolution réalisée plus d'un demi-siècle plus tard, mais on constate aussi que de nombreux aspects sont restés inchangés.

Tensions internes

Les membres de la profession d'optométrie ne seraient pas étiquetés comme « normaux » si, en quelques occasions, ils n'avaient pas eu leurs disputes, certaines plus graves et d'autres beaucoup moins significatives.

On peut faire allusion au Congrès de 1977 où il y a eu de vives discussions sur l'avenir de l'optométrie au Québec.

Il y a eu aussi, à Québec, la tenue des « États généraux de l'optométrie » québécoise qui avait provoqué une situation de crise sans pareille dans le milieu.

Ces sujets sont abordés plus loin dans cet ouvrage.

Le C.P.R.O. décède et ressuscite

Dans les premiers mois de l'année 1994, les optométristes apprenaient que la vie du Centre de perfectionnement et de référence en optométrie (CPRO) et celle de la formation continue en optométrie étaient menacées.

Cet organisme tripartite (Association, École et Ordre) avait été créé pour être le maître d'œuvre de la formation continue en optométrie sur consensus des « leaders » de la profession : il constituait un carrefour où les trois (3) organismes optométriques pouvaient

« *se parler de formation continue sous toutes ses facettes, maintenir et entretenir une certaine harmonie* »[54]

La suite fut heureuse pour les professionnels de l'optométrie… car le CPRO a survécu et est sorti grandi et encore plus fort de cette épreuve. Quel beau cliché! L'organisme chargé de la formation continue en optométrie n'a pas que survécu, il a plutôt continué à offrir aux optométristes des programmes leur permettant d'améliorer sans cesse leur compétence, gage d'un accès plus

---

54   Association des Optométristes du Québec. Bulletin d'information. 9 mai 1994

facile à une reconnaissance parmi les professionnels, ceux de la santé plus particulièrement.

Le nombre de candidats admis à l'École d'optométrie

La question a été souvent soulevée dans divers comités afin de savoir si l'École d'optométrie formait trop d'optométristes, ou acceptait trop de candidats aux études de l'optométrie. Il est certain qu'avec le ratio optométriste/population parmi les plus bas en Amérique du Nord, on devait s'interroger. Par ailleurs, pour qu'un programme de formation soit viable, pour qu'il soit intéressant et significatif, il lui faut une certaine masse critique : s'il n'y a pas assez d'étudiants les ressources seront moindres à tous les niveaux, i.e. le corps professoral, le personnel clérical et technique, pour l'enseignement et la recherche. L'École d'optométrie a maintenu sa capacité d'accueil à 42 candidats annuellement en année préparatoire afin de maintenir cette masse critique requise. L'École d'optométrie tentait également d'admettre toujours de plus en plus de candidats et candidates francophones en provenance des autres provinces canadiennes. Mais le nombre de membres de la profession, celui de l'optométrie québécoise en particulier, se trouvait souvent gonflé à cause des règles du Québec qui n'imposait pas d'examen de « Board » comme c'était le cas dans toutes les autres provinces canadiennes.

CHAPITRE 6

LES LUTTES DE L'OPTOMÉTRIE QUÉBÉCOISE AU COURS DE SON CENTENAIRE

Si l'optométrie est arrivée là où on la retrouve maintenant, elle le doit à la lutte incessante qu'elle et ses dirigeants et ses membres ont menée, souvent sur plusieurs fronts à la fois. Nous survolerons quelques-unes unes des luttes de l'optométrie contre toute atteinte à son intégrité, à sa réputation et au rôle diminutif qu'on a voulu et qu'on veut encore lui faire jouer sur de nombreux plans.

En 1972, lors du mouvement de réforme des corporations professionnelles, les optométristes ont lutté pour conserver l'intégrité de l'acte optométrique et le droit de distribuer l'orthèse ophtalmique que le législateur voulait céder aux seuls opticiens d'ordonnance. L'Ordre des optométristes opposa une résistance farouche à l'Office des professions du Québec pour éviter que l'optométriste ne soit obligé de remettre une ordonnance dans tous les cas, pour empêcher qu'il ne devienne un commerçant et soit obligé de se lancer dans la jungle des bas prix et pour que l'opticien d'ordonnances soit obligé de respecter intégralement l'ordonnance de l'optométriste et pour que cette ordonnance soit complète de telle sorte que l'opticien d'ordonnances n'intervienne aucunement au niveau thérapeutique.

Poursuites contre la pratique illégale de l'optométrie

On relève une première cause en 1912 alors que l'Association des Opticiens de la Province de Québec poursuivit deux personnes qu'elle accusait d'avoir pratiqué illégalement l'optométrie. Mais le juge renvoya l'action avec dépens contre l'Association alléguant que celle-ci n'avait pas le droit de prendre action contre des personnes n'appartenant pas à l'Association et que le fait pour quelqu'un de vendre des lunettes n'était pas une pratique de l'optométrie.

La loi amendant la loi de l'Association des optométristes et opticiens de la Province de Québec et sanctionnée le 17 mars 1919 comportait un article qui se lisait comme suit :

> « *Toute personne, <u>autre que les médecins et chirurgiens</u>[55], faisant partie du Collège des médecins et chirurgiens de la province de Québec, pratiquant l'optométrie ou l'optique sans licence de l'Association,*

---

55   N.D.L.R. : Les soulignés sont de nous

45

encourt une pénalité n'excédant pas dix piastres pour une première offense et vingt-cinq piastres pour toute offense subséquente. »[56]

Le cas Robert Laforce

Monsieur Robert Laforce était un opticien d'ordonnances reconnu coupable d'avoir utilisé un titre qui pouvait laisser croire qu'il était habilité à exercer l'optométrie.

Le jugement fut rendu par l'Honorable Juge Cyrille Potvin, de la Cour des Sessions de la Paix, le 10 décembre 1976. Le libellé de la plainte était le suivant :

« À Québec, dans le district de Québec, le 24 décembre 1975, avoir prétendu être optométriste en utilisant un titre pouvant laisser croire qu'il était optométriste, soit en annonçant publiquement par la voie du journal « Le Soleil » de Québec, édition du 24 décembre 1975, qu'il était opticien et reliant ce titre à des services à domicile ayant pour objet la vision, sans être détenteur d'un permis valide de l'Ordre des optométristes du Québec »[57]

Une superbe « coquille » se retrouvait dans ce texte :

« …et que Robert Laforce est membre de la Corporation des **optométristes d'ordonnances** *»*[58]

Les grilles perforées

Plusieurs optométristes et de nombreux consommateurs se souviennent de cette affaire. À un moment donné, au milieu des années '80, la population a été assaillie par de la publicité sur une grille perforée installée dans une monture de lunettes. Certaines publicités attribuaient à ce dispositif des vertus hautement contestées par l'Ordre des optométristes du Québec : cette grille ne pouvait ni améliorer la santé des yeux, ni corriger quoique ce soit au niveau visuel.

Cette publicité a été dénoncée par la corporation, car le public était porté à croire que la grille perforée pouvait aider à la guérison de maladies oculaires; un danger réel existait dans la mesure où des personnes pouvaient être invitées à interrompre ou à retarder un traitement efficace.

---

56   BOURCIER, C. (1943). *D'un œil à l'autre*. Éditions Beauchemin. Montréal p. 196,

57   Jugement No 27-5071-76 Cour des Sessions de la Paix Province de Québec District de Québec 10 décembre 1976

58   N.D.L.R. : Les caractères gras sont de nous

L'affaire Grenon

Cet événement s'est passé en 1982, en plein cœur des batailles de l'optométrie pour éviter de se voir imposer des conditions de pratique totalement inacceptables : L'Ordre des Optométristes du Québec poursuivit l'opticien d'ordonnances Réjean Grenon pour pratique illégale de l'optométrie. Ce dernier avait fourni à un patient des lentilles cornéennes directement à partir de l'ordonnance des lunettes de celui-ci, ce qui était interdit.

Le programme Liberty

Dans ce fameux programme, les optométristes pouvaient offrir des examens à rabais à leurs patients, la différence de coût étant comblée lors de référence aux ophtalmologistes pour la chirurgie réfractive alors très coûteuse.

Le rapport Bernier

> « *En novembre 1999, le gouvernement du Québec, via le Ministre responsable de l'application des lois professionnelles, annonçait un plan d'action visant la mise à jour du système professionnel québécois.* »[59]

En effet, en novembre 1999, Madame Linda Goupil lançait une ambitieuse mise à jour du système professionnel articulée autour de six projets, dont un concernait de façon particulière les professionnels de la santé et des relations humaines. C'est aux fins de ce projet qu'à alors été constitué le Groupe de travail ministériel présidé par l'ex-président du Collège des médecins, le Dr Roch Bernier, M.D.

Comme plusieurs autres au cours du centenaire de notre profession, le comité était présidé par un médecin, ophtalmologiste par surcroît, et était au détriment de l'optométrie, avec une

> « *perception superficielle, minimaliste et réductrice de l'optométrie* ».

Une autre grande bataille que nos stratèges ont dû affronter.

Et en juin 2002, le ministre Paul Bégin annonçait que le groupe de travail ministériel sur les professions de la santé et des relations humaines, présidé par le Dr Roch Bernier, avait terminé ses travaux et remis son rapport. Le mandat de ce comité était de suggérer des orientations quant aux domaines d'exercice des vingt-cinq ordres professionnels concernés de ce secteur; le rapport contenait diverses mentions relatives aux optométristes et aux opticiens d'ordonnance. En voici quelques extraits[60].

---

59   L'OPTO. Bulletin d'information de l'Association des Optométristes du Québec. 8 octobre 2002

60   Gouvernement du Québec. Communiqué intitulé : « ***Le ministre rend public le deuxième rapport sur les professions de la santé et des relations humaines*** » 28 juin 2002

L'une des recommandations qui retint d'abord l'attention des stratèges de l'optométrie était la suivante :

> « *Que la pratique professionnelle des opticiens d'ordonnance et des optométristes au regard de l'activité de pose, d'ajustement, de remplacement et de vente de lentilles ophtalmiques s'appuie sur un guide de pratique conjoint.*
>
> *Que le Code de déontologie des opticiens d'ordonnance soit revu de manière à permettre l'exercice conjoint des activités professionnelles par les opticiens d'ordonnance et les optométristes. »*

Les mêmes recommandations furent reprises dans le rapport concernant les optométristes.

On retrouvait aussi dans le texte des prises de position significatives comme celle qui suit :

> « *En ce qui concerne l'activité de pose, d'ajustement, de remplacement et de vente des lentilles ophtalmiques… cette activité est réservée aux opticiens d'ordonnance en partage avec les optométristes. Le Groupe de travail considère qu'elle ne peut être réservée en exclusivité aux opticiens d'ordonnance sans qu'une étude d'impacts sur le secteur oculovisuel et les services à la population ne soit effectuée. »*

Il fut largement question dans ce rapport des actes réservés, des activités à partager : la corporation des optométristes a défendu l'argumentation visant à réserver aux optométristes (et aux ophtalmologistes bien entendu) les tests oculo-visuels. Mais le Groupe de travail qui a accouché de ce rapport, au grand dam de l'Ordre des optométristes et malgré les représentations de ce dernier, a maintenu sa décision de ne pas réserver les tests oculo-visuels.

> « *En effet, - peut-on lire dans le rapport – les tests dont il est question, à savoir la recherche des signes et des symptômes par l'histoire de cas ou anamnèse, la mesure subjective de mise à foyer au loin et au près, la mesure de l'accommodation, de la convergence et de la binocularité, ne sont pas considérés comme préjudiciables. Le Groupe de travail a opté pour la réserve du jugement clinique qui découle des résultats de l'ensemble des tests effectués et n'a pas réservé le processus de cueillette lui-même, sauf dans les cas où il s'agit d'un geste invasif ou encore que l'appareil utilisé ou la substance utilisée est elle-même préjudiciable, les radiations ionisantes en sont un exemple. Si l'examen de la vue requiert l'administration de médicaments, c'est plutôt cette activité qui est réservée »*[61].

---

61   Gouvernement du Québec. Communiqué intitulé : « ***Le ministre rend public le deuxième rapport sur les professions de la santé et des relations humaines*** »28 juin 2002

Législation de 1940

Voici ce que cette nouvelle législation accordait aux optométristes comme droits nouveaux :

- *« Réglementation de la vente du verre ophtalmique dans toute la province;*

- *Changement du nom de l'Association en celui de Collège;*

- *Contrôle complet de la vente des verres chez les bijoutiers et les autres personnes s'occupant autrefois de la lunetterie;*

- *Cessation des bureaux ambulants;*

- *Obligation pour un opticien d'ordonnances de suivre un cours d'un an;*

- *Augmentation considérable dans le montant des amendes;*

- *Cessation de la vente de la lunette de camelote aux comptoirs des magasins à chaîne;*

- *Corrections des ambiguïtés dans les lois d'annonces;*

- *Amplification des pouvoirs du bureau de discipline;*

- *Obtention que les frais des avocats soient payables par les défendeurs. »*[62]

On constate, à la lecture de ces énoncés que ces modifications tentaient de valoriser la profession d'optométrie; mais on se rend compte aussi qu'il y a eu régression sur certains aspects.

Ophtalmologistes VS Optométristes

Bien que certains aient prétendu que le rapport entre ces deux groupes de professionnels s'est amélioré après cent ans de conflits de toute nature… il faut se poser sérieusement la question. Évidemment les chevaux de bataille ont changé, mais fondamentalement, le combat est resté le même. Les optométristes du Québec se sont définis depuis plusieurs années comme les praticiens de première ligne du domaine oculo-visuel, ce que les médecins ophtalmologistes, spécialistes du traitement chirurgical de l'œil, n'ont jamais voulu accepter.

Si on se reporte au temps de Prentice et Cross, les pères de l'optométrie moderne, on constatait déjà, vers la fin des années 1800, le combat de coqs qui allait s'engager. On doit à Prentice la création, à l'Université de Columbia, des cours d'optométrie, cours que dirigera et développera Andrew Cross durant de nombreuses années. Déjà là, il y eut confrontation entre les ophtalmologistes et

---

62   BOURCIER, C. (1943). ***D'un œil à l'autre***. Éditions Beauchemin, Montréal p.138

les optométristes. Prentice avait fait un examen de la vue pour la fourniture de lunettes et il avait osé se faire payer pour l'examen. La profession d'optométrie a été épatée, ou devrait-on dire abasourdie, par les autres « jambettes » de l'ophtalmologie lors de la présentation des tenants et aboutissants de la Commission parlementaire spéciale des corporations professionnelles qui se penchait sur les projets de loi en vue de la réforme du système professionnel.

En 1993, alors que la bataille faisait rage pour l'octroi aux optométristes de la permission d'utiliser des médicaments à des fins diagnostiques. L'Office des Professions du Québec avait retenu les services d'une ophtalmologiste experte… pour l'aider dans sa réflexion sur la question.

Cette personne a évidemment publié un rapport contenant des tas d'âneries au sujet des optométristes. Le seul titre[63] du document donnait une bonne idée de la « facture » du reste.

Une des premières considérations de l'experte allait pour les produits d'entretien des lentilles cornéennes, les gouttes oculaires, dont elle s'inquiétait de la toxicité : les optométristes ont toujours été très curieux de savoir combien de patients, tant ceux des ophtalmologistes que ceux des optométristes, ont présenté des problèmes médico-légaux reliés à une complication oculaire ou systémique, et imputables à cette utilisation dans les derniers 30 ans.

Plus loin, lorsque l'auteure abordait la question de l'utilisation de la proparacaine, elle stipulait que, après consultation, on lui a affirmé que ce produit ne serait délivré qu'à un médecin

« et pas à n'importe qui ».

Ici il faut lire que le « n'importe qui », c'est « l'optométriste ».

Cette brillante experte niait aux optométristes toute capacité de jugement professionnel : c'était de les prendre pour des inconscients, voire des imbéciles, quand elle affirmait qu'ils ne prendraient pas les précautions voulues ou pire encore qu'ils ne sauraient même pas qu'il faut prendre des précautions. C'est à croire que l'experte en question n'avait qu'un objectif en publiant un tel rapport si négatif, soit créer un climat de panique chez les décideurs.

On affirmait dans le document que

---

63   MATHIEU, A.M.(1993). *Existence et importance des risques, pour le public, à autoriser les optométristes à administrer aux fins d'examens des yeux les médicaments suivants : atropine, dapipazole, homatropine, phényléphrine 5 %, pilocarpine, proparacaine et tétracaïne, en effectuant les consultations et la revue scientifique appropriées ; le cas échéant, suggérer des conditions et modalités d'administration et élaborer la nécessité d'autoriser l'administration de ces médicaments ci-haut mentionnés, si par ailleurs, les suivants étaient autorisés : benoxinate, cyclopentolate, phényléphrine 2,5 % et tropicamide*

« c'est pendant toute sa formation que le résident en ophtalmologie peut réaliser et comprendre que mettre des gouttes oculaires diagnostics [sic] et thérapeutiques n'est pas un acte bénin[64]. »

Si ça nécessitait tout un cours de médecine et d'ophtalmologie pour réaliser et comprendre que l'utilisation des médicaments, qu'ils soient diagnostiques ou thérapeutiques *« n'est pas un acte bénin »*, il n'est pas étonnant qu'ils en aient si peu. Monsieur et Madame « tout le monde », qui n'ont pas une formation médicale, ni même une scolarité très poussée, peuvent arriver à cette même conclusion en se servant de leur « gros bon sens ». Les optométristes seraient-ils moins que cela? C'était sans doute le raisonnement de ceux qui voulaient garder pour eux seuls, cette aide diagnostique en créant un climat de terreur en même temps que la confrontation de l'image de l'autorité suprême du médecin.

Les personnes confrontées à l'experte en étaient alors venues à la conclusion que celle-ci, la spécialiste choisie par l'Office des Professions du Québec dans ce dossier, ne s'était pas renseignée sur ce qui se passe en optométrie et n'était même pas intéressée à le faire. Elle ne connaissait aucunement ce qui se passait à l'École d'optométrie de l'Université de Montréal ou dans l'exercice professionnel de l'optométrie; pire encore, on peut penser qu'elle ne voulait pas connaître, ni reconnaître, ce qui s'y passait.

Toujours en 1993, tous les optométristes dont les noms suivent, i.e. Line Barnabé (1981), Armand Bastien (1942), Yves Bastien (1974), Claude Beaulne (1959), Serge Bouchard (1972), Maurice Brunet, Franco Campoli (1975), Gérard Caron (1959), Hélène Charrette (1982), Jacques Cléroux, Élyse Desjardins (1987), André Jolicoeur (1974), Jean-Marie Lalonde (1954), Yves Lapierre, Gilles Laplante (1973), Léandre Laroche (1973), Victor Larose (1970) et André Tremblay (1980), furent impliquées dans la procédure judiciaire déposée par l'Association des Ophtalmologistes du Québec et les membres de son Conseil d'administration. Parmi ces derniers, on retrouvait les noms suivants : Gordon Balazsi, François Codère, Louis A. Corriveau, Paul E. Demers, Jean Duperré, Normand Guilbault, Charles Houlde, Jean-Paul Leblanc, Françoise Noël, Brian Patenaude et Yvon Tardif.

Cette procédure, contre dix-huit optométristes de la région de Montréal, mettait aussi en cause l'Ordre des Optométristes du Québec. Il s'agissait, d'une demande d'injonction permanente pour faire cesser l'utilisation du titre de « docteur » ou de l'abréviation « Dr » par les optométristes; on a prétendu, malgré toutes les décisions favorables à l'optométrie depuis plus de 50 ans, que les professionnels de l'optométrie contrevenaient à l'article 24 de la Loi sur l'optométrie. La Cour Suprême du pays s'était déjà prononcée favorablement, en 1991, pour les optométristes suite à la demande formulée par le Dr Marcel Tremblay, optométriste.

---

64   N.D.L.R. : Les soulignés apparaissent dans le document

L'article 24 de la Loi sur l'optométrie se lisait comme suit :

« Un optométriste ne peut, relativement à l'exercice de sa profession, se désigner autrement que comme optométriste.

Il n'est pas autorisé à s'intituler spécialiste, ni à indiquer une spécialité ou une formation particulière. Il ne peut non plus prendre le titre de docteur ou utiliser une abréviation de ce titre, sauf s'il est médecin ou dentiste; toutefois, il peut faire suivre don nom du titre de docteur en optométrie. »

Depuis ce temps, l'Ordre des Optométristes du Québec a émis des lignes directrices sur l'utilisation des titres, mais il faudrait faire disparaître ce négativisme des lois régissant la profession : l'Université de Montréal a commencé à octroyer des doctorats de premier cycle en optométrie en 1980. Ce doctorat était identique, à plusieurs points de vue, à ceux des médecins, des dentistes, des médecins vétérinaires. Un chapitre entier traite de cette question.

La saga des lunettes de lecture

La vente des lunettes de lecture « prêtes-à-porter » a donné lieu à une longue saga judiciaire commencée en 1989 par l'Ordre des Optométristes qui a intenté des poursuites contre les pharmacies Cumberland afin de bloquer la vente, sans ordonnance, de lunettes de lecture. Un jugement rendu en octobre de cette année-là était en faveur des optométristes. Mais il y a eu appel devant la Cour Supérieure qui acquitta Cumberland en juillet 1990. Le manque de ténacité n'est pas le talon d'Achille des optométristes : un nouveau jugement déclaratoire du 2 avril 1992 donnait encore raison aux optométristes et la vente des lunettes de lecture « prêtes-à-porter » fut déclarée illégale On pouvait lire dans « Le Devoir » du mardi 7 avril 1992, en page A-3 un texte d'Isabelle Paré titré

« Pas de lunettes sans ordonnance dans les pharmacies tranche la Cour d'appel ».

Le sous-titre était plus percutant et se lisait :

« Un jugement qui sépare le Québec du reste de l'Amérique du Nord. »

La majorité des organes de presse écrite a consacré des espaces à cette décision.

Le point final à ce débat a été apposé par la promulgation, le 12 juillet 2000, de la loi 87 qui avait pour objet d'amender diverses lois professionnelles et qui a entraîné des modifications à la Loi sur l'optométrie et, par la même occasion, à la Loi sur les opticiens d'ordonnance, notamment afin de permettre à toute personne de vendre, sans ordonnance, des lunettes unifocales de lecture prêtes-à-porter. Bien entendu, il y avait certaines caractéristiques à respecter, v.g. la puissance sphérique devait être la même dans les deux lentilles et devait se situer entre + 0, 25D et + 3, 25D. Les optométristes pouvaient aussi vendre ce type de lunettes en suivant certaines règles relatives à leurs obligations professionnelles. La vente de ce type d'orthèses visuelles, jusque là réservée aux optométristes (et aux opticiens d'ordonnances) a été libéralisée. On peut se demander si c'est vraiment pour le mieux-être du public consommateur.

Un des joueurs de cette lutte était la compagnie « Magnivision » qui affirmait que, si les professionnels de la vision veulent garder le monopole de la vente des lunettes de lecture, c'est surtout parce que cela leur permet de faire de l'argent; ses représentants précisaient aussi que la vente libre permet aux consommateurs d'économiser et d'avoir accès facilement à un produit susceptible de corriger leur presbytie.

Le dénommé Jay Norris fut condamné, pour sa part, pour avoir vendu, via la poste, des lunettes de lecture; quel beau service professionnel! Il fut condamné à une amende ridicule de 200,00 $.

La distribution par les optométristes et les opticiens d'ordonnances assurait une garantie aux patients de l'obtention de conseils adéquats, d'un ajustement approprié, de la vérification de détails techniques importants; tout ces éléments furent présentés dans des mémoires des opticiens d'ordonnance et de l'Ordre des Optométristes du Québec[65] dont la conclusion était :

> « l'Ordre des Optométristes du Québec s'attend à ce que le législateur respecte le jugement de la Cour Suprême et ne modifie pas la Loi sur l'optométrie et la Loi des opticiens d'ordonnance au détriment de la population québécoise et au seul profit d'une multinationale américaine. »[66]

Mais cette nouvelle loi (Loi 87), apportant des modifications significatives, n'avait pas que des mauvais côtés : en effet, une percée importante pour le devenir de la profession était annoncée : on permettait enfin aux optométristes du Québec de prescrire et d'utiliser des médicaments à des fins thérapeutiques en plus de les autoriser à divers soins oculaires

La lutte contre les « 2 pour 1 »

À grand renfort de publicité… on y dansait même… on a vanté au grand public le mérite des « 2 pour 1 », voire des « 3 pour 1 ». Toute cette agitation était controversée, il faut le dire. En effet, une enquête, menée de façon indépendante par l'Association Coopérative d'Économie Familiale (l'ACEF-Centre) de la région de Montréal, en collaboration avec l'Ordre des

---

65   Ordre des Optométristes du Québec (1993). *Les lunettes de lecture prêtes-à-porter*. Mémoire présenté à l'Office des Professions du Québec. Janvier 1993

66   N.D.L.R. : Il s'agit de la compagnie Magnivision

Optométristes en était arrivée à la conclusion suivante : il y avait des variations importantes, d'un endroit à l'autre, sur la qualité et les prix des produits ophtalmiques et, de façon générale, le « 2 pour 1 » ne signifiait (presque) jamais deux paires de lunettes pour le prix d'une seule.

Le mot « agitation » a été lâché un peu plus tôt... En effet, toute cette histoire avait fait des remous auprès de la haute direction de l'Université de Montréal, car un professeur de l'École d'optométrie, Pierre Simonet, expert en optique ophtalmique, avait été recruté par l'Ordre pour agir comme « expert » et personne ressource, à titre personnel et non comme représentant de l'Université de Montréal. Il est certain que les entreprises touchées par cette étude ont riposté en s'adressant au Vice-recteur responsable en indiquant l'implication de l'institution dans l'affaire. Mais le Dr Pierre Simonet n'avait joué qu'un rôle de collaborateur pour mener l'étude cautionnée non par l'Université de Montréal, mais bien par l'Ordre des Optométristes du Québec ...Pour l'institution, l'École et la personne ressource, le dossier était clos et a été refermé.

Mais certains journaux ont fait état de la question, notamment « *The Gazette* » du 1er février 1994 et « *La Presse* » du lendemain, sous les titres respectifs « *2-for-1 glasses not always bargain* » et « *Dur, dur d'acheter des lunettes.* » Le « *Journal de Montréal* » a aussi commis un article suite à l'intervention de l'Association des optométristes du Québec qui sonnait l'alarme en rendant publique une étude sur la qualité des services offerts par deux grandes lunetteries de Montréal. Voici un extrait de cet article[67] :

> « *Ayant eu vent des pressions faites sur l'ACEF-CENTRE dans le cadre de son enquête et craignant qu'elle ne puisse la mener jusqu'au bout, l'Association des optométristes a décidé, en novembre dernier[68], de commander sa propre étude à la firme Léger et Léger. On a fait analyser par deux laboratoires indépendants 12 paires de lunettes achetées 250$ chacune dans deux grandes lunetteries et il en ressort que :*
>
> *30% des lentilles de lunettes ont des biseaux trop apparents*
>
> *50% ont des lentilles sont trop grandes ce qui force les barils de la monture et la rend plus cassante*
>
> *75% des montures sont des modèles peu connus, discontinués ou non identifiables*
>
> *90% n'ont pas le bon écart optique...*

---

67 GIRARD-SOLOMITA, M. (1994*). Au tour des optométristes de sonner l'alarme. Journal de Montréal, 2 février 1994

68 N.D.L.R. : Il s'agit de novembre 1993

…Même si l'échantillonnage n'était pas très grand avec seulement 12 paires de lunettes, M. Charbonneau[69] répond que les résultats permettent de constater l'existence d'un problème. »

Évidemment, il fallait s'attendre à une réplique de la part des lunetteries intéressées : elle est parue dans le journal « La Presse » en page C 4 de l'édition du mercredi 3 novembre 1993 sous la plume de Danielle Bonneau qui a titré : « *Lunettes : les promoteurs de la formule 2 pour 1 contre-attaquent.*[70] »

La vente de lunettes de sécurité à des fins industrielles :

La position de l'Ordre des Optométristes a toujours été que la vente de tout bien avec lentilles ophtalmiques est un acte réservé aux professionnels autorisés par la loi, c'est-à-dire les optométristes, les médecins (pour les lentilles cornéennes seulement) et les opticiens d'ordonnances, le tout dans une perspective de protection du public. L'Ordre était appuyé en cela par l'Office des Professions du Québec.

Voyons ce qui s'est passé à ce propos… un autre dur combat que la profession a mené et qu'elle a gagné.

Dans ce domaine précis d'activités, le rôle de l'optométriste ne consistait, la plupart du temps, qu'à prescrire des lentilles ophtalmiques pour lunettes industrielles présélectionnées et ensuite à livrer les lunettes aux travailleurs : la vente proprement dite ne se faisait que très rarement par l'optométriste ou par l'opticien d'ordonnances.

Le 18 avril 1997, l'Ordre des optométristes du Québec et l'Ordre des opticiens d'ordonnances du Québec signaient le texte contenant un message clair, à savoir un protocole de

« *Directives concernant la dispensation de lunettes de protection pour fins industrielles comportant des lentilles ophtalmiques* »

pour signifier que seuls les membres de l'une ou l'autre corporation étaient autorisés à vendre et à facturer pour ce genre de biens et que

« *toute dérogation à cette directive est contraire aux lois et aux règlements des ordres professionnels concernés et pourrait être assujettie au processus d'enquête applicable en de telles circonstances* »[71]

---

69 N.D.L.R. : François Charbonneau, directeur général de l'Association des Optométristes du Québec

70 BONNEAU, D. (1993), ***Lunettes : les promoteurs de la formule 2 pour 1 contre-attaquent.*** La Presse. Mercredi 3 novembre 1993 p. C 4

71 N.D.L.R. : Document conjoint de l'Ordre des Optométristes du Québec et de l'Ordre des Opticiens d'ordonnances du Québec signé à Montréal le 18 avril 1997.

L'article 2 de cette convention prévoyait que les services professionnels qui accompagnaient la vente de lunettes de protection pour des fins industrielles comportant des lentilles ophtalmiques devaient être rendus et facturés par les membres dûment inscrits au Tableau de l'Ordre des optométristes ou de celui des opticiens d'ordonnances.

Certains organismes se sont montrés réticents et contestaient cette prise de position. Dans un communiqué daté du 30 juin 1997, l'Ordre des optométristes émettait la conclusion que sa démarche était historique puisqu'il s'agissait d'une action conjointe des deux ordres concernés, sur un papier officiel commun, pour éviter que l'on cherche à opposer un ordre à l'autre et que leurs membres ne soient pris en otage.

Les deux groupes professionnels se devaient de réagir à l'implication de plus en plus accentuée de laboratoires d'optique (selon une formule « managed care » qui s'adressaient directement aux entreprises pour vendre leurs produits.

Il faut dire que la démarche de l'Ordre relevait de ses obligations légales et il l'a menée avec fermeté; il s'était bien promis d'appliquer la loi envers tous les contrevenants.

Les présidents Michael Chaiken (pour les optométristes) et Marcel Paquette (pour les opticiens d'ordonnances) avaient pris cette initiative fort heureuse pour les membres des deux corporations suite à l'envahissement toujours plus grand des compagnies de produits ophtalmiques.

Sûrement, ces dernières ont réagi : une compagnie prétendait qu'elle ne faisait que de la vente « en gros » et que l'entente qu'elle avait avec les entreprises ne portait aucune atteinte à la protection du public, une autre affirmait que les directives rédigées pour les optométristes et les opticiens d'ordonnances étaient illégales.

Le 19 août 1998, l'Honorable juge Jean Crépeau, de la Cour Supérieure du Québec, rendait une décision fort attendue sur la légalité, pour des laboratoires d'optique, de vendre directement des lunettes industrielles (avec lentilles ophtalmiques) aux entreprises du Québec : il déclarait que leurs activités de vente directe contrevenaient aux lois des optométristes et des opticiens d'ordonnances. Dans le jugement, il affirmait :

> « *Les demanderesses requérantes, dans le cadre des activités commerciales qu'elles pratiquent présentement et dûment prouvées en l'instance, VIOLENT l'article 16 de la Loi sur l'optométrie et les articles 8 et 17 de la Loi sur les opticiens d'ordonnance* ».

Il y eut ensuite demande d'appel de la décision, puis désistement.

De plus, il fut précisé que les optométristes et les opticiens d'ordonnance, appuyés par leurs ordres respectifs et leurs associations, n'étaient pas dans l'illégalité ou à l'encontre des Lois sur l'optométrie et des opticiens d'ordonnance concernant la vente, la distribution et la fabrication des lunettes de protection pour fins industrielles.

Une autre belle réalisation des organismes professionnels qui furent félicités et remerciés par leurs membres.

La vente libre des lentilles cornéennes teintées sans puissance et sans ordonnance

Cette vente, tout à fait sans contrôle, sans ordonnance, des verres de contact teintés sans puissance, a suscité de grandes inquiétudes, amenant notamment Santé Canada à émettre une sérieuse mise en garde relativement à l'utilisation de ces produits.

Il n'y a pas eu, au Québec, de modification législative ou réglementaire concernant cette affaire. Toutefois, suite à la « directive » de Santé Canada, l'Association Canadienne des Optométristes a informé ses membres que l'on considérait ce type de lentilles comme un produit de santé. De plus, chez nos voisins du Sud, des restrictions avaient été imposées par la « *Food and Drug Administration* » *(FDA)* concernant l'importation de ces produits aux États-Unis.

Avec la collaboration de l'Ordre des opticiens d'ordonnances du Québec (OOOQ), de l'Association des médecins ophtalmologistes du Québec (AMOQ), l'Ordre des Optométristes du Québec (OOQ) en était venu à considérer qu'il y avait lieu de solliciter l'intervention des autorités ministérielles concernées à ce moment, i.e. Mesdames Pauline Marois et Linda Goupil, respectivement Ministre de la Santé et des Services Sociaux, et Ministre de la Justice et Responsable de l'application des lois professionnelles. Une lettre conjointe, co-signée par les présidents des trois organismes, avait été adressée aux ministres en question afin de leur soumettre les inquiétudes soulevées et leur proposer notamment des modifications législatives ayant pour effet de préciser que la vente de toute lentille cornéenne, avec ou sans puissance optique, relève exclusivement de la compétence de trois groupes de professionnels, à savoir les ophtalmologistes, les optométristes et les opticiens d'ordonnances.

Ce fut une belle grande victoire pour les trois corporations.

Les optométristes et les opticiens d'ordonnances

Pendant de nombreuses années, ces deux groupes se sont disputés, en particulier sur la question des ordonnances. Après des négociations serrées et des débats enflammés, on en est arrivé à établir des normes régissant les modalités de la forme et du contenu des ordonnances verbales ou écrites faites par les optométristes. Le règlement concernant ces normes est entré en vigueur le 27 septembre 2001.

Le conflit a souvent tourné aussi autour du programme de formation des opticiens d'ordonnances, notamment sur les modifications proposées, en 1976, après sa mise en marche deux ans auparavant. L'Association des étudiants en optométrie avait pris position dans ce dossier en adressant aux députés et ministres de l'Assemblée nationale du Québec un bref mémoire[72], document dont voici quelques extraits :

> « ...*Le CEGEP Édouard-Montpetit qui assure la formation des opticiens d'ordonnances, a été officiellement inauguré. Il semble qu'une partie du cours de techniques de prothèses visuelles soit en désaccord avec la loi réglementant la pratique de l'opticien d'ordonnances (Loi 268, section IV).*
>
> *...L'opticien est un technicien dont le champ d'activité est la réalisation d'une prothèse visuelle d'après une ordonnance.*
>
> *La formation approfondie doit être orientée dans ce sens. Mais elle doit respecter le cadre de la loi. Elle ne peut mener en aucun cas à l'établissement d'un diagnostic ou à l'utilisation d'instrument visant à examiner l'œil, connaître ou évaluer son état de réfraction ou à mesurer les paramètres oculaires.*
>
> *...Une interprétation fantaisiste du contenu des cours contribue à ce que ces instruments :*
>
> • *Représentent un gaspillage éhonté des fonds publics car ces instruments ne peuvent pas être utilisés par l'opticien d'ordonnance;*
>
> • *Deviennent une incitation, une invitation constante pour l'étudiant à enfreindre les lois de sa corporation et à poser des actes qui n'entrent pas dans le champ d'activité de sa profession;*
>
> • *Entraînent [sic] une formation en lentille cornéenne en désaccord avec la loi... Aucun instrument d'observation ou de mesures oculaires ne peut être utilisé...*
>
> *Les étudiants de l'École d'optométrie s'opposent systématiquement à l'orientation actuellement donnée à la formation des opticiens d'ordonnances car elle contribue à un exercice illégal de l'optométrie et conduira à une dégradation des soins oculo-visuels offerts au public...*
>
> *Nous nous interrogeons à savoir si le ministère de l'Éducation ne tente pas, par le biais de la formation, de modifier des structures établies par le législateur, détournant par là même la loi au profit de certains organismes ou corporations... »*

---

72 Association des étudiants de l'École d'optométrie de l'Université de Montréal. Document concernant le problème posé par l'orientation donnée à la formation des opticiens d'ordonnances. 19 Octobre 1976

Collusion sur la vente des produits ophtalmiques

En 1948, une enquête fédérale se penchait sur la possibilité de collusion dans le domaine de la fabrication, de la distribution et de la vente des produits ophtalmiques au Canada. Le commissaire a remis, au ministre de la justice de l'époque, l'honorable J. L. Ilsley, un rapport intitulé : « *Optical goods. Investigation into an Alleged Combine in the Manufacture and Sale of Optical Goods in Canada* ».[73]

Voici ce qu'on retrouve dans ce texte à la mention « *Optometrists* »[74] :

« *More than 1 250 optometrists were registered in 1946 under the provincial optometry acts. These statutes or regulations made thereunder by the governing bodies of the profession prescribe educational standards for optometrists and provide for professional discipline. In Canada, the two educational institutions which provide courses in optometry are affiliated with the University of Toronto and the University of Montreal and require a training extending over three or four years. Most optometrists operate their own establishments or are employed by other optometrists. Many are, however, employed by department stores and jewellers. A few optometrists practise only as opticians and are so classified in this report.*

Many optometrists have their prescriptions for complete spectacles filled by wholesalers, specifying in their orders the power and type of lens, and size and type of frame. Lenses alone are frequently ordered on a prescription basis (i.e. one by one as required) ready to be placed by the optometrist in frames previously obtained in stock quantities. Not more than 5 per cent of Canadian optometrists have surfacing equipment to finish a semi-finished lens (ground on one side only) and only 35 percent have edging machines to shape uncut finished lenses to fit particular frames. Not more than 40 per cent have drilling machines to drill holes in finished lenses for use in rimless or semi-rimless spectacles. Furthermore, many of those who have machinery now rarely use it, preferring to buy the lenses ready-made. Thus the dispensing function of most optometrists consists of ordering lenses and frames, checking them, mounting the lenses in frames when this has not been done. Making any necessary adjustments to fit the wearer and providing any subsequent service that may be needed. »

---

73 McGREGOR, F. A. (1948). *Optical goods. Investigation into an Alleged Combine in the Manufacture and Sale of Optical Goods in Canada* . Report of Commissioner, Combines Investigation Act. Department of Justice. Ottawa. April 24, 1948. 107 pp.

74 N.D.L.R. : L'auteur a préféré livrer le texte en anglais plutôt que d'en faire une traduction qui serait plus ou moins fidèle

On parle abondamment dans ce rapport de cette pratique des « ristournes » qui existait entre les ophtalmologistes et les opticiens d'ordonnance et on spécifie :

> *« This problem does not involve optometrists since they rarely fill doctors' prescriptions*

Couverture des soins… l'Assurance maladie

Nous sommes en 1966 et l'Assemblée législative du Québec débat, en chambre, en deuxième lecture, sur le Bill 21 relatif à l'assistance médicale.[75]

Le député Maurice Bellemare faisait porter son intervention sur le libre choix du professionnel :

> *«…nous avons, dans la Province de Québec, des oculistes qui, en 1900, se sont organisés et il est venu, à la suite de ça, en 1904, une association qu'on a appelé les optométristes. Ce sont des professionnels qui vont à l'université, qui sont gradués. Il y a dans la province 450 optométristes qui déservent [sic] 175 villes et villages, municipalités et il y a ce qu'on appelle les ophtalmologistes qui, eux, représentent 100 personnes au maximum dans toute la Province de Québec et qui déservent [sic] que 27 municipalités, villes ou localités. »*

À cela, le Premier ministre Jean Lesage rétorqua :

> *« …L'optométriste a purement et simplement le droit de prescrire des verres. Il n'a pas le droit de soigner l'œil. »*

Mais le député Bellemare tint son bout et rappliqua :

> *« Je dis que non : le Premier ministre a droit d'avoir son interprétation de la loi. Je dis qu'un optométriste a le droit de donner des consultations, il a le droit de donner des ordonnances… il y a eu 400 000 examens de la vue l'année passée par les optométristes, il y a 17 000 examens qui ont été faits à des indigents. Ces 17 000, je dis au ministre[76] que pour être humains, on devra considérer les distances qu'il faudra faire pour rejoindre un ophtalmologiste, avant de le rejoindre après six ou sept semaines de rendez-vous et les longues listes d'attente parce qu'ils ne sont pas nombreux. »*

Il était triste, 40 ans plus tard, en 2006, de se retrouver devant le même problème et de constater que rien n'avait bougé quant à l'implication des optométristes dans le réseau de la santé ni dans celui des établissements, hormis la possibilité pour l'optométriste d'utiliser les médicaments à des fins

---

75   Débats de l'Assemblée Législative du Québec. 6ᵉ session 27ᵉ législature. Mardi 22 mars 1966. Vol. 4 No 29

76   N.D.L.R. : Il s'agit du ministre Eric Kierans

diagnostiques et thérapeutiques. Certes, on retrouvait certains membres de la profession d'optométrie dans divers établissements où étaient offerts des services de réadaptation aux déficients visuels…mais ça s'arrêtait là.

De 1966 à 1970, l'optométrie a fait des pieds et des mains pour l'inclusion des services de ses membres dans le programme d'assurance maladie projeté pour le Québec.

Il faut remercier les personnes qui, dans les débats de l'Assemblée Nationale du Québec, ont dit un bon mot en faveur de l'optométrie et des optométristes. Voici quelques extraits du Journal des Débats de l'Assemblée Nationale qui étaient un plaidoyer en faveur de l'inclusion des services optométriques dans l'assurance maladie et qui font foi des appuis que la profession a reçus :

> *« …les assistés sociaux qui fréquentent à 65% et même à 70% les bureaux des 475 optométristes répartis dans 175 villes et villages de la province n'auront donc plus le libre choix du praticien. Il me semble… que les arguments que j'apporte là sont tellement importants, tellement voyants,- c'est le cas de le dire- que le ministre devrait, sur-le-champ, annoncer sa loi et prévoir qu'au cas d'examens de la vue on peut consulter un optométriste et nous n'avons aucune raison de croire que les optométristes exagéreront. »*

Un autre membre de l'Assemblée s'exprimait en ces termes :

> *« Pourquoi ne pas faire bénéficier les assistés sociaux des services des optométristes dans la même mesure où ils pourront bénéficier des services des ophtalmologistes?… Nous demandons, si on veut vraiment aider les assistés sociaux, d'ajouter les soins dentaires et les soins oculaires et que l'on fasse une entente avec le Collège des Optométristes de la Province de Québec »*

Un autre s'est hasardé sur la question des approches discriminatoires :

> *« … C'est une loi discriminatoire et je ne peux croire qu'on ne puisse pas y prévoir que pour fins d'examens de la vue, un optométriste recevra, par exemple, le même taux qu'un médecin qui examine la vue »*

La dernière citation prévoyait que le régime deviendrait ce qu'il est maintenant :

> *«…En dehors de ce bill-là, l'optométriste sera couvert pour les assistés sociaux… nécessairement on va vers un plan universel »*

C'est finalement l'intervention du député Noël St-Germain, optométriste, qui a cloué le dernier clou et qui a permis que nous y soyons dès le départ.

La Régie de l'Assurance maladie du Québec (RAMQ) a été instituée en 1969 en vue d'administrer le régime d'Assurance maladie. De son côté, la Loi de l'Assurance maladie est entrée en vigueur le 1er novembre 1970. Au début étaient couverts, pour tous les bénéficiaires admissibles, les services médicaux et les services optométriques déterminés par règlement. Pour leur part, les examens d'orthoptique sont assurés pour les jeunes patients de 16 ans et moins depuis le 1er mars 1985... Au grand dam des ophtalmologistes!

L'optométrie a dû affronter deux périodes de désassurance en 1992 et 1993 et elle fait face, à chaque année, au moment du dépôt du budget provincial, à l'éventualité d'un changement par lequel on désassurerait totalement les services optométriques. En janvier 1992, l'Association des Optométristes du Québec présentait un mémoire[77] détaillé à la Commission des Affaires Sociales de l'Assemblée Nationale du Québec, commission chargée d'étudier toute la problématique du financement de la santé. On retrouve dans ce mémoire ce qui suit :

> « La pratique clinique des optométristes les confronte à un ensemble de conditions oculo-visuelles; leur travail consiste à régler la majorité des troubles oculo-visuels, tout en identifiant les cas qui demandent les soins d'autres professionnels »

Lorsque la rumeur de désassurance complète des services optométriques s'est mise à courir, l'optométrie déclencha une vaste action politique et une solide campagne de publicité. Le Comité d'action politique était géré par un organisme composé du président et du directeur général de l'Association des optométristes du Québec, un directeur des relations gouvernementales et trois représentants de la profession.

Jusqu'à nos jours, ces services pour les moins de 18 ans et les personnes âgées de 65 ans et plus, sont restés à la charge de l'État. La Commission Clair et tous les intervenants du système de santé considéraient le virage vers les soins de première ligne comme essentiels, de sorte que la désassurance des soins optométriques allait à l'encontre de cette tendance... mais on sait ce qu'il est advenu du rapport de cette commission. Et on ne sait toujours pas ce qu'il adviendra de la couverture des soins des optométristes, à long terme.

En effet, on revint encore à la charge en 2001... les rumeurs couraient qu'il y aurait désassurance complète des services des optométristes : le gouvernement de Lucien Bouchard souhaitait mettre fin, entre autres choses, aux examens optométriques pour les moins de 18 ans et les gens âgés de 65 ans et plus.

Le 6 février 2001, le président de l'AOQ, le Dr Langis Michaud, fit parvenir une lettre au premier ministre Lucien Bouchard pour dénoncer et faire opposition à la volonté du gouvernement péquiste de donner suite :

---

77   Association des Optométristes du Québec (1992) *Mémoire de l'Association des Optométristes du Québec sur le financement de la santé présenté à la Commission des Affaires Sociales de l'Assemblée Nationale du Québec.* Janvier 1992 p. 22

« …Votre gouvernement a voté, en juin dernier[78], le droit pour les optométristes de prescrire des médicaments pour les maladies oculaires, reconnaissant « de facto » l'importance de l'offre de services optométriques en première ligne partout sur le territoire. Une désassurance irait à contresens de cette volonté ministérielle qui a fait l'objet d'un vote **UNANIME** de l'Assemblée Nationale… IL EST DONC ILLOGIQUE, IMPRODUCTIF ET CONTRAIRE AUX VOLONTÉS EXPRIMÉES ANTÉRIEUREMENT QUANT AU DÉVELOPPEMENT D'UNE PREMIÈRE LIGNE EFFICACE de procéder à toute désassurance ou réduction des services optométriques par l'État… »

On peut informer le lecteur que le Dr Langis Michaud a souvent couru plus d'un lièvre à la fois et, contrairement à la croyance populaire, ça ne lui a pas trop mal réussi : professeur à demi-temps à l'École d'optométrie, à ses débuts dans la vie universitaire, président de l'Association des Optométristes du Québec, étudiant au deuxième cycle en optométrie, jeune papa, le Dr Michaud n'a pas chômé. Il a quand même trouvé le temps de s'impliquer dans diverses études cliniques liées aux nouveaux produits et aux nouvelles technologies dans le domaine des lentilles cornéennes. Revoyons quelques jalons de sa carrière.

Il a reçu son diplôme de doctorat en optométrie en 1985 et a ouvert une clinique d'optométrie à La Pocatière. Élu au conseil d'administration de l'Association en 1991, il n'aura pas tardé à manifester de l'intérêt pour la présidence qu'il prît en 1998 (jusqu'en 2005). Il s'est employé entre autres choses à finaliser le dossier des médicaments thérapeutiques de concert avec les officiers de l'Ordre et la direction de l'École d'optométrie en obtenant l'accord officieux de l'Association des médecins ophtalmologistes du Québec alors dirigée par le Dr Codère. En plus de laisser derrière lui nombre d'éditoriaux «métaphoriques», il s'est voulu le président représentatif de tous les optométristes, quel que soit leur lieu d'exercice. Après avoir laissé la présidence de l'AOQ, il devint président du CPRO. Au début des années 2000, il entreprenait une carrière d'enseignant à l'École d'optométrie suite à l'obtention d'un grade de deuxième cycle (M.Sc.) en Sciences de la Vision.

De son côté, l'Ordre des Optométristes du Québec, par l'intervention de son président Michael Chaiken, avait joint la voix de la corporation à celle de l'Association pour s'opposer à cette velléité gouvernementale.

Tous les journaux régionaux présentèrent alors des articles sur la question des services optométriques que l'on dit « complémentaires ». Le journal « La Presse » du 16 février 2001 titrait, sous la plume de M. Coudé-Lord :

« Les optométristes craignent la désassurance des services pour les jeunes et les aînés ».

---

78   N.D.L.R. : donc, en juin 2000

On multiplia les entrevues radiophoniques pour dénoncer cette éventualité, on rencontra les députés, etc... Et au début de mars 2001, la bombe fut désamorcée... On annonça qu'il n'y aurait pas de désassurance; en effet une lettre du 1ᵉʳ mars 2001, signée par l'attachée politique de la Ministre Pauline Marois, Madame Isabelle Garon, au président de l'Association des Optométristes du Québec affirmait :

> « À la demande de la Ministre d'État à la Santé et aux Services Sociaux, madame Pauline Marois, je puis vous confirmer que cette information[79] n'est pas fondée et que les services optométriques sont maintenus sans changement »

Dans sa démarche pour éviter ce changement dans la couverture des soins d'optométrie, la profession a reçu des appuis importants, notamment ceux de l'Association québécoise de gérontologie, de l'Association québécoise de défense des droits des personnes retraitées et préretraitées, de l'Association québécoise des troubles d'apprentissage, du Centre québécois des ressources à la petite enfance, de la Coalition des médecins pour la justice sociale, de la Coalition Solidarité Santé, du Conseil des Aînés, du Conseil pour la protection des malades, de la Fédération de l'âge d'or du Québec, du Forum des aînés de Montréal, d'Option Consommateurs, du Projet Genèse et de la Table des regroupements provinciaux d'organismes communautaires et bénévoles.

Autre sympathisant à la cause, le Dr Maurice Thibault, médecin gériatre, chef du Service de gériatrie de l'Hôpital Maisonneuve-Rosemont (HMR), qui a produit, pour le compte de l'Ordre des Optométristes du Québec, un rapport sur les impacts potentiels que pouvait avoir la désassurance sur les personnes âgées.

Inclusion des services optométriques dans le système de soins payés par la RAMQ

Dans le cadre des nombreuses rencontres, discussions qui ont précédé la mise en place du régime d'assurance maladie, il est certain que les optométristes se sont efforcés de faire valoir leur point de vue pour l'inclusion des services optométriques dans la couverture de soins. Un document très intéressant, daté de janvier 1968, résume bien la position de l'optométrie à ce moment : il s'agit du

> « Mémoire de la Société d'optométrie du Québec métropolitain »

présenté à Jean Lesage, alors chef de l'opposition à l'Assemblée Nationale. Le mémoire visait aussi à éliminer les préjugés défavorables aux optométristes. Certains extraits méritent d'être présentés aux lecteurs.

---

79   N.D.L.R. : Il s'agit de la rumeur de désassurance des services optométriques

« *...Bien sûr nous comprenons que lors de la passation de cette loi[80], vous étiez prisonnier d'une entente, laborieusement obtenue, qui liait votre ministère et le syndicat des médecins. Mais il n'en demeure pas moins vrai que cette loi bannissait [sic] les optométristes des services de santé payés par le gouvernement et créait contre nous une véritable ségrégation professionnelle.*

...En effet, par sa loi, le gouvernement s'est engagé à payer TOUS les examens de la vue demandés par les assistés sociaux. Ils n'ont qu'à s'adresser aux ophtalmologistes. Ce n'était donc pas une question de budget, car il ne s'agissait pas d'inclure des services nouveaux mais une catégorie nouvelle de praticiens. C'est pourquoi nous parlons de ségrégation.

...l'Art dentaire et l'Optométrie se situent à la périphérie de la médecine et ni le dentiste ni l'optométriste ne sont des paramédicaux, i.e., formés par le médecin, et pour le médecin, sans clientèle privée, sous tutelle médicale et dont la signature n'a aucune autorité particulière.

...Si le texte de la loi nous était discriminatoire et injuste, le contexte ou climat psychologique qui en découle devait nous être encore plus pernicieux. L'association des ophtalmologistes fit son offensive tour à tour au ministère de la santé où elle eu [sic] d'emblée l'oreille de ses confrères médecins, au ministère des Transports en réclamant le monopole des examens de la vue pour tous les conducteurs rappelés pour vérification, au ministère de l'éducation, en enlevant à ce dernier l'engagement du personnel pour dépistage visuel scolaire-- -49 optométristes avaient des contrats de dépistage visuel dans des commissions scolaires---pour l'assujettir aux unités sanitaires du ministère de la santé où aucun optométriste n'est admis.

Faisant valoir à la Commission Castonguay, que le monopole acquis et l'esprit du Bill 21 étaient les vues officielles pour toute planification future dans le domaine visuel, les six médecins, commissaires ou conseillers techniques de ce tribunal, reçurent les demandes grandissantes de l'association médicale et la Commission Castonguay recommanda, en CONCORDANCE AVEC LE BILL 21, que l'ophtalmologiste soit payé pour ses examens de la vue et non l'optométriste au début de l'application de la future loi, que le monopole s'étende également à la prescription du verre de contact, que l'optométriste perde le droit de fournir sa prothèse, la lunette, mais que pour qu'il ne meure pas trop vite un délai soit prévu dans l'application de cette dernière mesure.

---

80   N.D.L.R. : On parle ici du Bill 21, Loi d'Assistance médicale aux assistés sociaux

Allant de succès en succès, fort du contexte du Bill 21 et des recommandations de la Commission Castonguay, le président de l'association des ophtalmologistes est allé jusqu'à demander à la Commission Lachapelle que l'optométriste soit confiné à la seule MANIPULATION des appareils et ce, sous la TUTELLE de l'ophtalmologiste. On veut ni plus ni moins le génocide des optométristes.

…Il y a en premier lieu cette recommandation d'établir par force de loi des normes d'orientation obligatoire des cas pathologiques. La raison invoquée est que l'optométriste n'étant pas médecin, ne peut « diagnostiquer » les affections oculaires ou les affections organiques,

Nous n'avons jamais prétendu que le rôle de l'optométriste était de « diagnostiquer » la nature exacte des maladies mais plutôt d'en faire le dépistage pour fin de référence. Il y a là une différence essentielle que l'on a pas vue et il en est résultée [sic] cette recommandation impensable de mettre les optométristes en tutelle comme s'ils étaient des mineurs incapables de posséder un jugement professionnel.

…À la page 295 du Rapport, sous-titre LES SERVICES OPTOMÉTRIQUES, la Commission se dit d'avis que la fourniture des lentilles ophtalmiques et des montures est incompatible avec le statut professionnel des optométristes et qu'on devrait corriger une telle situation. C'est là une affirmation inacceptable dans l'intérêt même du patient et pour sa propre sécurité. Tout professionnel a certes le droit le plus incontestable de suivre son client, avant pendant et après l'opération technique assurant ainsi l'unicité des services, gage du succès continu et complet du traitement. Bien plus c'est même son devoir de le faire s'il veut vraiment garder la responsabilité entière de son travail. Parler ici de conflit d'intérêt n'est qu'apporter argument malicieux car il n'y a pas plus conflit d'intérêt pour l'optométriste qui distribue sa prothèse que pour l'avocat qui conseille d'aller en procès ou pour le chirurgien qui recommande une intervention qu'il pratiquera lui-même. C'est pour cela d'ailleurs qu'il existe pour toute profession une telle chose qu'on appelle déontologie professionnelle. Il y a moins danger d'abus du client de la part de celui qui vend directement sa prothèse qu'il y a de risque de dichotomie de la part de celui qui fait du dirigisme.

En résumé, le Rapport a donné raison totalement aux ophtalmologistes qui demandaient de faire des optométristes des professionnels de deuxième classe parce qu'ils sont coupables de ne pas être médecins. Déjà on nous a laissé entrevoir que dans le prochain volume portant sur l'enseignement, on recommandera, au grand désir des ophtalmologistes, d'orienter nos études de façon à faire de nous des techniciens privés de connaissances médicales suffisantes, donc de plus en plus obligés d'être soumis au contrôle du médecin. Peut-on, au vingtième siècle, continuer ainsi à ajouter des privilèges à une classe déjà bien pourvue au détriment d'une autre?

Le temps et les décisions de tous les niveaux de la profession ont réussi à prouver combien ils ont eu tort et que l'optométrie, comme le dit Pierre Simonet dans sa préface :

« Que de chemin parcouru en 100 ans! Oui, même centenaire, notre profession conserve sa jeunesse et ses promesses d'avenir »

La contestation des décrets de 1980

Sur quoi portait donc cette contestation? On voulait faire avaler plusieurs grosses pilules aux optométristes… Une remise obligatoire de l'ordonnance dans tous les cas, même si le patient ne la demandait pas, un code de déontologie et un règlement sur les cabinets de consultations tout à fait inappropriés et un règlement de publicité très permissif pour les opticiens d'ordonnance et peut-être ce qui est pire que tout, la décision de l'Office des Professions du Québec de passer outre à la consultation de l'Ordre des Optométristes du Québec pour s'adresser directement au gouvernement et lui demander d'approuver ces projets de règlements. Ce qui, selon l'Office, ne devait être qu'exploratoire est devenu la version officielle. Ces versions, rédigées par l'Office, si elles avaient été adoptées, auraient eu un impact majeur pour l'exercice futur de l'optométrie au Québec, si tant est que la profession eût encore existé.

Le libellé de plusieurs dispositions du Code de déontologie visait carrément à ce qu'une partie importante de la distribution des orthèses ophtalmiques soit dévolue à l'opticien d'ordonnances et ce, sans que la Loi sur l'optométrie ne soit amendée. Par ailleurs, ce « fameux » code de déontologie créait, pour l'optométriste, de nombreuses obligations dont, entre autres, celle de remettre, dans tous les cas, une copie de l'ordonnance au patient, et, qui plus est, sans que ce dernier en fasse la demande. On imposait aussi au praticien de rendre des services professionnels à un patient qui a fait exécuter ou qui comptait faire exécuter son ordonnance par une autre personne; pire encore, l'optométriste aurait eu à contrôler le traitement qui aurait été prescrit, mais qui aurait été exécuté en tout ou en partie par une autre personne. Tout ce fourbi mettait en péril le statut professionnel de l'optométriste. L'Ordre des optométristes déclara :

« Les mesures préconisées par l'OPQ dans les pièces de réglementation qui nous concernent émanent de théoriciens coupés des réalités; elles manifestent un état d'esprit d'agression et elles relèvent d'une optique autoritaire et étatiste[81] »

---

81   Ordre des Optométristes du Québec. Bulletin Opto-Presse. Bulletin spécial Juin 1980

Le président de l'Ordre, Dr Michel Denault, le 3 juin 1980 sonna la campagne et exhorta ses confrères de même que les étudiants en optométrie à « marcher » sur Québec pour protester avec véhémence :

> « *La décision de l'Office des Professions de soumettre à l'approbation du gouvernement ses propres versions des règlements concernant le Code de déontologie et la tenue des cabinets de consultation des optométristes, remet en question le principe de l'autonomie et de l'autogestion des corporations professionnelles et correspond à une mise en tutelle des optométristes... Les expériences passées ont déjà démontré qu'en des circonstances aussi déterminantes pour l'avenir de la profession, les optométristes pouvaient s'engager résolument dans une action collective et empêcher que des décisions désastreuses ne soient prises au détriment du bien public.* »

Le 10 juin 1980, donc une semaine plus tard, les optométristes envahissaient la colline parlementaire à Québec, afin d'exercer les représentations qui s'imposaient en vue d'empêcher l'adoption par le Conseil des ministres des versions des règlements mises de l'avant par les opticiens d'ordonnance; à la suite de cette action, le ministre responsable de l'application des lois professionnelles, Me Jacques-Yvan Morin, a accordé une entrevue à l'Ordre des Optométristes du Québec le 21 août 1980. Cette entrevue visait deux objectifs principaux :

1° Exposer au ministre les divergences qui existaient entre la position de l'Ordre et celle de l'Office des Professions sur divers règlements, tels le Code de déontologie, le Règlement de publicité, le Règlement de tenue des bureaux et le Règlement sur le contenu et la forme des ordonnances.

2° démontrer que les pièces de réglementation de l'Office comportaient des dangers sérieux sur le statut professionnel de l'optométriste ainsi que sur l'intégrité de l'exercice de la profession et qu'elles constituaient une entrave à la protection du public.

Voici quelques titres parus dans les journaux au lendemain de cette vague déferlante d'optométristes à Québec :

- Le Journal de Montréal, mercredi 11 juin 1980 : « ***400 optométristes dénoncent l'Office des Professions*** »

- Le Devoir, mercredi 11 juin 1980 : ***Lunettes : Québec se penche sur le litige entre les opticiens et les optométristes.*** »

- Le Journal de Québec, mercredi 11 juin 1980 : « ***L'Ordre des optométristes marque un point.*** »

- Le Soleil, mercredi 11 juin 1980 : « ***Optométristes : non à la remise des ordonnances.*** »

Ce dernier titre pouvait donner des optométristes une image plutôt négative et peu reluisante auprès du public… mais il fallait pousser un peu la lecture pour apprendre que :

> « *Les optométristes acceptent toutefois, rappelait le Président de l'Ordre[82], de remettre les ordonnances au client qui en fait la demande avant de se prévaloir des services du professionnel[83]… »*

Malgré des rencontres subséquentes, l'Office des Professions du Québec ne changea pas un iota à ses intentions d'obliger les optométristes à remettre une ordonnance dans tous les cas, de conserver une publicité restrictive aux optométristes, de permettre une publicité ouverte aux opticiens d'ordonnance, autorisant pour la première fois dans le monde professionnel, la publicité sur les prix. Cette approche, loin de défendre les intérêts des consommateurs avait des visées essentiellement mercantiles. L'histoire nous apprend que le 20 avril 1934 était décrétée l'interdiction de l'annonce des prix sous toutes ses formes… Pas si bête pour maintenir le « standing » d'une profession. Front commun des corporations professionnelles, nouvelle intervention étudiante, lettre du président de l'Ordre au ministre Camille Laurin, toutes ces démarches auront finalement réussi à retarder la mise en place de ces règlements… momentanément, car de nos jours, et depuis 1990, année du jugement de la Cour Suprême du Canada sur la liberté d'expression (incluant le discours commercial), la publicité sur les prix est chose présente et même encouragée.

Le président de l'Ordre des opticiens d'ordonnance, Monsieur Marc Cossette, avait annoncé qu'il faisait marche arrière et qu'il s'apprêtait à demander à ses membres de

> « *cesser toute publicité de produits optiques tant que le règlement ne sera pas accepté par le ministre[84] »*

Puis, ça arrive toujours dans ces moments-là, il y a eu nomination d'un nouveau ministre responsable de l'application des lois professionnelles, le Dr Camille Laurin avec qui les représentants de l'optométrie ont dû chanter à nouveau, non pas une chanson, mais le répertoire au complet. Mais le suspense perdurait, car le 19 février 1981, l'Office des Professions revint à la charge avec les mêmes propositions et soumit au gouvernement trois projets de règlements contenant plusieurs modifications au Code de déontologie des optométristes de même qu'aux règlements sur la tenue des bureaux et la publicité.

> « *Il presse le gouvernement de trancher rapidement et définitivement la question et insiste pour que sa version du règlement de publicité*

---

82   N.D.L.R. : Il s'agit du Dr Michel Denault qui fut président de 1975 à 1982

83   CAOUETTE, Marie (1980). *Optométristes : non à la remise des ordonnances.* Le Soleil, mercredi 11 juin 1980

84   FLEURY, R. (1981) : *Publicité sur les lunettes : pour le moment, l'opticien abandonne.* Le Soleil, mercredi 11 mars 1981

restrictive applicable aux optométristes ne soit adoptée que pour une période d'un (1) an. »[85]

En 1982, la question était toujours sans réponse, le litige continuait et le Dr Guy Boissy, président de l'Ordre des Optométristes

« a lancé un appel au ministre responsable de l'application des lois professionnelles, M. Camille Laurin, pour qu'il mette un terme à la bagarre opposant les professionnels du domaine oculo-visuel et ce, pour le bien-être de la population[86] »

On a pu lire dans le Bulletin Opto-Presse[87] que

« l'Ordre des optométristes demeure convaincu que les versions de règlements finalisés par l'Office contiennent des dispositions qui sont contraires à l'intérêt du public, que certains sont nettement ultra vires et incompatibles au regard des lois existantes et enfin, que l'on tente systématiquement de modifier le statut juridique et professionnel de l'optométriste via la réglementation. »

L'Association des Optométristes s'était opposée à toute cette agitation législative et avait gagné son action en nullité de certaines dispositions du Code de déontologie, notamment l'article 7 qui se lisait comme suit :

« Lorsque l'intérêt du patient l'exige, l'optométriste doit consulter un confrère, un membre d'une autre corporation professionnelle ou une autre personne compétente et diriger son patient vers un médecin lorsqu'il soupçonne ou constate la présence de symptômes ou de signes de pathologie oculaire. »[88]

Le « soupçon de symptômes ou de signes » était outrancier et inacceptable. Victoire importante car le juge Michel Côté de la Cour supérieure du Québec a supprimé le mot « soupçonne » et a tenu à préciser que l'optométriste avait la capacité de juger en toute bonne foi de l'intérêt que peut avoir un patient à être référé. Les mêmes termes ont été supprimés de l'alinéa 3 de l'article 52 qui stipulait que le fait de ne pas donner suite constituait un acte dérogatoire à la dignité de la profession.

Quant à l'article 40 il indiquait que

---

85   DALLAIRE, Y. (1981). *Dossier sur la réglementation.* Bulletin Opto-Presse. Vol. 6 No 2

86   Le Journal de Montréal, *Les optométristes en appellent à Laurin.* Vendredi 12 novembre 1982

87   Ordre des Optométristes du Québec. *Bulletin Opto-Presse.* Juin 1980. Vol. V No 2

88   NEILSON, C. (1992). Message du Président. Association des Optométristes du Québec. *L'Association gagne son action en nullité de certaines dispositions du code de déontologie édicté le 22 mai dernier.* Message du 24 mars 1992

« *l'optométriste doit remettre sur-le-champ l'ordonnance au patient sans que ce dernier lui en fasse la demande* »[89].

Voici, en résumé, la décision du juge. Il déclare la clause « ultra vires » et par conséquent nulle, car le règlement n'applique plus la loi, il la modifie, et c'est là que la notion dite « ultra vires » trouve toute son application.

Le ministre Camille Laurin avait, à un moment donné de la tourmente, déclaré que

« *l'achat et la vente de services professionnels ne seront jamais purement et simplement des transactions commerciales.* »

Il reconnaissait donc l'aspect dit professionnel de la pratique optométrique.

Nouvelle offensive, au début des années 1990 pour imposer aux optométristes un Code de déontologie publié dans la Gazette Officielle du Québec. L'Association des Optométristes le jugeait injuste, inégal et irrationnel; elle croyait aussi que l'application d'un tel règlement portait atteinte au droit fondamental de l'optométriste d'établir et le mode de pratique et la clientèle, ainsi qu'une atteinte à la liberté et à l'indépendance de la pratique professionnelle.

Le 3 juin 1991, dans une missive aux optométristes, le président de l'Association, le Dr Claude Neilson, dénonça le Code de déontologie des optométristes paru dans la Gazette officielle le 22 mai précédent. Il qualifia le Code d'abusif, déraisonnable et contraire aux droits les plus fondamentaux des optométristes. De plus une demande d'injonction fut déposée pour empêcher l'application de certaines dispositions du Code en utilisant l'argumentation décrite précédemment.

On annonçait le 24 mars 1992 que l'AOQ gagnait son action en nullité de ces dispositions du Code de déontologie.

Il y eut une nouvelle consultation en 1995 auprès des optométristes encore sur le Code de déontologie, notamment au sujet de modifications sur les conditions, obligations et prohibitions relatives à la publicité.

Les mesures discriminatoires

Deux poids, deux mesures

En janvier 1968, la Société d'Optométrie du Québec Métropolitain (SOQM) présentait un mémoire à l'Honorable chef de l'Opposition, Monsieur Jean Lesage, dont nous avons déjà présenté des extraits qui sont éloquents.

---

89 NEILSON, C. (1992). Message du Président. Association des Optométristes du Québec. ***L'Association gagne son action en nullité de certaines dispositions du code de déontologie édicté le 22 mai dernier.*** Message du 24 mars 1992

Ils devaient donner froid dans le dos aux optométristes, non? Avec de tels amis, nul n'a besoin d'ennemis : les ophtalmologistes demandaient, ni plus ni moins, de faire des optométristes des professionnels de deuxième classe, sans doute parce que ceux-ci étaient coupables de ne pas être médecins, comme le soulignait le mémoirc.

Le guide de la sécurité routière

En 1981, on assistait à une intervention conjointe de l'Ordre et de l'Association des Optométristes du Québec concernant le « *Guide médical de la Sécurité routière* » qui deviendra, suite à cette action concertée, le « *Guide médical et optométrique de la Sécurité routière* ».

La signature de passeports

Plusieurs optométristes ont vécu l'expérience de voir leur qualité de « répondant » refusée pour la signature d'une demande de passeport, à titre d'optométriste; mais tout optométriste devait posséder une autre qualité, telle que celle de professeur d'université, de commissaire à l'assermentation ou autre. Et alors, automatiquement ils répondaient aux critères. Heureusement, grâce au lobby de l'Association Canadienne des Optométristes, sous la présidence du Dr Jean-Marie Rodrigue, cette attitude discriminatoire envers les optométristes a été décriée. À partir du début des années 1990, on ne faisait plus la « fine gueule » en regard de la signature d'un optométriste à titre de « répondant » en vue de l'émission d'un passeport canadien.

Les Forces Armées canadiennes

Comment expliquer qu'au niveau du Ministère fédéral de la Défense, les opticiens d'ordonnance aient été autorisés à remplir des formulaires concernant la vision à la place des optométristes? Autre exemple de la discrimination qui a pu exister contre ces derniers

Distribution exclusive des orthèses ophtalmiques par les opticiens d'ordonnance

Plusieurs commissions et organismes ont tenté, mais sans succès, au cours des années, de réformer le domaine oculo-visuel au Québec. Et pour n'en citer que quelques-uns, mentionnons la Commission d'enquête sur la santé et le bien-être social (Castonguay-Nepveu), le Comité sur la rémunération des professionnels de la santé (Hould) ainsi que l'Office des professions.

En 1972, les optométristes luttaient pour conserver l'intégrité de l'acte optométrique et le droit de distribuer les lunettes alors que les responsables de la réforme du droit professionnel préconisaient un transfert complet du droit de dispensation des orthèses visuelles aux seuls opticiens d'ordonnances.

Le député du Parti québécois, Marcel Léger, condamna ce projet de loi qu'il trouvait abusif.[90] Il faut, disait-il, revenir à la définition de l'ancienne législation qui est moins restrictive; par ailleurs, on ne doit pas obliger les optométristes avec des normes de référence qui seraient une négation de leur formation universitaire. Il ajouta aussi que le fait, pour les ophtalmologistes, de faire exécuter le travail des optométristes par des auxiliaires constituait une atteinte aux privilèges et aux responsabilités des optométristes.

L'exclusivité de la distribution des orthèses ophtalmiques fut longtemps le rêve des opticiens d'ordonnance …et ils en ont fait une promotion dont on retrouve un écho dans le Bulletin Opto-Presse[91] de l'Ordre des Optométristes du Québec.

Le président des optométristes, Guy Boissy, avait réagi par une mise au point dans laquelle il signalait :

- *« Les visées monopolistiques des opticiens d'ordonnances;*
- *La formation universitaire des optométristes par rapport à la formation collégiale technique des opticiens d'ordonnances;*
- *L'avantage du service global fourni par l'optométriste qui assume l'entière responsabilité tant des services dispensés que de leur contrôle;*
- *Le faux concept de conflit d'intérêt;*
- *L'irrespect des règlements de publicité par l'opticien d'ordonnances »*

Révision du programme de cours en Techniques en orthèses visuelles des opticiens d'ordonnances

Le projet dont l'Ordre des Optométristes avait pris connaissance allait permettre aux opticiens d'ordonnances du Québec rien de moins que l'incitation à la pratique illégale de l'optométrie par l'enseignement de :

« - l'utilisation correcte du biomicroscope, de l'ophtalmomètre, du tonomètre à jet d'air et de l'écran tangent

- l'observation minutieuse du segment antérieur de l'œil

- l'association judicieuse des anomalies observées à des pathologies oculaires

---

90 Assemblée Nationale du Québec. Journal des débats Troisième session. 29e législature. Vendredi, 9 mars 1973. Vol. 12 No 107 p. 4273

91 Ordre des Optométristes du Québec. Bulletin Opto-Presse Vol. 7 No 2. Novembre 1982

-   *la réserve et le partage d'actes professionnels*
-   *la détermination des caractéristiques des lentilles cornéennes à l'aide de :*
    - *l'ophalmomètre*
    - *la lampe à fente*
    - *le radiuscope*
    - *le projecteur de test d'acuité*
    - *le frontofocomètre*
    - *la boîte d'essais*
    - *etc. »*

L'Office des Professions, pour sa part, proposait d'éliminer les notions de champs d'exercice exclusifs et de les remplacer par des actes réservés à l'aide de trois moyens :

-   *l'acte en exclusivité*

-   *l'acte en partage*

-   *l'acte en autorisation*

Pourquoi diantre toujours s'acharner sur l'optométrie? Sont-ils tous une bande d'indésirables ?

La conclusion de ce chapitre saute aux yeux : l'optométrie québécoise a eu constamment à parer les coups arrivant de toutes les directions. Elle a tout de même continué à progresser, contre vents et marées, dans sa recherche d'une reconnaissance de la part de la société et du monde professionnel.

CHAPITRE 7

LE SYSTÈME PROFESSIONNEL QUÉBÉCOIS

Ce système est régi par le Code des professions et les lois des différentes corporations professionnelles qui étaient toutes représentées au sein du Conseil Interprofessionnel du Québec (CIQ), dont le Dr Claude Gareau fut un des fondateurs. Le pivot de ce système est l'Office des professions du Québec qui nommait des administrateurs aux Bureaux des corporations.

L'orientation législative vers la protection du public était l'aspect original du système sous la responsabilité du ministre responsable de l'application des lois professionnelles. Avant 1973, des corporations professionnelles possédaient le pouvoir de réglementer la profession, d'en surveiller l'exercice et d'en discipliner leurs membres; en vertu du Code des professions, les corporations devaient principalement assurer la protection du public, notamment en contrôlant l'exercice de la profession par leurs membres.

Dans l'histoire des corporations professionnelles, l'avènement du Code des professions et la création de l'Office des professions ont constitué un tournant majeur. Ils sont venus encadrer plus strictement l'autonomie croissante des corporations, en assurant une meilleure protection du public.

On ne peut discuter de l'avancement professionnel sans aborder le système professionnel québécois dont les optométristes subissaient les soubresauts de la mauvaise humeur ou se réjouissaient de ses bons coups.

La réforme du système professionnel

La restructuration des lois professionnelles : réussites et difficultés

Les optométristes sont bâtis solides : ils ont réussi à rester debout et à parer les attaques de la médecine et notamment de l'ophtalmologie. C'est sans doute de là que sont venues leur capacité de veille et leur vigueur de tous les instants.

L'année 1973 a marqué l'histoire des professions ainsi que celle des femmes et des hommes qui les composent. Une étape de mise à jour, de renouveau et de prise en charge d'une nouvelle conscience collective venait d'être franchie.

Ce fut l'année de la mise en vigueur du Code des professions (Loi 250) avec la refonte de toutes les lois professionnelles au Québec, notamment de la Loi sur l'optométrie (Loi 256).

Mais il y eut avant cela, la préparation à tout ce fatras via les commissions parlementaires (déjà qualifiées par l'optométriste André-S Gauthier… celui de Verdun… « *d'opium du peuple* ». Ainsi a été créé « L'Office des Professions » qui avait pour fonction non-équivoque de

> « *veiller à ce que chaque corporation assure la protection du public* ».

Et la première version de la Loi sur l'optométrie a soulevé des protestations comme jamais on en avait vu dans toute l'histoire de la profession.

Le Dr Laurent Massicotte de Québec a publié un texte[92] qui en disait long :

> « *La conséquence brutale de la nouvelle loi sur l'optométrie est de soustraire à la compétence des optométristes à peu près tout le domaine de la thérapie visuelle.*
>
> *En ne permettant que la prescription des lentilles (ce qui est partie intégrante du diagnostic) mais en défendant de les fournir, on fait perdre à l'optométriste le contrôle de son traitement No 1, les lunettes ophtalmiques.*
>
> *En perdant le contrôle de son traitement, l'optométriste perd la responsabilité de son acte professionnel. Il perd l'indépendance qui a le plus contribué jusqu'ici à l'originalité de ses services.*
>
> *L'optométrie québécoise devient une profession de seconde classe, incapable de se renouveler par elle-même et incapable même de se reproduire*
>
> *C'est sa mort à plus ou moins brève échéance.* »

Les étudiants de l'École d'optométrie de l'Université de Montréal ont fait part[93] de leur inquiétude aux députés de l'Assemblée nationale quant à leur avenir :

> « *En tant que futurs membres de cette profession, nous considérons que l'application du Bill 256 serait rétrograde… Le Bill 256, dans sa présente forme, est complètement contradictoire à la ligne d'idées que nous retrouvons dans toutes les autres législations, et cela en fonction du*

---

92   MASSICOTTE, L. (1972). Contestation de la loi 256 telle que proposée. 8 février 1972

93   BASTIEN, Y. (1973). Lettre des étudiants de l'École d'optométrie de l'Université de Montréal aux députés de l'Assemblée Nationale du Québec. (Février 1973) N.B. Yves Bastien est le fils d'Armand R. Bastien. Il était alors Président de l'Association des Étudiants en Optométrie de l'Université de Montréal

rôle de l'optométriste. Nous nous objectons particulièrement aux articles 16 et 11 qui présentement remettent la direction de l'optométrie entre les mains des médecins qui, nous pouvons le dire, ne sont généralement pas intéressés à pourvoir aux soins que nous dispensons… Nous nous objectons à l'article 16, qui restreint l'optométrie à la réfraction et à l'ajustement des lunettes; une partie importante de notre pratique s'attache à l'amélioration de certaines conditions non pathologiques par l'utilisation de rééducation et autres moyens non médicaux… »

En 1995, il y eut consultation des optométristes sur le Code de déontologie qui proposait des modifications notamment sur les conditions, obligations et prohibitions relatives à la publicité.

On assista, au cours de l'année 2000, à une présentation à l'Assemblée Nationale du Québec, par la Ministre responsable de l'application des lois professionnelles, Me Linda Goupil, du projet de loi 169 visant à mettre en place le cadre juridique approprié pour que les ordres professionnels puissent autoriser et encadrer l'exercice en société (« compagnie ») par leurs membres, tout en assurant le maintien des garanties requises pour assurer la protection du public. Suite à cette ouverture du gouvernement, l'Ordre des optométristes du Québec a proposé un tel règlement pour ses membres.

En juin 2001, l'Assemblée Nationale du Québec adoptait le projet de loi. Les dispositions de la nouvelle loi permettaient à chaque ordre professionnel, s'il le jugeait à propos, d'autoriser ses membres à exercer leurs activités professionnelles au sein de sociétés en nom collectif, à responsabilité limitée et de sociétés par actions, ce qui n'était pas possible auparavant. Mais ce n'est pas tout d'apporter des changements législatifs, il faut que les règlements qui s'y rattachent soient en vigueur après consultation, corrections, etc…

La présidente de l'Ordre des Optométristes du Québec, le Dre Lise-Anne Chassé, lors de l'Assemblée générale du 28 mai 2005 de sa corporation affirmait:

« Le projet de règlement ayant été soumis dans le cadre du processus usuel d'examen et d'approbation par l'Office des professions et le gouvernement du Québec, il est apparu que le processus en question n'a pu évoluer avec la célérité espérée en raison des questions soulevées dans le cadre du contexte particulier d'une crise médiatique portant sur les relations entre deux autres professions du secteur de la santé. L'Ordre souhaite donc que ce processus puisse être réactivé au cours de la prochaine année[94] en ce qui concerne le projet de règlement qu'il a soumis tout en réitérant le souhait que l'ouverture dont il a fait preuve trouvera écho dans les mesures réglementaires qui devraient encadrer

---

94   N.D.L.R. : Il s'agit de l'année 2005-2006

l'exercice en société pour les autres intervenants du secteur oculo-visuel, tels les opticiens d'ordonnance et les médecins ophtalmologistes. »[95]

La Commission parlementaire spéciale des corporations professionnelles

Il est bien évident que des tels changements législatifs majeurs ne se font pas sans des travaux préliminaires et l'optométrie a dû en faire de nombreux. Tous les organismes de la profession se sont sentis concernés dans ce qui aurait pu faire basculer l'optométrie, alors reconnue comme profession responsable et autonome.

Nous allons faire un rappel des activités de cette importante implication de l'optométrie, avec en 1972 sa présentation devant la Commission spéciale des corporations professionnelles.[96] C'était l'annonce des modifications majeures qu'allait subir la législation régissant ce que sont aujourd'hui les corporations professionnelles… On voulait transformer les « collèges professionnels » d'alors en « Ordres ».

Les représentants pour le Collège des Optométristes du Québec étaient les docteurs Jean-Louis Desrosiers, président, Armand Bastien et Pierre Crevier, ex-présidents, Bernard Poliquin, vice-président, Claude Gareau, registraire et Me Robert Lesage, conseiller juridique.

Le président Desrosiers, d'entrée de jeu, précisa que le projet de loi[97], dans sa forme initiale, allait à l'encontre de la protection du public, ainsi qu'à l'encontre de l'accessibilité et de la rentabilité des services de santé. Il continua en affirmant que ce projet était perçu par le Collège des Optométristes du Québec (COPQ)

« comme un envahissement de l'État dans les activités des corporations professionnelles et non comme un désir légitime du législateur d'exercer une surveillance des corporations professionnelles dans l'accomplissement de leurs fonctions… »

Il aborda plus loin dans son exposé, la loi concernant spécifiquement les optométristes, i.e., la loi 256 :

« À la lecture du Bill 256, les optométristes ont vivement réagi devant la menace de se voir amputés de certaines activités professionnelles et de leur moyens thérapeutiques. La loi proposée constitue une limitation effective du champ d'action optométrique et une entrave à l'évolution scientifique normale »

95   Ordre des Optométristes du Québec Bulletin Opto-Presse. Été 2005

96   Journal des Débats – Commissions parlementaires 3ᵉ session 29ᵉ Législature. Commission spéciale des corporations professionnelles. Projet de loi No 250. Code des professions et autres lois connexes (8). Les 29 et 31 août 1972. No 80

97   N.D.L.R. :Il s'agit du projet de loi 250, le Code des professions

Et plus loin dans son exposé, le président Desrosiers aborda la question de la définition de l'optométrie proposée dans le projet de loi en ces termes :

« La définition de l'optométrie que l'on nous propose dans le Bill 256 non seulement risque de stériliser et de freiner le progrès scientifique en optométrie, mais prive l'optométriste de certaines activités qu'il a déjà le droit d'exercer en vertu de la loi actuelle. Cette définition dissocie carrément les services thérapeutiques des services diagnostiques; elle dénie la responsabilité professionnelle de l'optométriste. »

L'autre aspect litigieux du projet proposé était de retirer aux optométristes les orthèses ophtalmiques et les services rattachés à cette partie de l'activité professionnelle de l'optométriste, i.e., dispenser les lentilles ophtalmiques. Et l'argument majeur était alors – et on ressert encore souvent cet énoncé – qu'il faut éviter d'être en conflit d'intérêt. Les optométristes ont combattu cet argument depuis « la nuit des temps » ou presque, en affirmant qu'ils ne sont pas plus en conflit d'intérêt que les autres professionnels qui ont des produits à conseiller aux clients ou aux patients, de même que des services à proposer. Le président du Collège renversa la vapeur en présentant des arguments démontrant l'illogisme d'une telle proposition par le gouvernement.

Il rappela plus loin les deux commissions d'enquête (Hall et Castonguay-Nepveu) qui avaient formulé des recommandations sur l'optométrie : ces deux enquêtes, faut-il le rappeler, ont fonctionné en l'absence complète des optométristes tant au nombre des commissaires que des conseillers. Cette situation aura valu aux optométristes de nombreuses recommandations farfelues totalement incompatibles avec la réalité.

L'Association professionnelle des optométristes a ensuite « comparu » par la voix de son président, le Dr S-André Gauthier. Ce dernier a mis de l'avant une notion que les ophtalmologistes ont toujours contestée :

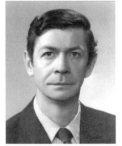

« J'entre immédiatement dans le vif du sujet. J'aimerais d'abord dire un mot du rôle de l'optométriste. Dans le domaine oculo-visuel, l'optométriste dispense des soins de première ligne et son cabinet constitue une porte d'entrée dans le système de distribution ».

Dr S-André Gauthier, président de l'Association des optométristes du Québec

Il proposa, par la suite une définition de l'optométrie :

« Constitue l'exercice de l'optométrie, tout acte qui a pour objet de diagnostiquer ou de traiter toute déficience de la vision chez un être humain. L'exercice de l'optométrie comprend notamment l'évaluation des problèmes visuels, la détection d'un état de pathologie, le diagnostic optométrique, la prescription de lentilles ophtalmiques, le traitement optométrique et son contrôle. »

On doit imaginer la face longue des médecins, particulièrement des ophtalmologistes, à l'énoncé fait par le président Gauthier : ils ne l'ont d'ailleurs jamais accepté.

Il aborda par la suite le problème du refus systématique, par les ophtalmologistes, des références des optométristes

« sous le prétexte que l'ophtalmologiste ne peut pas obtenir [dans ce cas]… son tarif de consultation »

Est-ce que c'est vraiment ce que l'on nomme « le professionnalisme »?

Plus loin dans le texte du Journal des Débats de l'Assemblée nationale on peut lire, au sujet de l'exercice d'actes optométriques par les ophtalmologistes :

« ….Cela devient alors de l'optométrie qui coûte joliment cher. Si le gouvernement, disons le réseau, fait faire de l'optométrie par des gens qui devraient rendre des soins secondaires et spécialisés, un instant! Cette optométrie-là commence à coûter très cher, alors que l'optométrie est répartie et organisée, dans cette province, pour assumer la responsabilité et rendre tous les soins de première ligne. C'est cet aspect qui est ressorti dans les statistiques.[98] Cela veut dire qu'il y a beaucoup d'ophtalmologistes qui font de l'optométrie et d'une façon assez importante. »

Le Dr Gauthier exprimait là toute la frustration ressentie par les optométristes du Québec, écartés du réseau des établissements, du réseau de la santé et incapables d'y rendre tous les services pour lesquels ils ont été formés.

Évidemment, on pouvait s'attendre à ce que les ophtalmologistes s'opposent à plusieurs des affirmations et des demandes des optométristes : et Me Claude Tellier, représentant l'Association des ophtalmologistes du Québec, a fait tinter le tocsin :

« Dans ce projet de loi, nous croyons que la définition proposée de l'optométrie ouvre ou élargit considérablement le champ d'application professionnel par rapport à la loi existante, parce que dans la loi existante, on fait appel à la notion d'acuité visuelle, tandis que dans le projet de loi qui est devant vous, on parle de vision. »

Une chance que les optométristes ont réussi à se tenir à l'écart, à se protéger de la médecine car ils auraient été bouffés tout crus et seraient devenus « leurs réfractionnistes ». Mais leur objectif a toujours été d'être des professionnels à part entière, autonomes. Les dirigeants d'alors ont été des visionnaires… s'ils n'étaient pas des professionnels de la vision comme le prétendaient les ophtalmologistes.

---

98   N.D.L.R. : André-S Gauthier mentionnait des statistiques auxquelles faisait allusion le député de Montmagny Jean-Paul Cloutier dans sa question

Bien entendu, d'autres fantômes sont sortis des placards, notamment la délégation d'actes, la pratique de la rééducation visuelle et surtout les normes de référence des cas pathologiques,

Il eut été surprenant que le Dr Michel Mathieu (Dieu ait son âme!), ophtalmologiste, n'ajoute pas son « grain de sel » dans cette présentation des ophtalmologistes à la Commission parlementaire. Il n'est pas nécessaire de reprendre l'ensemble de son intervention, il suffit d'en rappeler certains aspects v.g. dans l'entente entre le gouvernement et le Syndicat (sic) des optométristes,

« on a obtenu le droit de faire des champs visuels »

et il n'était pas certain, dans son esprit, que ces professionnels aient été compétents pour poser de tels actes. Il niait aussi aux optométristes le droit de faire de la rééducation visuelle et il affirmait haut et fort :

« Tant que le collège d'optométrie ou le gouvernement n'aura pas pris les moyens pour clarifier ce domaine, nous croyons qu'on ne doit pas, pour le moment, donner à l'optométrie le privilège de faire de la rééducation visuelle qui sera faite justement selon des modalités différentes et qui risquent d'être une exploitation du public plutôt qu'un service »

N'est-ce pas qu'il avait une haute opinion de la profession d'optométric?

Évidemment, il est revenu, avec ses acolytes, sur la notion de praticien de première ligne qu'il a toujours contestée aux optométristes; il est aussi revenu sur la compétence de l'optométriste dans le domaine de la pathologie oculaire et il a eu la brillante idée de dire que de donner plus d'enseignement aux optométristes dans ce domaine ne les rendrait pas plus compétents pour autant.

Il est intéressant de rappeler que, devant le refus de l'ophtalmologie de fournir les enseignements requis aux optométristes et aux étudiants en optométrie, l'École d'optométrie devait faire appel à un ophtalmologiste de Boston, le Dr Arthur Bruce, pour l'enseignement de la pathologie oculaire. Plusieurs personnes qui furent impliquées à l'École d'optométrie s'en souviennent car elles devaient, à tour de rôle, tous les mercredis matins, aller le cueillir à Dorval[99] et l'y déposer à la fin de cette longue journée. Il fallait trouver des moyens de contourner l'attitude négative de l'ophtalmologie québécoise.

Plusieurs mémoires ont été présentés devant les membres de cette commission, dont celui de l'École d'optométrie présenté en février 1972.

« Les professeurs de l'École d'optométrie de l'Université de Montréal ont rédigé ce mémoire afin de mieux renseigner les membres de cette commission sur la formation et la compétence de l'optométriste et

---

99   N.D.L.R. : L'aéroport de Dorval porte aujourd'hui le nom d'Aéroport Pierre-Elliott-Trudeau

afin d'éviter que soient adoptées des lois privant le public de certains services essentiels »[100]

L'École d'optométrie s'est aussi présentée devant la Commission spéciale des corporations professionnelles et il importe de reprendre les aspects importants de cette audition. En plus du directeur de l'École, Claude Beaulne, les personnes suivantes participaient à l'audience : Armand R. Bastien, Jacques Létourneau, Michel Millodot et Louis-Philippe Raymond. L'École a insisté sur la qualité de la formation des optométristes

Les opticiens d'ordonnance, pour leur part, ont plaidé en disant qu'ils étaient les plus compétents pour la pratique dans le domaine des verres de contact et qu'ils seraient très heureux que le législateur leur confie l'exclusivité de la dispensation des orthèses ophtalmiques.

En octobre 1972 (troisième session de la 29ᵉ législature), les optométristes Jean-Paul Leduc (1952) et Jean-Jacques Lefebvre ont été reçus devant la Commission parlementaire spéciale des corporations professionnelles pour représenter l'Institut de cybernétique dont ils étaient respectivement président et vice-président. Cet organisme fondé en 1967 voulait structurer un esprit qui, à leur avis,

« semblait nouveau sur le plan scientifique »[101]

Puis ce fut le tour de Guy Duchemin (1961), président de l'Institut de visiologie du Québec : il était accompagné de Jean-Pierre Lalande, vice-président de l'Institut et pédagogue spécialisé. L'optométriste Duchemin a commencé par décrire l'IVQ dans les termes qui suivent :

« ...un organisme multidisciplinaire, indépendant de toute corporation professionnelle, orienté vers la recherche, l'enseignement et la promotion des sciences de la vision. »

Bien entendu, ils se disaient en désaccord avec les définitions restrictives du projet de loi.

Les Drs André Hétu (1963) et Jean-Jacques Lefebvre sont revenus à la défense de la pratique de la rééducation visuelle par les optométristes.

En mars 1973, lors de la deuxième lecture du projet de loi 256 (Loi sur l'optométrie), il y avait eu revirement et le ministre Claude Castonguay l'exprimait ainsi :

---

100 ÉCOLE D'OPTOMÉTRIE. *Mémoire de l'École d'optométrie (Université de Montréal) à la Commission parlementaire spéciale des corporations professionnelles.* Février 1972.

101 Assemblée Nationale. Journal des débats. COMMISSIONS PARLEMENTAIRES. Troisième session 29ᵉ législature. Commission spéciale des corporations professionnelles. *Projet de loi 250 – Code des professions et autres projets de loi connexes (12).* Les 12, 17 et 18 octobre 1972 – No 99

« Le changement majeur apporté dans la nouvelle version du projet de loi, par rapport à la version première qui avait été présentée au moment du début des travaux de la commission spéciale sur les corporations, réside évidemment dans l'autorisation qui est maintenue de vendre des lentilles ophtalmiques, autorisation qui existait dans le premier projet de loi. »[102]

Il abordait plus loin un sujet très intéressant dans lequel on pouvait entrevoir l'avenir de cette profession, le défi de la relève, i.e., l'exercice en établissement. Le projet de loi disait :

« la qualité des services d'optométrie fournis dans les établissements. On sait fort bien toutefois que présentement, très peu, sinon aucun optométriste n'œuvre à l'intérieur de nos établissements. C'est une situation qui, évidemment, ne pourra durer indéfiniment et qui, à un moment donné, devra être corrigée[103] par un moyen ou par un autre, si elle ne peut être corrigée par la bonne collaboration et la bonne volonté de tous les intéressés. Alors, la disposition apparaît dans le projet de loi. Je crois qu'elle est importante et si elle ne donne pas les résultats escomptés, un bon jour, il faudra revenir sur cette législation pour faire disparaître les obstacles qui s'opposent à une telle participation des optométristes au travail dans les établissements ».

Près de 35 ans plus tard, la profession d'optométrie en était encore au même point, sur ce plan à tout le moins. On objectera, avec raison, qu'il y avait d'autres batailles à faire… et l'optométrie les a gagnées. Comment aborder cette question? Quels seront le meilleur moyen et le contexte idéal pour s'abattre sur ce nouvel objectif, la pratique de l'optométrie en établissements? En d'autres mots, quelles pourront être les « conditions gagnantes »?

Le fameux projet de loi fermait aussi la porte à toute spécialité, ce qui paraissait inacceptable aux parlementaires de 1973. Cette lacune n'était toujours pas comblée en 2006, ce vide existait toujours. C'est un changement important qui a tardé à venir.

On palabrait ensuite sur les rapprochements qu'il faudrait faire entre les ophtalmologistes et les optométristes, de même que les vaines tentatives de collaboration quant à la formation; on reconnaissait du même coup que l'optométrie est

« une science autonome qui ne doit pas dépendre d'une autre profession »

Les fameuses normes de référence exigées par les ophtalmologistes ont été perçues comme une tutelle de la corporation professionnelle des optométristes

---

102 Assemblée Nationale du Québec. Journal des Débats. Troisième session 29e législature. Le jeudi 8 mars 1973. Vol 12 No 106 p. 4242

103 N.D.L.R. : Les soulignés sont de nous

sous la dépendance de la corporation professionnelle des ophtalmologistes. Et les optométristes ne voulaient pas de ça :

> « *L'optométrie qui est actuellement une profession distincte et indépendante de la médecine, craint maintenant d'être sous la tutelle du Collège des médecins. Et si on regarde la définition de l'activité médicale qui dit « toute déficience de la santé », je pense que, au fond, ils n'ont pas tout à fait tort »*[104]

Et ensuite le ministre Camille Laurin, député de Bourget, a fait une fleur à l'Université de Montréal et à son École d'optométrie en déclarant :

> « *...Peut-être est-il opportun de faire un biais en examinant d'un peu plus près le mode de formation des optométristes, Ce mode de formation, au cours des récentes années, s'est considérablement amélioré, au point que nous pouvons constater maintenant que le cours d'optométrie est non seulement un cours spécifiquement universitaire, mais qu'il comporte un nombre de crédits, c'est-à-dire 145 crédits*[105], *aussi important que le nombre de crédits que doit obtenir l'étudiant en médecine »*

Et il souhaitait par la suite la collaboration des facultés de médecine pour « *l'enseignement officiel de la pathologie oculaire* » dans le programme d'optométrie.

Il finit son intervention en prenant parti pour l'autonomie des professions et la non-subordination d'une profession à une autre en plus d'être défavorable à l'édiction de « normes de référence » :

> « *C'est quand même là la meilleure garantie que l'on puisse trouver que celle de l'autodiscipline. Aussi longtemps qu'on forcera, par des méthodes restrictives, coercitives, impérialistes, des professionnels que l'on veut mettre en tutelle à référer des cas à une autre spécialité, on se heurtera soit à une mauvaise volonté, soit à du truquage, soit à des manœuvres parfois frauduleuses ou à une opposition systématique, ce qui n'est guère mieux. Il vaut mieux s'en remettre à des professionnels qui ont reçu non seulement une formation scientifique appropriée, mais également qui sont pénétrés des principes qui doivent animer tous les professionnels de la santé...*
>
> *...je ne crois guère à l'article du projet de loi qui fait obligation à deux corporations d'établir conjointement des normes de référence... il serait illusoire d'espérer une entente... »*

---

104 Assemblée Nationale du Québec. Journal des Débats. Troisième session 29ᵉ législature. Le jeudi 8 mars 1973. Vol 12 No 106 p. 4250

105 N.D.L.R. : Le programme de doctorat en optométrie (OD) compte maintenant 197 crédits répartis sur l'année préparatoire et les quatre années du programme professionnel

Plus loin, Monsieur Laurin en rajoute :

« ...si l'on examine d'un peu plus près ce protocole, si on essaie d'en saisir l'esprit derrière la lettre des articles, on décèle dans ces propositions un caractère à ce point rigide et impérialiste que je ne crois pas qu'une autre profession puisse l'accepter. L'optométrie est forte de ses traditions qui remontent à 70 ans. »

Ensuite il s'est montré favorable à l'unicité de l'acte optométrique, c'est-à-dire pour l'optométriste de

« voir lui-même à la préparation et à l'ajustement d'une prothèse pour l'atteinte plus efficace, plus complète des objectifs thérapeutiques qu'il poursuit ».

Il venait là de démolir la thèse des opticiens d'ordonnance qui réclamaient l'exclusivité en matière de dispensation des orthèses visuelles.

Il avait aussi lancé l'idée d'éliminer la notion de profit dans le « commerce » des lunettes, l'exécution d'une ordonnance optométrique devant être étroitement liée à l'acte diagnostique et à l'acte thérapeutique.

D'autres, dont le député Jean-Noël Tremblay, sont revenus à la charge en dénonçant

« l'impérialisme médical, qui semble encore s'exercer dans ce domaine contre une profession qui a gagné ses lettres de noblesse et dont il semble bien qu'on veuille restreindre le champ d'activité, »

Le long litige sur les ordonnances : leur forme, leur contenu et leur remise par l'optométriste

En 1980, ce qui était visé touchait la remise obligatoire des ordonnances dans tous les cas. L'Opto-Presse[106] informait les optométristes qu'à la suite de l'invasion du 10 juin 1980 de la colline parlementaire par les optométristes et les étudiants de l'École d'optométrie, le ministre responsable de l'application des lois professionnelles, Me Jacques-Yvan Morin, accorda une entrevue à l'Ordre des Optométristes, le 21 août 1980.

Lors de cette rencontre fut présenté un document qui couvrait divers aspects de la problématique de la profession : d'une part, saisir le ministre de la grande divergence de vue entre l'Ordre et l'Office des Professions sur divers règlements, notamment le Code de déontologie, ceux de la publicité, de la tenue des bureaux et du contenu et de la forme des ordonnances D'autre part, il fallait aussi faire la démonstration que la position de l'Office sur ces règlements comportait des dangers sérieux eut égard au statut professionnel de l'optométriste, à l'intégrité de l'exercice de l'optométrie, tout en étant une entrave à la protection du public.

---

106   Ordre des Optométristes du Québec. ***Bulletin Opto-Presse***. Vol. 6 No 2 1981

Malgré de nombreuses rencontres subséquentes, l'Office des professions a maintenu ses positions : le 7 février 1981, l'Ordre des optométristes dévoilait la stratégie et les objectifs de l'Ordre des opticiens d'ordonnance et le coup de force que tentait l'Office des Professions sur l'optométrie québécoise. Les intentions de cet organisme visaient à obliger à remettre une ordonnance dans tous les cas, à autoriser le partage de la salle d'attente d'un optométriste avec un opticien d'ordonnances et à changer radicalement son attitude face à la publicité dans le domaine ophtalmique. Le règlement des optométristes en matière de publicité serait très restrictif alors que celui des opticiens d'ordonnance serait très permissif.

Puisqu'un nouveau ministre responsable de l'application des lois professionnelles avait pris place, Monsieur Camille Laurin, il fallait le rencontrer pour présenter les doléances des optométristes en dépit de la nouvelle offensive de l'Office d'aller de l'avant avec ses projets de règlements en insistant auprès du gouvernement pour que celui-ci fasse diligence.

Les dirigeants optométriques ont réagi en réactivant le front commun des corporations professionnelles qui s'était déjà prononcé catégoriquement sur son opposition à toute publicité sur les prix des biens et services professionnels. Mais le règlement permissif sur la publicité faite par les opticiens d'ordonnance a tout de même été adopté le 2 juin 1982

Mais c'était il y a 25 ans… tout ça est bien changé, n'est ce pas? Est-ce pour le meilleur ou pour le pire? En matière de publicité, le changement majeur a permis de dire que tout est autorisé sauf ce qui est défendu (et peu de choses sont défendues) alors qu'avant, tout était défendu, sauf ce qui était permis et, encore là, peu de choses étaient permises

CHAPITRE 8

LES ASSOCIATIONS D'OPTOMÉTRISTES

L'Association des optométristes du Québec

C'était depuis quelque temps, la fin de l'ère « duplessiste», le début du « Maître chez nous » Il y avait de l'orage dans l'air… la « Révolution tranquille » battait son plein, les soins de santé allaient subir un profond changement, les stratèges de l'optométrie le sentaient. C'est la période où on assiste à un fort courant d'idées caractérisé par la libéralisation à plusieurs égards : laïcisation, éducation, mœurs politiques et sociales, organisation du travail, forte expansion de la fonction publique et le pendant de ces changements, une certaine agitation sociale…

C'est ainsi que l'on a assisté à de plus en plus de grèves de travailleurs en voie de syndicalisation accélérée, d'apparition de nouveaux médias écrits et électroniques et de partis politiques de gauche.

La santé publique n'a pas échappé à ces courants. Au Québec, on a déjà adopté la Loi sur les hôpitaux restructurant les hôpitaux et faisant passer la propriété des institutions religieuses à l'État.

On lança aussi une réflexion collective en créant le « Comité de recherches sur l'assurance santé », le 9 avril 1965, comité présidé par l'actuaire Claude Castonguay, lequel déposera son rapport en janvier 1966. Ses recherches faisaient état du constat suivant :

> « La règle générale est celle de la couverture de tous les soins et services, soit :
> * les soins du médecin ou du spécialiste à domicile, au bureau ou à l'hôpital;
> * les soins hospitaliers et de convalescence;
> * les médicaments;
> * les soins dentaires;
> * les soins oculaires;
> * les prothèses, les soins infirmiers, les services ambulanciers;
> * es soins de réadaptation. »[107]

La Commission Casonguay-Nepveu qui suivra, verra à l'implantation de ce modèle pour l'essentiel (sauf pour les médicaments qui ne deviendront une réalité dans la pratique privée qu'en 1999).

---

107 L'Assurance maladie, Premier rapport du comité de recherches sur l'assurance santé. Janvier 1966

Les professionnels de la santé doivent donc s'organiser. Médecins omnipraticiens et médecins spécialistes ont fondé des fédérations d'associations régionales de médecins (FMOQ, FMSQ); les dentistes, les pharmaciens et les optométristes ont fondé des associations provinciales. C'est ainsi qu'est née l'Association professionnelle des optométristes du Québec, devenue aujourd'hui l'AOQ, i.e., l'Association des Optométristes du Québec.

Comme nos fondateurs en 1904, un groupe d'optométristes, une dizaine(Les docteurs S-André Gauthier, Jean-Jacques Lefebvre, Henri Sansfaçon, René Varin, Jean Valois, Jules Borduas, Albert Faucher, Denis Boulanger et Bertrand St-Germain en furent les premiers administrateurs), qui voulaient être certains que leurs droits seraient protégés, se sont donnés la main et ont pris une décision qui allait un peu chambouler les manières de voir et les façons de faire. Ils ont voulu s'assurer que les changements sociaux et les revirements attendus dans le monde de la santé, n'allaient pas laisser leurs collègues dans l'ombre. Tous voulaient que soit reconnu l'apport de l'optométrie dans le monde de la santé : ils ont donc fondé le SPOQ, le Syndicat Professionnel des Optométristes du Québec, devenu par la suite, l'APOQ, l'Association Professionnelle des Optométristes du Québec. Aujourd'hui, on a simplifié et c'est pour le mieux, et on retrouve l'AOQ, l'Association des Optométristes du Québec.

À partir de quelques indices historiques[108], vous pourrez peut-être trouver la date de sa constitution officielle. En ce même jour, six ans plus tôt, soit en 1960, l'équipe libérale de Jean Lesage était portée au pouvoir avec une majorité de cinq sièges; et en 1908, un terrible incendie a ravagé la ville de Laviolette et a détruit pas moins de 200 maisons. Vous y êtes? Non? Pas encore?... Si on se reporte en 1911, à cette même date, le roi Georges V, le sixième roi de la maison de Hanovre était couronné... Oui c'est bien cela! Le 22 juin 1966, le SPOQ prenait vie en vertu de la loi des syndicats professionnels de 1964. Le premier président choisi fut le confrère André-S. Gauthier.

Ce personnage coloré était de la même trempe que Claude Gareau son confrère de classe de la promotion 1956. Le Dr Gauthier, comme premier président de l'Association Professionnelle des Optométristes du Québec fut un ardent défenseur de sa profession devant les représentants du gouvernement québécois lorsqu'il fut question de « négocier » les actes couverts par le régime d'assurance maladie et leurs tarifs.

La cotisation, pour devenir membre du nouvel organisme, fut fixée à 60,00$ (5,00 dollars par mois) payable par chèques post-datés, si nécessaire. Une des préoccupations du nouveau regroupement qui allait représenter les optométristes fut le recrutement de nouveaux membres parmi les quelques 400 optométristes (dont 6 femmes) que comptait alors le Québec. L'autre fut la mise en place d'une structure interne du nouveau syndicat dont le mandat était la défense des droits des optométristes, de leurs intérêts économiques, sociaux et moraux. L'AOQ a donc été, dès ce moment, l'organisme chargé des représentations et des négociations auprès des intervenants, qu'ils soient du

---

108   LA Presse (1999). 100 ans d'actualités 1900-2000. Éd. La Presse Ltée

gouvernement ou autres. Les médecins omnipraticiens et les spécialistes nous avaient précédés en 1964 et 1965 respectivement.

Outre la reconnaissance des optométristes dans toutes les nouvelles sphères de l'administration publique, le plus grand dossier qui mobilisait l'Association naissante était bien sûr celui de l'Assurance maladie du Québec.

En 1967, L'Association présenta au Ministre de la santé, l'Honorable Jean-Paul Cloutier, un mémoire pour défendre le point de vue de l'optométrie quant aux services optométriques en regard de la future assurance-maladie. Voici des extraits pertinents de ce mémoire pour vous rappeler cette époque :

> «...Monsieur le Ministre, les problèmes de notre profession sont nombreux et graves et si la gradation discriminatoire, qui sévit contre nous depuis la passation du bill 21 (loi d'Assistance médicale) devait se continuer, nous nous verrions bientôt dans l'alternative de mettre la clé dans la porte de nos bureaux respectifs ou encore de devenir des artisans des ophtalmologistes....

> ...Bien sûr nous savons que cette loi n'est pas le fait du gouvernement, dont vous faites partie intégrante, au contraire. Mais il n'en demeure pas moins vrai, que cette loi banissait [sic] les optométristes des services de santé du Québec et que des conséquences allaient suivre fatalement pour notre profession.

> Par ailleurs, nous tenons à vous dire que nous sommes toujours reconnaissants à l'Hon. Daniel Johnson et à plusieurs de ses lieutenants, qui ont pris fermement position en notre faveur, à la Législature, quand le fameux bill fut présenté...

> ...l'Hon. Johnson, aujourd'hui Premier Ministre, [était] contre le principe du bill 21 (Loi d'assistance médicale) qu'il jugeait discriminatoire et inadéquat, contre l'intérêt des nécessiteux couverts par le bill et inefficace quand [sic] à la rapidité des services qui devaient être rendus......

> ...L'Hon. Paul Dozois, intervient en ces termes... « On ne traite pas tous les assistés sociaux sur le même pied. C'est une loi discriminatoire, et je ne peux pas croire qu'on puisse pas y prévoir que pour fin d'examen de la vue, un optométriste recevra par exemple, le même taux qu'un médecin qui examine la vue »...

> ...les membres de notre profession ont subi le préjudice grave d'avoir souventes [sic] fois travaillé sans être payés, tout en rendant service à la population. On a frustré les optométristes en refusant les paiements pour des examens faits avec toute la compétence exigée de professionnels...

> ...Les conséquences de la passation de cette loi discriminatoire nous ont apporté les injustices suivantes, que nous devons subir depuis ce temps et qui ont également tendance à se multiplier à notre plus

grand désavantage, à savoir : a) nous sommes exclus des services optométriques de la loi d'assistance médicale. Nous subissons le grave préjudice de voir les assistés sociaux placés dans l'impossibilité de nous consulter et ça à l'avantage des ophtalmologistes; b) nous subissons les directives discriminatoires du ministère de la Santé, concernant la surveillance visuelle scolaire des unités sanitaires... c) par ricochet et indirectement, à cause des mesures prises par votre département, nous subissons une discrimination exercée par la plupart des compagnies d'assurances et dans certains services municipaux de santé; d) notre absence dans les services assurés dans les cliniques externes des hôpitaux, depuis juillet 1967 : tous ces examens sont confiés à des ophtalmologistes; e) nous continuons d'être absents dans les services orthoptiques et les services de rééducation visuelle qui sont déjà couverts par l'assurance hospitalisation, lorsqu'ils sont prodigués en milieu hospitalier, parce que l'optométriste n'y est pas accepté; f) et que dire de la tentative du ministère du Revenu de soumettre les lentilles ophtalmiques, les lentilles cornéennes à la taxe de vente et d'obliger l'optométriste à détenir un certificat d'enregistrement; g) et que penser de l'acceptation par le gouvernement de la formation d'auxiliaires médicaux par l'ophtalmologiste dans la rééducation visuelle... »

Le même mémoire s'attaquait ensuite au rapport Castonguay qui aurait eu pour conséquence la disparition de l'optométrie comme corps professionnel. Le mémoire revient sur chacune des recommandations et les commente :

« ... À la page 294, portant le sous-titre : « les verres de contact », la Commission décide que « seul l'ophtalmologiste est pleinement compétent pour les prescrire ».

C'est là, Monsieur le Ministre, une affirmation pour le moins surprenante, sinon ridicule, quand on sait que seuls les optométristes ont été les innovateurs et les spécialistes dans ce domaine précis de leur compétence. Bien plus, leur formation en mathématique-optique et en optométrie, spécialisée l'une comme l'autre, devrait au contraire désigner les optométristes seuls à professer dans cette sphère, justement pour la protection du patient. Cette affirmation de la commission vient à l'encontre de l'expérience acquise, de la science et de la nécessité de suivre le patient, avant, pendant et après la mise en place pour plus de sécurité. Nous nous inscrivons donc en faux, avec toute la véhémence dont nous sommes capables contre une telle prise de position des commissaires, et ça dans l'intérêt public... »

Et le texte continuait avec une déclaration de l'Association, des rédacteurs du mémoire, texte qui a sans doute eu ses effets... à court et à long terme :

« Monsieur le Ministre, de fait et au-dessus de tout doute, le seul reproche que le bill 21, la commission Hall, la commission Castonguay,

les directives émanant du ministère de la Santé et les ophtalmologistes
semblent faire aux optométristes pour leur ravir leurs droits et [sic]
celui-ci : les optométristes ne sont pas médecins, ils manquent de
compétence.

Une première entente, entre l'AOQ et le Ministère de la Santé et des Services Sociaux (M.S.S.S.), alors appelé le Ministère des Affaires Sociales (M.A.S.), est intervenue en 1972 après des négociations ardues et des représentations politiques où toutes les forces de la profession concourent et convergent :

« Le travail de ces premiers pionniers était de faire inclure les services
optométriques dans le nouveau programme d'assurance maladie que le
gouvernement voulait mettre sur pied, Les comités de l'Association se
mirent en marche en préparant les dossiers statistiques et techniques, en
faisant les représentations auprès des fonctionnaires et des politiciens,
en définissant un cadre officiel par des études légales et en rédigeant
des projets d'entente consécutifs aux séances de négociations directes
auprès du gouvernement »[109]

Après de nombreux travaux, de multiples discussions, des rencontres de la part des organismes de la profession, l'Association, qui est reconnue pour représenter l'ensemble des optométristes de la province, réussit enfin à faire inclure les services optométriques dans le régime d'assurance maladie du Québec en signant une entente avec le ministre de la Santé et des Affaire Sociales du moment, Monsieur Claude Castonguay. Grâce à cette entente, les soins des optométristes devenaient plus accessibles à la population du Québec.

Le premier rapport de la Régie de l'assurance maladie du Québec date de 1971 et révèle que pour cette année-là, 674,000 québécois sur une population de 6,210,000 ont consulté un optométriste : un programme que la population du Québec aura reconnu à son grand mérite dès les débuts de son instauration![110]

Dès la mi-décennie '70, les coûts des divers régimes (médical, dentaire et optométrique) mis en place par le gouvernement augmentent de façon importante, de sorte que les négociations à toutes les tables sont bloquées pendant près de 4 années.

Une période charnière dans l'histoire de toutes les professions, y compris l'optométrie, fut l'année 1973, année de la réforme du droit professionnel qui déboucha finalement sur l'arrivée d'un Code des professions (Loi 250) et de la

---

109 N.D.L.R. : Extrait d'un texte intitulé « Historique de L'AOQ » dont l'auteur n'est pas indiqué, mais qui s'avère être Le Dr Diane G. Bergeron (1980)

110 N.D.L.R. : 515 optométristes auront facturé pour 7,790,000$ en services alors strictement visuels. À son apogée en 1991 (avant les désassurances successives de 1992 (18-40ans) et 1993 (41-64ans), il y aura pour 54,385,000$ de services optométriques à la population.

Loi sur l'Optométrie (Loi 256); cette réforme visait, entre autres, à interdire aux optométristes la vente des orthèses ophtalmiques, en croyant en faire ainsi de « vrais professionnels ». Mais une fois de plus les optométristes se sont élevés contre cette mesure : les représentants de l'Association, de l'Ordre, de l'École d'optométrie, l'Association des étudiants en optométric dc l'Université de Montréal… enfin tous, ont fait des démarches qui ont permis de conserver intacte la globalité de l'acte optométrique qui doit inclure toutes les possibilités thérapeutiques.

> « *Chaque fois que le gouvernement a procédé à une consultation en ces matières [financement du système de santé et problématique des services de santé], L'AOQ a fait valoir sa vision et ses suggestions* »[111].

Par la suite, les activités se sont poursuivies pour la défense des intérêts des membres : renouvellement des ententes avec les divers organismes gouvernementaux et autres, telles que le Ministère de la Santé et des Affaires Sociales, la Commission des Accidents de travail, le Ministère des Anciens combattants, etc.

Ce sont les médecins omnipraticiens (FMOQ) qui obtinrent les premiers une nouvelle entente en 1976, une entente qui contenait une grande innovation : des plafonds individuels de revenus, au terme desquels un médecin qui facture pour plus que 20,900$ par trimestre, voyait sa facturation excédentaire être coupée de 75%! (Les optométristes n'auront cette mesure qu'au début des années '80 et elle sera contestée devant les Tribunaux mais validée).

L'année 1977 vaut bien qu'on en parle puisqu'elle marque une autre étape significative dans l'évolution de la profession et qu'elle témoigne de l'action de l'Association; en effet, lors d'un mémorable congrès d'orientation, réunissant au-delà de 400 membres, les optométristes réitèrent leur volonté de consolider leur statut de professionnels de la santé.

Ce congrès d'orientation fut organisé à partir de septembre 1976 pour se tenir à Montréal en mars 1977, les 27 et 28. Le comité organisateur était composé des Drs Jean-Claude Émard (1956) pour l'Ordre et Marc Cusson (1964) pour l'Association assistés des deux directeurs généraux, Claude Gareau (1956) et François Charbonneau. Le comité de réflexion était composé des Drs Jean-Louis Desrosiers, Michel Denault (1960), Jean-Marie Rodrigue (1963), Claude Beaulne (1959), Georges E. Joly, Bertrand St-Germain (1959) et Roger Michaud (1966). Un peu plus de 400 optométristes, sur les 656 que comptait la profession, y assistaient de même que trois étudiants de la même classe qui allaient graduer quelques mois plus tard et laisser leur trace : Lise-Anne Chassé, Michael Chaiken et Pierre Simonet, tous impliqués, à un titre ou à un autre

---

111 ASSOCIATION DES OPTOMÉTRISTES DU QUÉBEC (2000). *Mémoire sur le financement du système de santé et sur l'organisation des services de santé et des services sociaux.* Septembre 2000. 53 pp.

dans l'association étudiante. Les deux premiers ont servi, entre autres, comme présidents de l'Ordre des Optométristes du Québec et le Dr Simonet a œuvré comme directeur de l'École d'optométrie et vice-recteur à la planification de l'Université de Montréal.

Ce congrès a tranché une question jugée fondamentale : les optométristes devraient facturer les lunettes et lentilles de contact et ajouter de façon distincte des honoraires professionnels à ce coût : cette proposition avait été faite par le Dr André-S Gauthier. Cependant, dans les mois qui ont suivi, des études menées en Ontario, où un tel système perdure, ont démontré le caractère peu praticable d'une telle mesure.

Le journal « La Presse », suite à une conférence de presse tenue par l'Ordre des Optométristes, avait publié un article[112] dans lequel on peut lire :

> « *Pour cesser d'être perçus comme des vendeurs de lunettes ou des commerçants, pour permettre aux consommateurs de comprendre pourquoi ils paient—cher—les prothèses ophtalmiques, les optométristes du Québec ont décidé d'abandonner la rémunération basée sur le profit réalisé sur chaque prothèse*
>
> *…Ce chambardement majeur a été approuvé par plus de 400 des quelques 650 optométristes que compte le Québec au cours d'un colloque de deux jours tenu à Montréal…*
>
> *Un des objectifs poursuivis par cette réforme est de tenter d'endiguer la mainmise des multinationales sur la distribution des lunettes et lentilles.*
>
> *Près de 50% des bureaux d'opticiens d'ordonnances (il y en a environ 300) et 8% des bureaux d'optométristes appartiennent déjà aux sociétés multinationales spécialisées dans la fabrication des produits optiques, telles Imperial Optical, AOCO, Bausch and Lomb.*
>
> *« Si cette invasion du domaine de la lunetterie au détail se poursuit au rythme actuel, d'affirmer M. Michel Denault, président de l'Ordre des Optométristes, dans quelques années les multinationales posséderont 100% des bureaux d'opticiens d'ordonnances et 50% des bureaux d'optométristes au Québec. »*

Il faut bien réaliser que cette prise de position était tout à l'honneur de l'optométrie, mais pourquoi n'a t-on pas donné suite? La profession refera-t-elle ce chemin à l'inverse dans les prochains cent ans? Il est permis d'en douter!

Les autres propositions adoptées au congrès d'orientation étaient les suivantes :

---

112 LE BORGNE, L. (1977). *Dans quelques mois, les optométristes vendront lunettes et verres de contact au prix coûtant. Les consommateurs paieront plutôt les services après vente.* La Presse. Mardi 29 mars 1977

a) récupérer en exclusivité tout le champ de la vision y compris celui qu'occupent les ophtalmologistes;

b) obtenir tout le champ d'exercice de la lentille de contact;

c) obtenir le droit d'utiliser les médicaments y inclus les médicaments thérapeutiques;

d) obtenir pour ses membres l'ouverture des établissements avec un statut de professionnel autonome.

On a pu le constater, certains dossiers auront mis des années à se matérialiser (v.g. les médicaments), d'autres n'ont pu l'être malgré tous les efforts (v.g. exclusivité de la lentille de contact et du champ de la vision) ou ont été encore longtemps d'actualité (v.g. l'autonomie en établissement, bien que les optométristes aient à tout le moins été présents dans 13 centres de réadaptation).

Enfin, ce congrès a achoppé sur la notion de pratique dans les centres d'achat (proposition qui fut faite par le Dr René Marchand [1970]), pratique jugée tantôt porteuse d'avenir par certains, tantôt commerciale et répréhensible par d'autres : elle n'a finalement pas été retenue par l'assemblée.

Nous avons mentionné plus haut les propositions adoptées lors de ce congrès d'orientation professionnelle de 1977 et il est intéressant pour le lecteur d'avoir un aperçu des autres résolutions envisagées à cette occasion :

1. *L'exercice de l'optométrie ne comprend que des activités professionnelles. L'optométriste agit comme consommateur des produits ophtalmiques qui sont le prolongement de son diagnostic et qui font partie intégrante de ses services professionnels;*

2. *La notion de profit sur des services de santé essentiels disparaît totalement. Les services professionnels constituent l'unique source de revenus des optométristes;*

3. *L'optométrie établit un réseau professionnel de distribution de prothèses ophtalmiques. Cela implique que l'on détermine une politique de distribution qui correspond au coût d'achat au laboratoire et à une tarification des services professionnels;*

4. *Les services de santé ne doivent sous aucune considération se distribuer ailleurs que dans un milieu à caractère professionnel. Vu que l'intégration verticale se pratique et se pratiquera surtout dans les centres d'achats et les centres commerciaux, la profession interdit à ses membres d'y exercer leurs activités au niveau des galeries de boutiques commerciales;*

5. *L'optométrie adopte des règles d'éthique, des normes de publicité et d'annonce qui correspondent au caractère professionnel de la*

Corporation. Tout relâchement en la matière est considéré comme un recul et une nette régression;

6. *L'ouverture de comptoirs de montures ophtalmiques signifie une plus grande commercialisation de la profession par le biais de la monture ophtalmique et conséquemment, on doit la prescrire [sic].*[113]

Voici les autres hypothèses sur l'exercice de l'optométrie présentées lors du Congrès de 1977.[114]

PREMIÈRE HYPOTHÈSE

1. *Elle s'appuie sur une conception commerciale de la profession. Selon cette hypothèse, l'exercice de l'optométrie comprend surtout des activités commerciales et quelques activités professionnelles;*

2. *L'optométrie consolide sa position afin de contrer les actions de ceux qui veulent priver ses membres d'une source de revenus aussi appréciable qu'essentielle (50% à 65%). Il faut permettre à l'optométriste de faire le maximum de profit sur la distribution des prothèses ophtalmiques;*

3. *La profession n'adopte aucune politique en matière de tarification et favorise la libre concurrence ainsi que la plus entière liberté sur la publicité des biens et services;*

4. *Les optométristes procèdent à l'occupation de tous les centres commerciaux, les centres d'achats et de tous les points de vente qui représentent un marché dynamique pour la vente de la prothèse ophtalmique. Il ne saurait être logiquement question de tenter de freiner l'élan des multinationales et des diverses compagnies d'optique vers la maîtrise du marché au détail de la prothèse ophtalmique;*

5. *Les optométristes recourent aux meilleures lois de « marketing » pour offrir leurs produits ophtalmiques. La profession adopte des règlements de publicité, d'annonce et de déontologie qui permettent à ses membres de commercialiser l'optométrie;*

6. *Les optométristes ouvrent des comptoirs de montures ophtalmiques afin de mieux contrôler le marché de l'optique.*

---

113 Ordre des Optométristes du Québec, États généraux Documents d'accompagnement. Québec, 10 et 11 juin 1994

114 id.

DEUXIÈME HYPOTHÈSE

1. *Cette hypothèse traditionnelle de la profession confère à l'optométriste un statut que l'on considère comme équivoque et ambivalent dans plusieurs milieux. L'exercice de l'optométrie comprend à la fois des activités professionnelles et commerciales;*

2. *L'optométrie, tout en moussant son statut professionnel, permet à ses membres de faire le même profit sur la distribution des prothèses ophtalmiques. Cette notion de profit est toutefois camouflée en celle de services professionnels;*

3. *En vue de rationaliser et d'uniformiser les différents modes de distribution des prothèse ophtalmiques, l'optométrie adopte une politique de distribution des prothèses basée sur le coût de revient et une tarification des services professionnels ou encore sur le coût d'achat au laboratoire et une tarification des services professionnels incluant une composante administrative variable;*

4. *La profession ne peut décemment empêcher ceux de ses membres qui oeuvrent de façon professionnelle et indépendante d'exercer dans les centres commerciaux et les centres d'achats. Elle doit cependant poursuivre ses efforts en vue d'empêcher la pratique conjointe optométtristes-opticiens d'ordonnances et stopper l'accélération de l'intégration verticale des compagnies d'optique;*

5. *La profession adopte des règlements de déontologie, de publicité et d'annonce qui n'ont pas pour effet de pénaliser les optométristes dans leurs activités commerciales;*

6. *Les optométristes ne sont pas d'accord avec l'ouverture de comptoirs de montures ophtalmiques car ils craignent que les opticiens d'ordonnances et les compagnies d'optique n'imitent ce geste, ce qui aurait pour effet d'entraîner une diminution des prix ainsi qu'une réduction des revenus de l'optométriste.*

QUATRIÈME HYPOTHÈSE

1. *L'exercice ne comprend que des activités professionnelles. L'optométriste ne distribuerait plus de prothèses ophtalmiques mais devrait continuer à contrôler les effets cliniques des lentilles sur l'organisme;*

2. *L'optométrie négocie en vue d'obtenir un nouveau statut professionnel qui lui permettrait entre autres choses :*

   a. *De récupérer en exclusivité tout le champ de la vision y compris celui qu'occupent les ophtalmologistes;*

b. *D'obtenir tout le champ d'exercice de la lentille de contact;*

c. *D'obtenir le droit d'utiliser des médicaments pour fins thérapeutiques;*

d. *D'obtenir pour ses membres l'ouverture des établissements avec un statut professionnel autonome;*

3. *Il n'est pas question de tarification sur les services relies aux prothèses ophtalmiques à l'exception de ceux qui ont trait au contrôle de la thérapeutique;*

4. *L'optométrie édicte des règlements très stricts.*

À compter de juin 1976, l'Association Professionnelle des Optométristes du Québec est entrée de plein pied dans « l'ère Jean-Marie Rodrigue de l'optométrie ».

Il est évident que dans un ouvrage sur l'histoire de l'optométrie québécoise, on ne doit pas passer sous silence « l'ère Rodrigue ».

Le 6 juillet 2005[115], il faisait un temps magnifique au bord de la Rivière des Prairies, à Laval-sur-le-Lac où habitait le Dr Jean-Maie Rodrigue... qui a accepté de participer à une entrevue.

Voici quelques éléments importants de sa carrière et quelques étapes de sa vie.

Il était originaire de St Georges de Beauce, le dixième d'une famille qui comptait treize enfants. Marié à Hélène, père de quatre enfants. Son unique fille, Julie, est aussi optométriste (1994) et a pris la relève de la clinique de son père et son aîné, François, a épousé une optométriste, Francine Jarry (1988) qui exerce également à Laval. Il gradua, en 1959, du collège classique de Church Point en Nouvelle-Écosse dirigé par les Eudistes.

Il se retrouva étudiant à l'École d'Optométrie de l'Université de Montréal en septembre 1960. Il fut vite très clair qu'il allait être le « leader » de sa classe et il en devint le président; ceci le propulsa, au cours de sa dernière année, président de l'Association des Étudiants en Optométrie de l'Université de Montréal (AEOUM). Il mit sur pied, à grand renfort de « publicité », dont une entrevue avec le journaliste Pierre Nadeau, les « Journées de la Vision » activité étudiante lors de laquelle on alimentait des kiosques avec des photos, des feuillets explicatifs, des présentations par des étudiants sur le processus de la vision, les traitements, etc. Toujours très actif, on le comptait parmi les rédacteurs du « Quartier latin ». Il obtint son diplôme de Licence ès Sciences en Optométrie (L.Sc. O.) en mai 1963.

Alors qu'il était en année terminale (automne 1962/hiver 1963), il fut informé qu'un projet de Loi était poussé par les ophtalmologistes en vue de

---

115 N.D.L.R. : Entrevue du 6 juillet 2005, réalisée à Laval-sur-le-Lac. Avec le Dr Jean-Marie Rodrigue, optométriste

faire interdire aux optométristes la pratique du verre de contact, sauf si elle s'exerçait sous la surveillance d'un ophtalmologiste; le projet devait être bientôt débattu au parlement à Québec et risquait d'être adopté.

Il décida alors, avec un groupe d'étudiants, de « monter à Québec » pour aller faire valoir sa cause. Finalement ce projet de loi fut rejeté.

Pour s'impliquer davantage dans l'évolution de sa profession, il se présenta aux élections du Collège des Optométristes de la Province de Québec comme administrateur.

Il travaillera pour le Collège sur le comité d'organisation des congrès avec le confrère Dr Jean-Claude Émard (1956). Il fera aussi, pour le compte du Collège, de la formation continue dans le domaine des lentilles cornéennes au début des années 1970.

Sa capacité de persuasion et sa ténacité sont proverbiales : il réussit à convaincre le Collège des Optométristes du Québec de l'épauler et de se lancer, avec lui, dans l'aventure de l'Institut d'Optométrie du Québec (IOQ) avec l'objectif que cet organisme devienne un lieu de références et de formation post-universitaire pour les optométristes, notamment pour les cas d'orthoptique et autres cas spéciaux, leur permettant ainsi de recevoir des formations plus pointues dans divers aspects de la pratique.

Puis, en 1974, il se porta candidat et fut élu comme administrateur au conseil de l'Association des Optométristes du Québec pour la région de Laval. Il devint président de l'organisme en 1976; son objectif était de structurer davantage l'Association et il commença par impliquer des non-optométristes pour l'aider dans la réalisation de son plan. Son premier bras droit (et bras gauche) fut François Charbonneau, CRI, formé en relations de travail… car il fallait négocier pour les optométristes, dont les services d'examen ont été inclus dans le programme d'assurance maladie mis en place en 1970.

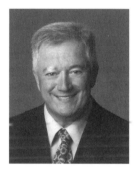

*M. François Charbonneau,
Directeur général de
l'Association des Optométristes
du Québec*

Parlons un peu de M. François Charbonneau. Il a écrit beaucoup de choses sur beaucoup de monde et sur de nombreux sujets, mais on ne réussit pas à trouver un seul texte où l'on parle de lui. Pourrait-on parler de l'histoire de la profession d'optométrie sans mentionner le nom de cet affable gentilhomme qui a joint les rangs de l'optométrie en 1976 *via* l'Association des Optométristes du Québec.

Le Comité de sélection de l'AOQ avait réalisé des entrevues pour trouver une personne versée dans les relations de travail… en vue de négocier avec le gouvernement pour le renouvellement de l'entente avec la Régie de l'Assurance-Maladie du Québec. Et voilà que se présente ce jeune homme, diplômé en relations de travail (C.R.I.) qui fait une solide impression sur tous les membres du comité de façon unanime. Il a démontré ses valeurs intellectuelles, sa capacité d'analyse, son esprit de synthèse peu commun. Le temps aura donné raison aux membres de ce comité.

Avant de revenir au bercail, il délaissa l'optométrie pour une très courte période où il s'engagea dans une autre carrière remplie de défis. En effet, à partir du 14 janvier 2002, il devint directeur général de la banque alimentaire du Grand Montréal, organisme à but non lucratif chargé de recueillir de la nourriture pour des groupes communautaires dans la grande région de Montréal. Cet organisme, Moisson Montréal, était affilié à l'Association Canadienne des banques alimentaires.

Il est donc « complice » de l'optométrie depuis 1976, années pendant lesquelles il a occupé le poste de directeur général de l'Association, directeur général de l'Ordre, directeur des relations professionnelles de la SOI (Services Optométriques Inc.), puis à nouveau directeur général de l'Association. François Charbonneau était toujours là, à son poste, au moment d'écrire ces lignes.

Il faut espérer qu'il y restera encore longtemps, qu'il fera encore partie de l'histoire de l'optométrie, car jusqu'à présent son apport à cette profession est inestimable.

Au cours de sa présidence qui a duré 10 ans, Jean-Marie Rodrigue aura réussi à bâtir plusieurs programmes. Il a participé à la fondation, en 1979, de la revue « L'Optométriste », cette revue menée à ses débuts par le Dr Carole Melançon (promotion 1979) a fait sa marque dans le milieu optométrique et les autres milieux professionnels et publics.

Son ambition pour sa profession l'a amené à lui faire franchir une étape importante de son évolution : il a obtenu, lors des activités de « négociations » au sujet de la couverture de soins en 1978 avec le ministre de la santé du temps, le Dr Denis Lazure, de faire inclure des éléments majeurs dans les ententes avec le gouvernement, notamment l'orthoptique, la biomicroscopie, la tonométrie et surtout la notion du « diagnostic optométrique », actes et concepts dont les ophtalmologistes ne voulaient absolument pas entendre parler et qu'ils ont menacé de faire annuler par les tribunaux.

Il était très fier des résultats obtenus dans l'entente intervenue avec le Ministère des Transports et avec la Direction des véhicules automobiles pour l'inclusion de l'optométrie dans le « Guide médical de la sécurité routière » qu'on a alors intitulé le « Guide médical et optométrique de la sécurité routière », modifications qui apparaissaient dans la loi qui fut votée à cet effet.

Le Colloque International annuel sur les lentilles de contact, dont la première édition est parue en 1979 et la Fondation Québécoise pour la Santé Visuelle (FQSV) ont aussi été créés sous sa présidence. Le Colloque a été rebaptisé sous le vocable Salon Vision vers 1992.

Délégué québécois à l'ACO dès 1978, il en devint président de 1990 à 1992, il avait dans ses cartons plusieurs objectifs qui auront un impact significatif pour tous les optométristes canadiens, i.e. il a finalement obtenu du Gouvernement Fédéral la reconnaissance des Optométristes comme signataires du Passeport Canadien, il signala que le travail des présidents qui l'ont précédé méritait d'être reconnu dans cette victoire. Il a doté l'ACO d'un fonds de réserve qui permettait à cette dernière d'atteindre la sécurité financière. Il voulait aussi récupérer tout le domaine des lunettes industrielles dans les mains des optométristes « *a mari usque ad mare* » Il a convaincu certains présidents d'instaurer un programme OVP (« *Occupational Vision Program* ») dans leur province. Il institua le meeting annuel des présidents provinciaux.

Au début des années 1980, il a obtenu des membres du conseil de l'AOQ, de constituer une filiale dont la mission serait de permettre aux optométristes membres d'obtenir de meilleurs prix sur les produits ophtalmiques ainsi que des services de gestion et marketing leur permettant de concurrencer efficacement les chaînes optiques. On l'appellera affectueusement la SOI, (entendez « soie »)

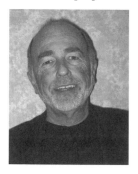

Dr Claude Neilson,
Président de l'Association des
Optométristes du Québec

Services Optométriques Incorporés, qui débuta ses opérations le 3 septembre 1983. Cette compagnie a bousculé l'organisation de la pratique, d'abord au Québec, puis dans le reste du Canada, et s'est imposée comme point de référence de plusieurs autres groupes. D'autres regroupements ont ainsi vu le jour à cette époque, financés par les membres et non pas par une association, ces groupes de professionnels ont contribué à façonner le nouveau visage dynamique de l'optométrie.

En 1996, le président de l'AOQ Claude Neilson, optométriste, fit face à une crise importante quand on voulut privatiser la SOI et la détacher de l'Association des optométristes, parce qu'elle était devenue une grosse entreprise nationale. Cependant l'émergence de la SOI ayant bénéficié du support de l'AOQ contrairement aux autres regroupements privés, ceux-ci désiraient, par souci d'équité, que la vente se fasse au prix du marché et non de façon symbolique à un dollar l'action. Le groupe Iris, qui voulait s'en porter acquéreur, s'opposait à cette démarche et entreprit même une poursuite pour tenter de bloquer la transaction qui eut finalement lieu.

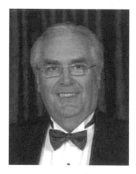

Dr Jean-Marie Rodrigue,
Président de l'Association des
Optométristes du Québec

Jean-Marie Rodrigue a reçu le 3 juillet 2005 le « *CAO President's Award* »; il s'agit de la plus haute distinction décernée par l'Association Canadienne des Optométristes à un optométriste qui a contribué de façon significative à l'évolution de sa profession. Il fut le premier québécois à se voir décerner le « *CAO President's Award* ».

Le premier renouvellement de l'entente des optométristes survint en août 1978. Des normes pour baliser la facturation de certains actes (motilité oculaire, lentilles de contact) apparaissent et de nouveaux actes arrachés de haute lutte avec l'ophtalmologie seront désormais couverts : la tonométrie (alors que la profession ne pouvait utiliser de médicaments analgésiques) et la biomicroscopie. Mais il s'agissait tout de même d'un premier pas vers la reconnaissance de l'implication de l'optométriste dans le domaine de la santé oculaire.

L'assemblée générale a été très courue, cette année-là, par plus de 300 optométristes anxieux. La nouvelle entente contestée au début a rapidement fait l'unanimité dans la pratique de tous les jours.

Cette entente est un des faits marquant de l'évolution de la profession au cours des années '70. Mais il y en a eu deux autres : la lutte de la profession contre les courants néo-libéralistes qui commençaient à l'époque et un congrès d'orientation qu'organisaient l'Ordre des optométristes et l'Association des optométristes.

Les courants néo-libéralistes furent tantôt véhiculés par l'Office des professions, tantôt par divers ministères dont celui de la santé avec l'Opération Sciences de la Santé (OSS). À chacune de ces occasions ou d'autres d'où émergeront divers rapports gouvernementaux, on attaquait le statut de profession «auto-régulée» que détenaient toutes les grandes professions libérales de l'époque (droit, notariat, architecture, médecine, dentisterie, optométrie,) et les professions naissantes qui ont surtout vu le jour en 1973, lors de l'adoption du Code des Professions.

On ne comptera plus les rapports, mémoires, représentations politiques, auditions devant des commissions parlementaires que les leaders de l'époque multiplieront et où la très belle rhétorique du regretté Dr Claude Gareau, le secrétaire et directeur général de l'Ordre des optométristes s'exécutait sans relâche. Celle du président de l'Association, le Dr Jean-Marie Rodrigue, revendiquait pour les optométristes. L'expertise des directeurs de l'École d'Optométrie de l'époque a souvent été requise et fournie par les Drs Yves Papineau, Claude Beaulne et Daniel Forthomme.

C'est grâce à l'Association qu'en 1978, une nouvelle entente sur l'Assurance maladie est signée incluant l'entraînement visuel, la tonométrie, la biomicroscopie et l'examen scolaire dans la définition du champ d'exercice de l'optométrie.

C'est sous sa présidence qu'est né le Colloque International sur la Lentille de contact (le 1er a eu lieu en 1979, les 7 et 8 octobre) accompagné d'un premier salon d'exposition des produits, nouveautés et instrumentation du domaine de l'optométrie et de l'optique. On doit aussi compter parmi les réalisations de son équipe le Symposium organisé à chaque printemps. Les autres activités de formation continue ont par la suite été données par les trois organismes optométriques jusqu'à ce que le CPRO soit fondé et vienne coordonner les efforts de tout le monde.

La formation continue des optométristes aura été aussi un dossier fort actif à l'Association. Les leaders de l'époque estimaient qu'il fallait « moderniser » la pratique de l'optométrie, ce qui supposait de la rendre plus attrayante, de rendre les bureaux plus accueillants mais aussi d'amener les optométristes à être davantage « d'affaires » et d'augmenter leurs connaissances scientifiques. Ces leaders auront aussi voulu donner à leurs confrères et consœurs la fierté d'exercer leur profession et de ne pas avoir de complexes vis-à-vis des autres professionnels de la santé et des gouvernants. Deux façons allaient être privilégiées à ce moment : des tournées régionales biennales et des campagnes de publicité dites « institutionnelles ». Ainsi des campagnes de publicité à la télévision, à une période où les bannières et chaînes optométriques n'existaient pas, auront lieu à trois reprises dans les années '80. Le but de l'Association était alors d'augmenter la notoriété et la crédibilité des optométristes à tous égards.

La profession n'en était pas à ses premiers bouleversements et la décade 1980-1990 sera une période fertile pour l'Association :

- apparition des premiers regroupements d'achats et des bannières;
- campagnes de publicité télévisuelle;
- concept du Marketing professionnel;
- création de la Fondation Québécoise pour la Santé Visuelle (FQSV), organisme destiné à encourager, grâce à des bourses, les projets de recherche en sciences de la vision. C'est le 11 juin 1984 que l'Inspecteur général des institutions financières accorda les lettres patentes et permit ainsi à la Fondation d'être constituée en corporation au sens de la loi sur les compagnies (L.R.Q., chap. C-38, a 218) partie III. Cette Fondation prenait la relève du Fonds de recherche et d'éducation mis sur pied par l'Association six ans plus tôt. Les objectifs mis de l'avant par ses créateurs étaient les suivants :
  - Favoriser l'avancement de la science et de la technique dans tous les domaines intéressant l'optométrie;
  - Promouvoir et aider financièrement la formation et les travaux de chercheurs;
  - Promouvoir et aider financièrement les publications et plus généralement la diffusion de connaissances dans tous les domaines qui intéressent l'optométrie;

- Susciter de façon dynamique et structurée, un intérêt dans tous les milieux concernés pour favoriser l'avancement de l'optométrie.

Un nouveau président fit son entrée à l'Association des optométristes en mai 1986 : il s'agissait du Dr Robert Théroux, probablement le plus jeune à avoir occupé le poste de président d'un organisme optométrique à 33 ans. Le Dr Robert Théroux, qui a reçu son grade de premier cycle en optométrie en 1976, aura laissé la marque d'un président près des préoccupations des membres de l'AOQ. Il aura notamment renouvelé l'Entente de l'Association avec la ministre de la santé, Madame Thérèse Lavoie-Roux en 1986 et vu à la création de Protecto-Vision, une entreprise mise sur pied pour œuvrer en lunettes industrielles.

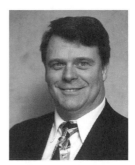

Dr Robert Théroux,
Président de l'Association des
Optométristes du Québec

Au début des années 1990, les rumeurs commençaient à circuler sur l'éventualité d'une coupure, d'une désassurance des services optométriques par la RAMQ, éventualité qui s'est avérée lors des budgets provinciaux de 1992 et 1993 quand les bénéficiaires de 18 à 64 ans furent exclus de la couverture des examens optométriques. C'est le président Claude Neilson qui a vécu ces années difficiles.

Le Dr Neilson est de la deuxième génération d'optométristes dans la famille : il est le fils de Jean Neilson, qui fut impliqué au Collège des Optométristes et Opticiens de la Province de Québec, de même qu'à l'École d'optométrie comme chargé de cours. Après l'obtention de son diplôme de premier cycle en optométrie en 1965, Claude Neilson s'installe à Lachine pour exercer sa profession. On le retrouve bientôt membre du Conseil d'administration de l'Association des optométristes du Québec dont il fut le président de 1989 à 1998, après avoir occupé à peu près toutes les fonctions depuis ses débuts à l'Association en 1978. De même, il a agi à titre de délégué de l'AOQ auprès de l'Association Canadienne des Optométristes, il a aussi franchi tous les échelons d'officiers de l'organisme et en est devenu le président en 2000 ; il agira à ce titre pendant deux ans.

Suite à ces deux étapes de désassurance, à l'apparition des bannières et à l'augmentation de la compétition par la publicité sur les services et leurs prix (vers 1990 après un jugement de la Cour Suprême sur la libre expression incluant le discours commercial en regard de la Charte des droits et libertés), la profession s'est véritablement organisée à tous les niveaux : marketing professionnel, regroupements de pratiques, occupation de locaux plus stratégiques, appareillages ultramodernes, informatisation, lettres de rappels, services à la clientèle, etc.

Par ailleurs, toutes les démarches entreprises dès 1978 sur l'utilisation des agents pharmacologiques diagnostiques finirent par déboucher sur le décret de novembre 1995 qui accorda finalement cette prérogative aux optométristes qui avaient suivi un programme de formation; les permis octroyés leur furent remis au Colloque sur l'œil et la vision de novembre 1995 lors d'une grande soirée mémorable.

Sur cette même lancée, des cours de pharmacologie avancée furent mis sur pied afin que les optométristes puissent acquérir les connaissances nécessaires à l'utilisation et à la prescription des agents pharmacologiques thérapeutiques (APT). La loi 87 fut adoptée en juin 2000… C'est là le vrai début du nouveau millénaire de l'optométrie québécoise. Mais la réglementation ne viendra que plusieurs mois plus tard de sorte que les nouveaux permis permettant l'utilisation et la prescription des APT seront remis aux 850 élus de la profession en juin 2003.

De nouvelles façons sont également apparues à l'Association : projet de fiches cliniques, guide de lentilles ophtalmiques, collaboration à diverses revues scientifiques et populaires, prix et reconnaissance en optométrie (PRO)[116], bourses aux étudiants en optométrie, etc.

Lors du mouvement « d'harmonisation » entre les organismes optométriques… qui en avaient bien besoin… la décision de déplacer les locaux de l'Ordre et de l'Association dans des salles adjacentes (« l'autre bord du corridor ») a grandement facilité le dialogue et favorisé des contacts étroits et suivis. Bravo! Au lieu de se tirer dans les jambes… on se sert de ses bras et de sa tête pour tirer dans la même direction.

Mais la toile de fond de l'Association des Optométristes du Québec est toujours demeurée la négociation des services couverts par l'Assurance-maladie et la défense de l'optométrie sur les plans politique, économique et social. Les défis ont toujours été de taille et il n'était pas rare qu'une assemblée générale de l'Association dure toute la journée avec des dizaines d'intervenants au micro : une période dont on doit s'ennuyer? Ou s'agissait-il d'une époque où les choses se faisaient différemment?

Et au moment où la Commission Clair sur l'étude du programme des soins de santé du Québec insistait sur l'importance des soins de première ligne (incluant donc l'optométrie), la rumeur courait encore qu'il pouvait y avoir une coupure totale des services optométriques; l'Association présenta un mémoire montrant l'illogisme de la situation. En effet, on voulait maximiser l'efficience du système de santé et on voulait répondre aux besoins d'une population vieillissante dont la demande en soins de santé ne cesse d'augmenter, mais on ne favorisait pas cette approche en délestant cette population des services de première ligne de l'optométrie.

---

116 N.D.L.R. : On trouvera en annexe une liste des récipiendaires de ces prix depuis le début en 1999

Le Dr Langis Michaud, nous le rappelons, a tenu les rennes de cet organisme jusqu'en 2005 et il fut suivi du Dr Steven Carrier (Promotion 1980). Pratiquant à Asbestos, le Dr Carrier se voulait avant tout un président près des membres et à leur image : celle d'optométristes compétents, dotés d'un bon sens de la gestion

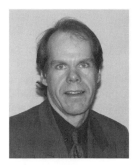

Dr Langis Michaud,
Président de l'Association des
Optométristes du Québec

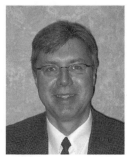

Dr Steven Carrier,
Président de l'Association des
Optométristes du Québec

des affaires. Il fit aussi sa marque à la vice-présidence de l'organisme et les optométristes assidus aux activités de formation continue ont bien apprécié son implication éclairée à la présidence du CPRO.

L'Association Canadienne des Optométristes (ACO/CAO)[117]

Un très grand nombre d'optométristes québécois, si ce n'est pas la totalité, sont membres de l'Association Canadienne des Optométristes (ACO) et quelques-uns des optométristes québécois ont joué un rôle important au sein de ce regroupement : il est donc utile et intéressant d'aborder succinctement son histoire.

À ses débuts, en 1896, cet organisme portait le nom suivant : Canadian Association of Opticians. On constate que l'Association du Québec et celle du Canada se ressemblent quant à leurs origines. Le premier président de l'association canadienne fut un montréalais du nom de Samuel S. Grant. Cette première association cessa d'exister en 1903. Au début des années 1920, on vit apparaître la « *Western Canada Optometric Association* « , la « *Maritime Association of Optometrists* » et la « *Canadian Optometric Association* » qui fut intégrée, en 1925, à la « *Ontario Association of Optometrists* ».

Et le 21 janvier 1926, on assista à la mise sur pied de la « *Dominion of Canada Optometric Association* » dont H.S. Mc Clung fut le premier président. Cet organisme cédera la place en 1941 à la « *Canadian Association of Optometrists* ». Les fondateurs de ce nouveau regroupement furent Edward Bird de l'Ontario, Eli Boyaner qui représentait à la fois le Nouveau-Brunswick, la Nouvelle-Écosse et l'Île du Prince-Édouard, D.A. Maguire pour le Manitoba, H.S. Mc Clung pour la Saskatchewan, Alfred Mignot pour le Québec et Fred Nuttall pour les deux provinces de l'ouest (Alberta et Colombie-Britannique)[118].

---

117   DI COLA, M.J. (1998). *A look back*. RCO. Vol. 6 No 2. Été 1998. pp 92-98

118   N.D.L.R. À cette époque, Terre-Neuve n'avait pas encore rejoint la Confédération

La charte légale de l'ACO devint réalité le 30 juin 1948.

Les deux premiers présidents de cette association furent H. S. Mc Clung de 1941 à 1943 et Alfred Mignot de 1943 à 1945. Deux autres québécois présidèrent encore les destinées de la profession canadienne dans son ensemble, les Docteurs Jean-Marie Rodrigue (1990-1992) et Claude Neilson (2001-2002).

En effet, c'est à Vancouver, en février 2001, que le Dr Neilson a été élu le 36e président de l'ACO. La revue « l'Optométriste » fait mention de la coïncidence[119] : il fut élu 36e président à sa 36e année de pratique de l'optométrie. Le docteur Neilson accédait à ce poste avec une expérience de plusieurs années à la barre de l'Association des Optométristes du Québec. Il est évident que Claude Neilson avait dû franchir les étapes préparatoires à sa présidence : en effet, il fut élu secrétaire-trésorier de l'Association Canadienne lors d'un Conseil de cet organisme en août 1997.

Les bannières, les regroupements d'achats, les chaînes

L'optométrie a aussi cette autre caractéristique que son offre de services s'est organisée en cliniques ou bureaux regroupés au sein de bannières ou chaînes membres ou non de regroupements d'achats de biens et services.

Ainsi, et contrairement à la médecine ou la dentisterie mais à l'instar un peu de la pharmacie, la majorité des 700 à 800 cliniques ou bureaux individuels s'est retrouvée dans des bannières ou chaînes : pour ne nommer que ceux-là, pensons à IRIS, Greiche et Scaff, Opto-Plus, Regard-Action, Opto-Réseau.

Ce phénomène était propre au Québec pour ce qui est de l'optométrie mais répandu au Canada, notamment en Ontario, pour ce qui est de l'optique d'ordonnances.

Certaines de ces bannières ou chaînes appartenaient exclusivement à des optométristes, d'autres à des sociétés mixtes d'optométristes et opticiens d'ordonnances; d'autres enfin furent achetées par des investisseurs.

Les regroupements d'achats supplantaient ces structures et offraient leurs services à une ou plusieurs d'entre elles qui étaient le plus souvent leur propriété. Ainsi en était-il de Services Optométriques Inc (SOI), le plus important regroupement d'achats et de services en optométrie en Amérique du Nord, propriété exclusive d'optométristes indépendants : des cliniques ou bureaux non rattachés à l'une ou l'autre des bannières en étaient également clients et la bannière Opto-Plus était sa propriété à 50%.

Quand on aborde le sujet des regroupements d'achats, on se replonge dans le 20e siècle, au début des années 1960, et là une figure nous apparaît, celle du Dr Luc Tétreault, optométriste, qui fut à l'origine du premier regroupement

---

119   Association des Optométristes du Québec. *L'Optométriste.* Mars-avril 2001 p. 18

d'achats en optométrie, l'Optique Richelieu. Voici l'histoire de cet événement.

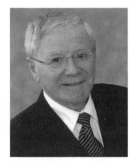

Dr Luc Tétreault, Président de L'Optique Richelieu

Le Dr Tétreault[120] avait l'œil vif, les pensées claires et le verbe haut et rapide. Natif de Saint-Pie-de-Bagot, il a complété ses études classiques non loin de son village natal, au Séminaire de St-Hyacinthe où ses professeurs lui prédisaient un brillant avenir.

Dans un encart du journal local « *Le Courrier* » du mercredi 24 septembre 2004, encart entièrement consacré à ses 50 ans de carrière en optométrie, on peut lire les hommages du Premier ministre Jean Charest, des députés fédéral et provincial du comté, de même que du maire de St-Hyacinthe. Pour sa part, le président Pierre-Paul Beauregard, de sa promotion 43-51 du Séminaire de St-Hyacinthe, lui a rendu hommage avec plusieurs autres. Il disait, entre autres choses :

> « ...*Personne ne peut oublier son ardeur et son assiduité au travail. Il avait le sens du devoir et des responsabilités. D'ailleurs, ses qualités le suivront tout au cours de sa vie, le guidant avec vigueur au bout de ses passions qui furent et sont encore nombreuses et variées...*
>
> ...*Durant ces années universitaires, l'étudiant adulte qu'il est devenu a fait sa marque : il a pris en main son devenir professionnel, adoptant la thèse de l'homme qui croit en lui-même et qui prend, avec acharnement, les moyens les plus adéquats pour atteindre ses objectifs élevés mais réalistes à ses yeux. Au terme de ses études, il décroche la mention de « Très grande distinction » en plus de recevoir au passage la plupart des « meritas » attribués au finissant le plus méritant de la Faculté. En prime, il reçoit la Médaille du Gouverneur Général du Canada.*
>
> *Le nouveau diplômé en optométrie s'installe à St-Hyacinthe le 24 juin 1954. Le petit gars de Saint-Pie savait depuis près d'un an où serait situé le bureau réservé au professionnel en optométrie « nouvelle vague » qu'il était...* »

Le Dr Luc Tétreault a confirmé ce point en riant, ajoutant qu'il avait en effet loué le bureau un an à l'avance pour être bien certain qu'il mettrait la main sur l'emplacement désiré.

Pendant qu'il participait aux ateliers cliniques de Roger Bordeleau à Montréal, vers la fin des années 1950, il constata que la Compagnie d'Optique National Ltée, qui avait pignon sur rue à Montréal, multipliait

---

120 N.D.L.R. : Le texte concernant le Dr Luc Tétreault, optométriste, est un compte-rendu d'une entrevue réalisée le 18 août 2005, à Longueuil, à son domicile

ses points de distribution et ses laboratoires dans la région, c'est-à-dire à St-Hyacinthe, à St-Jean-sur-Richelieu, à Drummondville et à Sorel. Il se dit alors que les optométristes pourraient faire des économies et des bonnes affaires en procédant de la même façon, mais cette fois-ci dans l'intérêt des optométristes par le regroupement des achats. Il contacta donc divers collègues des régions névralgiques et au-delà, les Armand Bouchard de Granby, Adrien Beauchemin de Sorel, Jean-Marie Thuot de St-Jean, Jacques Bourgeois de Drummondville, Lucien Martel de St-Hyacinthe et Marcel Gosselin, qui ont été respectivement Secrétaire et Trésorier de la nouvelle entité légale qu'ils venaient de constituer : *L'OPTIQUE RICHELIEU LTÉE.* C'est le 15 mars 1963 que la nouvelle entreprise prit son envol.

Que pourrait-on présenter qui se soit passé un 15 mars, avant ou après? Le 15 mars 1923? Un incendie ravage l'Hôpital des Incurables, des Sœurs de la Providence; cet hôpital était situé sur le Boulevard Décarie dans le quartier Notre-Dame-de-Grâce, à Montréal. Et le 15 mars 1949, c'est au Colisée de Québec que le feu s'attaqua et le détruisit. Un dernier clin d'œil au passé : le 15 mars 1998... décès du célèbre pédiatre Benjamin Spock, dont les travaux sur l'éducation des enfants ont eu beaucoup d'influence sur la génération des « *baby boomers* ».

Dès 1966, l'entreprise de fabrication et de distribution de produits ophtalmiques, fondée par Luc Tétreault, se retrouva dans un nouvel édifice, dans le parc industriel de St-Hyacinthe. Après avoir pris possession de ce nouveau siège social, on pensa à l'expansion et plusieurs succursales ont vu le jour : Montréal (rue St-Hubert), Rimouski (sous la direction du confrère Jacques Michaud), Québec, Shawinigan (avec l'optométriste Marc Gélinas), etc.

On ne doit pas passer sous silence le fait que Luc Tétreault, et son collègue Jean-Marie Thuot, optométriste, ont fait partie du premier Conseil d'administration de l'Association des Optométristes du Québec.

L'entreprise s'occupait déjà de la fabrication et de la distribution des lentilles de lunettes, mais elle cherchait à faire bénéficier les optométristes de l'ensemble des produits et elle fit donc, en 1972, l'acquisition de la compagnie Veracon, fondée par Jean-Louis Blanchard. On avait donc alors toute la gamme des produits ophtalmiques puisque, quelque temps auparavant, on avait intégré les montures de lunettes (Opti-Mod Inc.) et tout le secteur de la lunette industrielle (Sécuritec, précurseur de Securo). Tous ces acteurs seront sous la direction et la gestion d'un « *holding* » connu sous le nom de Unisol.

Mais des événements sont venus mettre un terme à cette belle aventure, notamment un règlement interdisant aux optométristes de posséder des intérêts directs ou indirects dans des compagnies de fabrication et de distribution de produits ophtalmiques; et à la fin de 1976, la décision déchirante fut prise de liquider et de mettre la clef dans la porte.

Fin d'une belle aventure que l'on doit à un autre passionné de l'optométrie, le Dr Luc Tétreault. Mais son exemple aura servi, la mise en œuvre de l'Optique Richelieu ayant été le précurseur de « Services Optométriques Inc. (SOI) et des autres regroupements.

Les chaînes (que l'on définissait comme une société de plus de deux cliniques ou bureaux) étaient généralement la propriété de quelques professionnels associés à cette fin tant en optométrie qu'en optique d'ordonnances et avaient des politiques de vente très intégrées. On a remarqué cependant une certaine tendance d'achat de ces chaînes par des intérêts privés, non-professionnels.

Les regroupements d'optométristes ont eu pour objectif premier de rendre économiquement plus rentables les transactions des optométristes avec leurs fournisseurs. En se regroupant, les achats pouvaient se faire en plus gros volume assurant ainsi un meilleur prix unitaire.

Le groupe IRIS fut issu d'un regroupement dont le Dr Pierre Descary (1962)[121], fut l'un des fondateurs avec trois autres confrères, à savoir les Drs Rock Beaulieu, Michel Laliberté (1962) et Roger Michaud (1966).

Ce fut au début des années '80 que les quatre collègues, provenant des quatre coins de la province (Abitibi, Bas du fleuve, Gatineau et Saguenay-Lac St-Jean) décidèrent de s'unir pour fonder une organisation dont l'objectif premier était de fournir des services structurés à la population et de centraliser les achats pour permettre un meilleur rendement économique aux optométristes participants. On voulait aussi mettre au point des systèmes informatiques de gestion des cabinets.

Pierre Descary résidait à Lachine (son frère fut maire de cette ville). Après ses études au Collège St-Laurent, chez les Pères de Ste-Croix, il s'est retrouvé d'abord à la Faculté de médecine, puis, en septembre 1959, à l'École d'optométrie de l'Université de Montréal.

Le tout premier nom que les quatre collaborateurs s'étaient donné, était le suivant : « *Les optométristes associés BDML* », les quatre premières lettres de leurs noms de famille. Ils avaient réussi à développer un document mettant en lumière la procédure de toutes les étapes de fonctionnement d'un cabinet d'optométriste au plan professionnel et au plan de la gestion.

Bientôt la profession fut confrontée avec la présence de trois regroupements d'achats, à savoir le groupe IRIS – c'était le nouveau nom qu'avaient choisi les fondateurs de « Les optométristes associés BDML SOI », la filiale de l'Association des Optométristes du Québec et sa bannière Opto-Plus et une autre bannière. Ces trois regroupements se faisaient concurrence quant au recrutement des optométristes participants.

---

121 N.D.L.R. : Le texte concernant IRIS a été rédigé suite à une entrevue de l'auteur avec le Dr Pierre Descary, optométriste, le 14 octobre 2005.

Une bonne partie de ces optométristes regroupés, après multiples rencontres, réunions spéciales houleuses, a finalement décidé de fusionner le tout en un seul organisme qu'on appelle aujourd'hui « IRIS, le groupe visuel » et dont le maître d'œuvre est le Dr Francis Jean, optométriste de 1985.

La bannière « Opto-Réseau », pour sa part, fut fondée en 1996.

Ce qui suit ne relate pas la fondation d'un autre regroupement d'achats, mais plutôt la mise en œuvre d'un autre champ d'expertise pour les optométristes, la compagnie « *Veracon Inc.* » fondée par un optométriste de la région de Sherbrooke, le Dr Jean-Louis Blanchard[122].

Il a rejoint les rangs de l'optométrie en 1946 : quand la profession a fêté son centenaire, il en était à sa 60e année comme optométriste. Il est donc « membre à vie » de l'Ordre des Optométristes du Québec et il a joué un rôle important dans le développement de la pratique des lentilles de contact, à laquelle il s'est intéressé dans les toutes premières années de sa pratique. C'était l'époque, peu réjouissante pour les patients, des grandes lentilles sclérales. Ça n'était donc pas la bousculade aux portes des cabinets des optométristes, pour obtenir ce type de services, mais ça pouvait aider certains patients. Puis sous l'influence de Newton K. Wesley et George N. Jessen, aux États-Unis, et J. Armand Messier, au Québec, on a introduit les petites lentilles dites cornéennes (elles n'avaient qu'environ 9 mm de diamètre).

Très tôt, il découvre tous les secrets de ces nouveaux produits, il devient rapidement la personne ressource choisie pour aider ses collègues optométristes à s'y retrouver dans tous ces nouveaux concepts de zone optique, de zone périphérique, de bords minces, de courbures de base, etc. Le Collège des optométristes lui confie un mandat, celui « d'instruire » ses congénères professionnels sur tous les secrets que décèlent ces petits objets qui gagnent de plus en plus la faveur du public.

Cet engouement pour cette pratique, la demande croissante des patients et le désir qui l'anime de ne pas se fier aux laboratoires qui champignonnent autour, font émerger l'idée chez Jean-Louis Blanchard de fonder, en 1963, sa propre compagnie qui s'appellera Veracon Inc. Les optométristes du Québec firent un accueil enthousiaste à cette nouvelle entreprise gérée par un optométriste pour les optométristes. Puis naît plus tard l'Optique Richelieu à laquelle se joindra Veracon. Après quelques années de difficultés, Veracon renaîtra, en 1975, sous le nom de « *Les Laboratoires Blanchard* » avec ses nouveaux dirigeants, Pierre Blanchard, le fils de Jean-Louis, et Gilles Castonguay auxquels se joindront par la suite, Jean, l'autre fils de Jean-Louis et Jean, le frère de Gilles (vous me suivez?). Cette nouvelle entité procéda avec prudence et commença le développement des marchés locaux... puis on déborda un peu et bientôt l'ensemble du marché québécois fut gagné à la cause de « *Les Laboratoires Blanchard* ». Cet appui, notamment des optométristes, est demeuré

---

122   Résumé d'une entrevue téléphonique réalisée avec Jean-Louis Blanchard le 15 août 2005

fidèle; cet appui et le lancement de nouveaux produits très efficaces ont entraîné dans leur sillon le Nouveau-Brunswick et les Maritimes. Mais engaillardis par le succès, on visait l'Amérique et au milieu des années 1980, on débarqua en Nouvelle-Angleterre, à Manchester, plus précisément. La qualité des produits et leur technologie inventive vont bientôt se répandre dans toute l'Amérique et jusqu'en Europe et aussi en terre australienne.

L'idée qui avait germé dans la tête du Dr Jean-Louis Blanchard a été très fructueuse et cette aventure d'un passionné et d'un rêveur nous montre jusqu'où on peut aller avec de la détermination et de la compétence.

Une autre aventure qui ressemble à la précédente mérite d'être soulignée, celle du Dr Henri Allard et du Dr Jacqueline Moreau. Ces deux optométristes ont obtenu leur diplôme de 1er cycle en optométrie en 1963 et ils désiraient, bien évidemment, pratiquer leur profession comme l'ensemble de leurs collègues de classe. Mais une chose les préoccupait, soit la concurrence des « grosses » compagnies d'optique du temps, dans le domaine du commerce au détail. Ils constataient que les optométristes n'avaient pas le choix de s'adresser à ces compétiteurs pour l'achat de leurs instruments d'optique pour leur cabinet. Pour leur part, l'objectif des docteurs Allard et Moreau était d'aider les optométristes et autres clients à

> « améliorer l'efficacité de leur pratique en offrant les meilleurs produits, un service après-vente et un soutien inégalables[123] »

Ils décidèrent alors, tout en continuant l'exercice de la profession, de mettre sur pied une compagnie de distribution d'instruments d'optique pour fournir aux optométristes une autre voie d'acquisition. Ils fondèrent donc, en 1963, une entreprise qu'ils baptisèrent« *Société Ophtalmique Allard et Moreau* ».

Lors d'un voyage en Angleterre, Henri Allard constata que les tarifs consentis aux professionnels de l'optométrie dans le programme d'assurance-maladie augmentaient très peu d'une année à l'autre et il craignait que le même phénomène se répète au Québec qui était à mettre en marche son propre programme. Les deux partenaires décidèrent donc, en 1970, de diminuer les heures de consultation professionnelle pour consacrer beaucoup plus de temps à leur société qui fut enregistrée sous le nom « *Instruments Ophtalmiques AM Inc.* », (*AM Ophthalmic Intruments Inc*). Ils débutèrent en 1975 la distribution des produits Topcon. C'est en 1983 qu'ils obtinrent l'exclusivité de la distribution de ces produits au Canada et qu'ils créèrent leur propre marque appelée « AMTEK ».

L'entreprise fondée par Henri Allard et Jacqueline Moreau prendra de l'expansion en 1985 après l'installation, en 1979, de la compagnie dans un parc industriel de Boisbriand dans un immeuble d'un peu plus de 3350 mètres

---

123 Extrait d'un document intitulé : « *L'histoire de Topcon Canada Inc.* » fourni par le Dr Allard

carrés (11 000 pi2); en effet on retrouva « *Instruments Ophtalmiques AM* » à Mississauga et aussi à Calgary dans des immeubles d'environ 610 M2 (2 000 pi 2). En 1991, on se rapprocha de l'École d'optométrie de l'Université de

Waterloo et on s'installa dans la région dans un immeuble semblable à celui de Boisbriand et qui devint la plus grande salle de montre en Ontario.

« *Instruments Ophtalmiques AM* » est ensuite devenu co-distributeur avec la compagnie Imperial Optical, des instruments fabriqués au Japon par Topcon et finalement, en 1998, distributeur exclusif des équipements Topcon au Canada, en tant que filiale de Topcon America Corporation. Ceci s'est produit à cause d'un croc-en-jambe de Imperial Optical à l'endroit de la compagnie des Drs Allard et Moreau, machination qui n'a pas plu au représentant principal de Topcon au Canada; ce dernier a confié la responsabilité de la distribution exclusive des équipements (Topcon) à l'entreprise de ces deux collègues optométristes. Leur société prit alors le nom de Topcon Canada Inc.

Le Dr Jacqueline Moreau a aussi été active au sein de l'Ordre des optométristes du Québec. Elle recevait, en mai 2006, le « Mérite » du Conseil Interprofessionnel du Québec (CIQ) pour son implication dans la profession.

Une autre belle réussite qui fait partie de l'histoire de l'optométrie au Québec.

Les publications des organismes optométriques

L'Association des Optométristes et Opticiens de la Province de Québec fonde, le 6 mars 1918 une publication qui sera nommée, de façon très originale et inspirée, « *Le journal* » qui devint l'organe de communication avec les membres.

Après quelques années, la publication prit le nom de « *Bulletin officiel* » dont les principaux rédacteurs furent Alphonse Phaneuf, H. F. King et G. Lavallée

On retrouve Monsieur Phaneuf, en 1927, qui dirige la revue « *Optométrie* » qui a survécu jusqu'au début des années 1960 pour ensuite disparaître; la « *Revue Canadienne d'Optométrie* » (Canadian Journal of Optometry) a comblé le vide quelque temps.

L'Association des Optométristes du Québec fonde ensuite, vers la fin des années 1970, en 1979 pour être plus précis, la revue « *L'optométriste* » qui est distribuée aux optométristes, membres de l'Association, ainsi qu'aux personnels de plusieurs corps publics. Le rédacteur actuel est le docteur Jean-Pierre Lagacé, optométriste bien connu de ses confrères et consoeurs.

À cette même époque, les étudiants ne voulant pas être en reste fondèrent aussi leur journal « *La Visée* » et plutôt que de rester confiné au campus universitaire, l'Association des Étudiants en Optométrie de l'Université de

Montréal (AEOUM) se permit de le distribuer à l'ensemble des optométristes québécois. Se voulant une courroie de transmission entre l'École et la vraie vie, un noyau d'étudiants enthousiastes maintint le fort pendant quelques années, Michel Legault, Carole Melançon, Diane G. Bergeron et plusieurs autres. Revenu à des dimensions purement universitaires, le journal étudiant pris, par après, le nom de « *BOUM* ».

CHAPITRE 9

L'ÉCOLE D'OPTOMÉTRIE
DE L'UNIVERSITÉ DE MONTRÉAL :
SON HISTOIRE ET SON CARACTÈRE

Il est bien évident qu'ayant passé 48 ans de sa vie à l'École d'optométrie de l'Université de Montréal, l'auteur ne pouvait pas passer sous silence l'histoire de cette École qui fêtera son centenaire en 2010. Il a donc jugé intéressant de réserver une partie de l'histoire de l'optométrie québécoise à l'institution responsable de la formation des optométristes, institution qui a joué, avec les autres intervenants, un rôle significatif dans l'évolution de la profession. En quelques pages et photos, certains revivront un peu la « vie » de la rue St-André, d'autres le 7ᵉ étage de l'aile D du pavillon principal (le seul et unique alors!)[124].

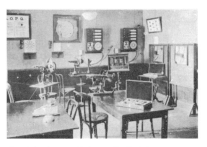

Local de clinique de la rue St-André

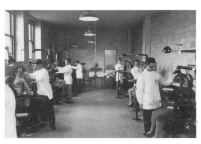

Local de clinique du 7e étage de l'Immeuble Principal de l'Université de Montréal

D'autres, tels que l'auteur, se souviendront de l'École d'optométrie au deuxième étage de l'aile D de ce même pavillon. D'autres plus chanceux se

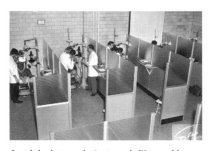

Local de clinique du 2e étage de l'Immeuble Principal de l'Université de Montréal

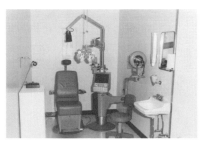

Local de clinique du 3333 Chemin de la Reine-Marie

124 N.D.L.R. : Ce pavillon a été nommé au cours de l'année 2004 "Pavillon Roger Gaudry" en mémoire du premier recteur laïc de l'Université de Montréal

reverront au 3ᵉ étage du 3333 Chemin de la Reine-Marie (Queen Mary Road); et enfin, les plus jeunes auront bénéficié des locaux que l'École d'optométrie occupe au 3744 de la rue Jean-Brillant depuis mai 1990.

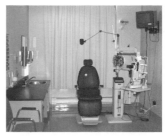

Local de clinique du 3740 Jean-Brillant

2003-2004 : Le 125ᵉ anniversaire de l'Université de Montréal

Avant d'aborder l'historique de l'École d'optométrie, il importe de mentionner brièvement le cent vingt-cinquième anniversaire de l'Université de Montréal. Est-ce faire un trop grand détour? Est-ce minimiser le fait que l'optométrie québécoise a passé le cap des cent ans au cours de l'année 2006? Certes non! Cette université aura joué un rôle très important dans l'évolution de la profession d'optométrie : en effet, l'École d'optométrie est affiliée à cette institution depuis 1925.

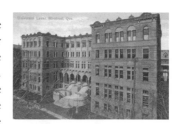

Le pavillon de l'Université Laval à Montréal, angle St-Denis et Ste-Catherine

Fêter les 125 ans de l'Université de Montréal aura rappelé à toutes les personnes intéressées, l'importance de rendre hommage aux hommes et aux femmes qui depuis 1906 ont marqué la destinée de l'optométrie et contribué de diverses façons à son développement. Ce qu'elle est aujourd'hui, la profession le doit à ces artisans, grands et petits, jeunes et moins jeunes, leaders dans l'âme, éducateurs, présidents d'organismes, ainsi qu'à ces rêveurs qui ont réussi à la faire évoluer pour la conduire là où elle est maintenant. Ils lui ont donné un visage, oui sans aucun doute, mais ils lui ont surtout donné une âme. Ce modeste ouvrage veut aussi les remercier de leur engagement et les féliciter.

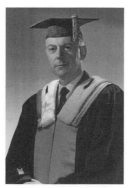

Le recteur Roger Gaudry

Fêter le 125ᵉ anniversaire de l'*Alma Mater* et les cent ans de l'optométrie, c'est aussi célébrer tous les diplômés de l'École

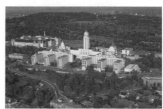

Le pavillon Roger Gaudry de l'Université de Montréal

d'optométrie et ses étudiants actuels : il est certain que l'histoire de l'institution qui a pour mission de former les optométristes ne peut être passée sous silence. Ceux qui ont quitté les bancs d'école et qui appartiennent à la grande famille optométrique sont nos meilleurs ambassadeurs dans la société civile et le monde du travail. La génération montante des étudiants d'aujourd'hui, nos futurs leaders professionnels, est la raison d'être de l'École d'optométrie et en assure le dynamisme constant.

Un rapide retour en arrière sur l'histoire de l'Alma Mater de la quasi-totalité des optométristes exerçant au Québec, permettra de mieux apprécier tout le chemin parcouru. Voici un extrait d'un article paru dans le journal « La Presse » le dimanche 29 mai 1988[125].

> *Pendant les 43 premières années de son existence, l'Université de Montréal n'était qu'une succursale de l'Université Laval de Québec. Mais ce n'était sûrement pas la faute de l'évêque de Montréal, Mgr Ignace Bourget, dont les efforts répétés pour convaincre Rome d'établir une université catholique à Montréal s'étaient, hélas, avérés futiles. En effet, même si l'Université de Montréal fut fondée en 1876, c'est de Québec que, jusqu'en 1919, parvenaient les diplômes remis aux Montréalais au terme de leurs études universitaires »*

Les diplômés en optométrie n'ont donc pas vécu cette période puisque, à cette époque, c'était l'Association des Optométristes et Opticiens de la Province de Québec qui gérait le tout. Des anecdotes historiques suivent et il est très captivant de les rappeler.

> *« Il est intéressant de noter que contre toute attente, les jésuites et les sulpiciens, les deux grandes communautés religieuses qui consacraient leurs énergies à l'éducation des jeunes, ne furent pas à l'origine de l'Université de Montréal.*
>
> *Les sulpiciens furent les initiateurs d'un premier projet d'université à Montréal en 1790. Ils demandèrent l'autorisation d'acquérir tous les terrains situés ans le quadrilatère formé par la place d'Armes, et les rues Notre-Dame, Saint-François-Xavier et Saint-Jacques. La raison? Y aménager un collège universitaire appelé Clarence, futur roi William IV d'Angleterre. Ce projet fut rejeté par Londres, car après avoir réussi à dépouiller les jésuites de leurs biens, Londres entendait faire de même avec les sulpiciens...... »*
>
> *« ...Même si elle dut mettre ensuite 17 ans à faire confirmer son autonomie complète par tous les intervenants impliqués, l'Université de Montréal put jouir enfin de cette autonomie en 1919 sous Mgr Paul Bruchési. Par son rescrit du 8 mai 1919, le pape Benoît XV*

---

125 PINARD, G. (1988). *L'Édifice principal de l'Université de Montréal*. La Presse, vendredi 29 mai 1988 p. E 7

*détacha de l'Université Laval toutes les facultés et écoles affiliées de
la succursale montréalaise et créa l'Université de Montréal. Le 14
février 1920, la législature de Québec adopta la « Loi constituant la
corporation de l'Université de Montréal... »*

Et que se passait-il en optométrie pendant ce temps? L'École d'optométrie,
sous la juridiction de l'Association des Optométristes et Opticiens de la Province
de Québec, commençait à reluquer du côté de la nouvelle institution pour s'y
affilier et s'y faire une place.

Un extrait de l'ouvrage de Lussier[126] [127] permet de faire état du contexte
de l'époque :

*« Par la loi concernant la charte de l'Université de Montréal (14
Georges VI chapitre 142), sanctionnée le 29 mars 1950, la Société
d'administration de cette institution vient de disparaître; elle est
remplacée par un Conseil des gouverneurs de douze membres. Une
Commission des études et un Comité exécutif sont constitués, l'une
pour des fins de coordination pédagogique, l'autre pour le contrôle
de la gestion. Le statut des facultés reste inchangé, mais plusieurs
articles visent maintenant à définir plus clairement les pouvoirs des
différents corps qui composent l'université. On y précise, entre autres,
que le doyen ou le vice-doyen de chaque faculté est en même temps
le directeur des études. L'article 51 précise : « Le directeur des études
doit être un professeur de carrière. Il représente d'office la Faculté
ou l'École à la Commission des études. Il surveille et assure la fidèle
exécution du programme de cette dernière. Il prépare le budget de la
Faculté ou École et surveille les dépenses budgétaires. » L'obligation
d'être professeur de carrière venait de mettre un terme au régime qui
permettait à des doyens de facultés professionnelles d'en porter le titre
sans participer à la vie de leur faculté ».*

C'est un jugement très dur... mais les « doyens » d'alors de l'École
d'optométrie, ceux de plusieurs générations d'optométristes, Alphonse Phaneuf,
Alfred Mignot, J. Armand Messier et les autres, ne cadrent pas dans cette
description négative et ceux qui les ont connus seront d'emblée d'accord avec
cette façon de voir. Plusieurs souvenirs parlent de ces pionniers en termes
élogieux : c'étaient des « bon pères de famille » qui donnaient beaucoup de leur
temps et de leurs sous pour l'École d'optométrie et ses étudiants.

---

126 Il s'agit du Dr Jean-Paul Lussier, DDS, qui fut doyen de la Faculté de chirurgie dentaire à
l'Université de Montréal

127 LUSSIER, J.P. (2004) **La Faculté de médecine dentaire de l'Université de Montréal, 1904-
2004. Cent ans d'existence. Un siècle de progrès.** Éditions Québec-Amérique Inc. Montréal
163 pp.

La mission de l'École d'optométrie

Si on se reporte au début de l'existence de l'École, on retrouvera la description des buts exprimés par les fondateurs du temps. Aujourd'hui, ça fait plus noble… on parle de la « mission » de l'institution; il a bien fallu en définir une, la voici :

> « *La mission de l'École d'optométrie de l'Université de Montréal s'articule autour des trois axes que sont l'enseignement, la recherche et le rayonnement.*
>
> *Par ses activités d'enseignement, l'École offre la formation initiale en optométrie, assure toute formation clinique spécialisée ultérieure, et contribue à la formation continue des optométristes en pratique. Ses programmes d'études permettent aux optométristes de disposer du plus haut niveau de connaissances et d'habiletés pour intervenir, selon les normes nord-américaines de pratique, à titre de professionnels de la santé oeuvrant en première ligne des soins oculaires et visuels.*
>
> *Par ses activités de recherche et ses programmes d'études supérieures, l'École d'optométrie contribue pleinement à l'avancement des connaissances des sciences de la vision et à l'évolution des technologies dans le domaine ophtalmique.*
>
> *L'École d'optométrie et sa Clinique Universitaire de la Vision constituent pour le grand public, pour le milieu professionnel et pour la communauté universitaire un centre d'information, de référence et d'expertise reconnu tant par la qualité de ses enseignements et de ses services cliniques, que par l'excellence et le volume de ses activités de recherche.*
>
> *La Clinique universitaire de la vision a été divisée en différents modules et la clinique générale en est, à la fois, le cœur et la porte d'entrée. En effet, tous les patients y sont d'abord dirigés pour un examen oculo-visuel complet. Lorsque requis, les patients sont ensuite référés au module clinique spécialisé propre à fournir les évaluations et les traitements nécessaires. On s'occupe aussi des cas d'urgence et des demandes de consultation aux professionnels de la santé appropriés. On retrouve à la CUV les modules cliniques d'aniseiconie, de basse vision, d'électrodiagnostic, d'ergonomie visuelle, de lentilles cornéennes, d'optométrie gériatrique et pédiatrique, de santé oculaire, de vision binoculaire et orthoptique ainsi que toute la gamme des services optiques. C'est un lieu privilégié qui se prête non seulement à la formation des futurs optométristes mais aussi à la formation continue des professionnels en pratique.*
>
> *En poursuivant ses objectifs de pertinence, de qualité et d'ouverture, l'École d'optométrie positionne l'Université de Montréal au sein de*

*la francophonie comme au plan international, parmi les chefs de file
de la formation et de la recherche dans le domaine des sciences de la
vision et de la santé oculaire.* »[128]

On doit toujours se rappeler que l'École d'optométrie de l'Université
de Montréal est la seule institution de langue française au Canada dans le
domaine de l'optométrie et la seule unité universitaire dans l'ensemble de la
Francophonie à décerner un doctorat en optométrie (O.D.)

Historique

La première mention d'une « formation en
optométrie » à Montréal serait celle de l'existence de
« *The Optical Institute of Canada* », institution fondée
en 1886 par Lionel Laurence : l'aventure dura dix ans
et le tout prit fin avec le départ du promoteur qui
retournait en Angleterre, sa terre d'origine.

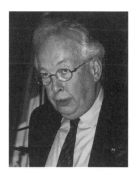

« La fondation de l'École d'optométrie de
Montréal, la première école d'optométrie francophone
en Amérique, et la seule encore jusqu'à maintenant,
remonte au printemps 1910; un an plus tard ses dix
(10) premiers étudiants graduaient après avoir suivi
des cours du soir pendant une année académique.

Dr Guy Meunier, optométriste

On retrouve dans cette première promotion, celle de 1911, le nom de J.P.
(Philias) Meunier, grand-père du Dr Guy Meunier; ce dernier, sans faire d'éclat
a toujours été présent pour sa profession, notamment dans les moments plus
difficiles. On sait qu'en plus d'avoir un grand-père optométriste, il a eu aussi
un père optométriste… Roland, de la promotion de 1920. Ah! Optométrie,
quand tu nous tiens…!. Voici un petit secret qu'il fallait absolument dévoiler :
l'optométriste Guy Meunier a eu très peur de s'appeler Philias… comme il
l'avoue lui-même.

Soit dit en passant, quelques autres familles québécoises ont ce privilège
d'avoir fourni plusieurs générations à la profession d'optométrie, entre autres,
les Marchand (Jean-Raymond, René et Frédéric), les Thibault en Gaspésie et
autres.

Qui étaient les principaux professeurs à ce moment? On retrouve les
noms de Rodrigue Carrière, H. Mothersol, Dr A.L. Guertin et J. A. Matthew.
Entre parenthèses, sur une photo qui date de 1904, on retrouve le nom de Rod.
Carrière comme professeur d'un groupe de 7 gradués du « *Collège Ophtalmique
du Canada* ». Serait-ce là le précurseur de l'École d'optométrie de l'Université
de Montréal?

---

128   École d'optométrie Université de Montréal. Document de présentation

La promotion qui a suivi celle de 1911, comportait 21 noms dont ceux de MM. Alfred Mignot et J. Alphida Crête, deux individus qui ont joué un rôle très significatif dans le développement de la profession et de l'École. Alfred Mignot et Maurice R. De Meslé sont devenus professeurs en 1913. Il est bon de souligner que la norme des écoles professionnelles, pour les professeurs du temps, était de partager leur temps entre la pratique professionnelle privée et l'enseignement. Avant 1963, en optométrie à tout le moins, il n'y avait pas de statut de « professeur de carrière », notion interprétée comme étant le statut d'un professeur qui se consacrait entièrement à sa fonction d'enseignant. Mais cela changea après la mise en œuvre des recommandations du rapport Parent sur l'éducation. L'École d'optométrie de l'Université de Montréal sera alors subventionnée et pourra en conséquence commencer à recruter des « professeurs de carrière »

Quelle était la place de l'École d'optométrie de l'Université de Montréal, dans le temps, par rapport aux autres écoles nord-américaines? La première en date fut celle de Chicago (Illinois College of Optometry) qui a déjà fêté son centenaire en 1972 puisqu'elle a ouvert ses portes en 1872 sous la gouverne de George McFatrich. Ont ensuite suivi, d'abord en 1894 le *Klein School of Optics* de Boston devenu en 1909 le Massachusets College of Optometry puis le New England College of optometry (NEWENCO); puis ce fut le tour du Los Angeles College of optometry en 1904; ce dernier est devenu le Southern California College of Optometry (SCCO), situé à Fullerton, en 1972.

Il ne faut en aucun cas passer outre sur le fait que l'École d'optométrie du Québec est

« la plus ancienne institution de formation optométrique en Amérique du Nord à posséder un statut universitaire »

Comme l'écrivait Pierre Simonet dans la première partie du rapport d'auto- évaluation présenté à l'Université de Montréal en août 2000. Certaines écoles ou certains collèges d'optométrie sont plus âgés que la nôtre, mais ce sont des institutions qui sont restées privées.

En 1915, le Collège d'optométrie faisait l'acquisition d'un immeuble au 393 de la rue St-André à Montréal pour y donner des cours théoriques de même que les séances de laboratoire et de clinique. Au début de l'année 1916, on décide d'installer une clinique à l'École afin que l'on puisse y recevoir des patients qui pourraient bénéficier d'un examen visuel gratuit et permettre ainsi aux étudiants de se familiariser avec la recherche des erreurs de réfraction et l'établissement d'un diagnostic.

Ce fut dès 1920 que des discussions furent entamées avec la direction de l'Université de Montréal en vue de l'affiliation du Collège d'optométrie à cette institution; ces pourparlers aboutirent finalement le 8 avril 1925… À la suite de cet événement, le Collège d'optométrie, placé sous la juridiction de l'Association des Optométristes[129], devenait, pour l'Université de Montréal, l'École d'optométrie. Le contrat d'affiliation à l'Université de Montréal du Collège d'optométrie a été conclu à la suite d'une résolution de la Commission des études de l'institution et d'une résolution de l'Association des optométristes et du Collège d'optométrie en date du 27 mai 1925. Les parties étaient représentées par Mgr A.V. Piette et M. Édouard Montpetit pour l'Université de Montréal et par MM. Alfred Mignot, le président, et Maurice R. DeMeslé, le secrétaire, pour le Collège et l'Association.[130]

Il ne faut jamais croire que nous inventons, que nous créons des précédents… nous ne faisons souvent que reprendre des concepts, des idées déjà expérimentés. En effet, nous pouvons lire dans le contrat d'affiliation que

> « *tous les aspirants [à l'étude de l'optométrie] devront passer à la Faculté des sciences de l'Université de Montréal une année (dite préparatoire) d'études scientifiques comprenant mathématiques, physique et biologie. Au terme de cette année préparatoire, la Faculté des sciences décernera, aux candidats heureux à l'examen [j'aime beaucoup cette expression] un certificat attestant leur succès et ce certificat devra servir de carte d'admission aux études proprement dites d'optométrie* »

En 1999, le changement de programme a réintroduit l'année préparatoire au cours de laquelle les sciences biomédicales étaient dorénavant à l'honneur, dans le contexte d'une formation plus poussée en pharmacologie et en santé oculaire.

En passant… c'est dans la promotion de 1925 que l'on retrouvait deux jeunes diplômés que de nombreux optométristes ont connus : J. Armand Messier et Henri E. Côté.

Il est important, pour connaître le contexte du moment, de reprendre cette partie du texte de Charlemagne Bourcier qui traite de l'affiliation[131]

> « *L'année 1924 ouvre la voie à un autre fait important qui conduira l'Association vers le tout universitaire, je veux dire la préparation à l'affiliation à l'Université de Montréal. C'est le Dr E.G. Asselin qui a facilité les entrevues de M. A. Mignot avec le Dr E. Foucher. MM. A. Mignot et M. De Meslé sont délégués auprès de l'Université Columbia pour s'enquérir des cours enseignés et auprès de l'Université de Montréal pour façonner notre future affiliation. Une assemblée conjointe de la Commission administrative et des Études de l'Université de Montréal*

---

129 N.D.L.R. : Il s'agit de l'Association des Optométristes et Opticiens de la Province de Québec (AOOPQ) devenu par la suite L'Association des Optométristes de la Province de Québec (AOPQ)

130 Extrait du Mémoire de l'École d'optométrie présenté à la Commission Castonguay. Mars 1967 24 pp.

131 BOURCIER, C. (1943). D'un œil à l'autre. Éditions Beauchemin Montréal p.98

> *et du Conseil de l'Association se tient pour en arriver à une discussion amicale, qui conduit les autorités universitaires dans une parfaite connaissance de notre programme d'enseignement et de la formation donnée à nos élèves. Les membres qui représentent alors l'Université sont : Mgr Chartier, Dr J. Nolin, Dr G. Baril, Dr E. Gendreau, Dr E. Foucher et J. Laurence; ceux qui représentent notre École sont : MM. A. Mignot, N. Walsh, R. Carrière, H.F. King, A. Phaneuf, R. De Meslé. Les deux corps représentés en viennent à un accord parfait sur les conditions d'immatriculation qu'il faudra imposer à nos futurs aspirants advenant notre affiliation. Notre secrétaire, M. De Meslé, a une entrevue avec le Dr Nolin pour mieux se familiariser avec toutes les conditions fondamentales quant à l'enregistrement, l'âge, les honoraires et les cours préparatoires. Le fait est accompli et l'entente définitive se pose le 13 mars 1925; le 8 avril 1925, l'Université de Montréal accepte de fait et de droit notre affiliation et nous adresse une lettre confirmant notre acceptation. »*

C'est Alphonse Phaneuf qui sera alors nommé directeur de la nouvelle école affiliée.

Voilà un autre grand pas de géant qui venait d'être franchi… cette affiliation consacrait le niveau de la formation scientifique et la reconnaissance académique de la profession et de l'enseignement dispensé par l'École: feu l'optométriste Pierre Crevier, l'un des présidents du Collège des Optométristes de la Province de Québec, avait comme slogan : « *Un pas à la fois…* » . Il a résumé en quelques mots l'évolution de l'optométrie au Québec. Certains pas sont plus ardus que d'autres et prennent plus de temps à franchir… mais avec de la détermination et des visées claires, on y arrive.

Il est fascinant de voir les changements qui se sont produits, suite à cette affiliation et l'auteur croit bon de revenir sur l'article mentionné plus haut :

> « *Au cours de ces années [donc à compter de 1925[132]], les conditions d'admission étaient le certificat de versification ou certificat de lettres-sciences ou « 1st year Arts College » ou encore une équivalence définie par le Bureau d'immatriculation devenu depuis le Bureau du Registraire.* »

À cette époque donc, comme nous l'avons vu, tous les candidats devaient compléter, à la Faculté des sciences, une année préparatoire d'études dans différentes matières scientifiques dont la réussite assurait l'octroi, par la Faculté, d'un certificat qui était en quelque sorte le « passeport » pour l'admission aux études proprement dites en optométrie, études d'une durée d'un an et qui étaient suivies dans l'immeuble situé rue St-André. Le programme qui comprenait essentiellement trois sujets – optique, optométrie et pathologie oculaire – avait été élaboré en collaboration avec la Faculté des sciences et avait

---

132   N.D.L.R. 1925 : Année de l'affiliation de l'École d'optométrie à l'Université de Montréal

reçu l'approbation des autorités universitaires. La réussite des examens assurait aux candidats le grade de « Bachelier en Optométrie » (Ba. O.).

Le congrès des optométristes de 1929 fit entrer en jeu, une fois de plus, un personnage bien connu à l'Université de Montréal, Monsieur Édouard Montpetit, secrétaire général de l'institution. Ses paroles, lors d'un banquet de clôture du congrès, montrent comment l'optométrie était perçue dans le milieu universitaire :

> « L'Université de Montréal est la seule université dans toute la Province de Québec qui ait compris l'œuvre de l'optométrie et qui ait collaboré au succès et au progrès de cette grande et généreuse cause. Vous êtes venus à nous, messieurs, et si vous n'aviez pas accompli cette démarche, ce serait nous qui serions allés au devant de vous »[133]

Le 21 mai 1930, Henri E. Côté fut élu conseiller à l'École et, au cours de ce même été, on suggéra la nomination de J. Armand Messier comme assistant-professeur et les deux comparses furent nommés professeurs assistants[134] le 17 septembre 1930.

L'École d'optométrie participa pour une première fois, en 1931, à la collation des grades de l'Université de Montréal, événement qui eut lieu au théâtre St-Denis.

C'est en 1934 que les exigences furent accrues et que la durée des études en optométrie fut augmentée à deux ans, après l'année « préparatoire » à la Faculté des sciences.

Il serait impardonnable, de ne pas souligner la première femme graduée de l'École d'optométrie affiliée, qui obtint son diplôme en 1938. Il s'agit de Madame Pauline Caron qui devint l'épouse d'un professeur de l'École d'optométrie que plusieurs optométristes ont connu, Edgar Lussier, celui-ci fut aussi, pendant de nombreuses années, Secrétaire de la corporation de l'École d'optométrie fondée en 1946 et « responsable » de la clinique de l'École.

Dès 1944, les démarches débutèrent en vue de l'intégration complète de l'École d'optométrie à l'institution à laquelle elle était affiliée depuis 1925; afin de réaliser un tel objectif, il était nécessaire que la corporation professionnelle d'alors, le « Collège des Optométristes et Opticiens de la Province de Québec (COOPQ) » abandonne ses droits sur l'École d'optométrie afin que celle-ci puisse posséder une complète autonomie. Ceci conduisit à l'incorporation de l'École d'optométrie de Montréal; elle a été incorporée par lettres patentes du gouvernement de la Province de Québec, le 23 janvier 1946.

---

133 BOURCIER, C. (1943). *D'un œil à l'autre*. Éditions Beauchemin Montréal p.104

134 N.D.L.R. : Le statut de professeur assistant correspond au statut de professeur adjoint du milieu universitaire

Cette nouvelle situation facilita grandement les démarches permettant à l'École de pouvoir se loger dans les immeubles de l'Université de Montréal dont la construction achevait; et dès septembre 1946, les activités académiques y furent présentées à l'exception de la clinique qui est restée localisée dans l'immeuble de la rue St-André. Ce sera à l'automne 1946, suite à la collaboration du Dr Georges Baril, de la Faculté des sciences, que l'École pourra s'installer dans l'aile est, au 7ᵉ étage de ce que l'on a baptisé depuis le Pavillon Roger-Gaudry. L'espace qu'occupait l'École d'optométrie était alors de 1200 pieds carrés (111, 48 mètres carrés), en faisant exception des espaces communs, c'est-à-dire les salles de cours et des laboratoires aussi utilisés par les étudiants provenant des autres départements universitaires.

En 1949, à l'occasion de l'octroi de la nouvelle charte de l'Université de Montréal, on assista à une réorganisation complète de l'École assortie de nouvelles conditions d'immatriculation des étudiants. Le programme, élaboré de concert avec les 12 Écoles d'optométrie du continent nord-américain[135], fut porté à trois (3) années d'études professionnelles après l'obtention du B.A. (Baccalauréat-ès-Arts); ce programme fut soumis à la Commission des études de l'Université de Montréal et approuvé intégralement par celle-ci de même que par le Bureau des gouverneurs de l'institution. Ajoutons que le grade décerné aux nouveaux diplômés, à compter de 1954, fut la « Licence ès sciences/ Optométrie (L. Sc. O.)

En 1954, après 29 ans de services dévoués à la cause de l'École d'optométrie dont une bonne douzaine en tant que directeur, le Dr Alfred Mignot annonça sa retraite. Ce dernier avait reçu en 1950, un doctorat honorifique de l'Université de Montréal. Le Dr J. Armand Messier lui succéda : il était membre du corps professoral depuis 1926. Le directorat de ce dernier durera jusqu'en 1969, année d'intégration de l'École d'optométrie à l'Université de Montréal. Deux autres optométristes qui ont contribué à l'avancement de la profession ont reçu en 1954, un doctorat « Honoris Causa »de leur « *Alma Mater* » : il s'agit du lieutenant-colonel J.A. Boivin qui fut président du Collège des Optométristes et Opticiens de la Province de Québec de 1952 à 1958 et de J. Alphida Crête, qui fut aussi président de cet organisme de 1934 à 1949 et député de Laviolette.

En 1957, L'École déménagea à nouveau, cette fois-ci dans l'aile D au 2ᵉ étage, tout près de la Faculté d'art dentaire[136] et quadrupla ainsi l'espace occupé jusque là : elle comportait maintenant 5 000 pieds carrés (464,5 m²). La structure académique fut réorganisée pour créer six (6) secteurs d'enseignement : les sciences biologiques, les sciences visuelles, les sciences optiques, les sciences

---

135 N.D.L.R. : En 2006, le continent nord-américain comptait 19 écoles d'optométrie, dont 2 canadiennes (Waterloo et Montréal)

136 N.D.L.R. : Cette Faculté se nomme maintenant "Faculté de médecine dentaire".

administratives, les cliniques et les laboratoires. Un responsable de chaque secteur se rapportait à la direction.

Il peut être utile de rappeler aux lecteurs que l'École avait jusque là réussi son développement avec des ressources très limitées; mais heureusement, la Loi sur l'éducation de 1961 allait instituer un régime de subventions aux universités et dès 1963, l'École d'optométrie recevait sa part, soit 40 000 $. Après des progressions annuelles, la subvention était triplée en 1967, alors qu'elle fut de 130 000 $. L'amélioration des conditions financières allait donc permettre à l'École de poursuivre les objectifs fixés plus tôt et de mettre au point une planification quinquennale (1964 à 1969) pour faire les changements administratifs nécessaires, engager du personnel enseignant et non enseignant à plein temps, augmenter les monographies et périodiques en bibliothèque de même que l'équipement pour les cliniques et les laboratoires, réviser le programme, etc. C'est à ce moment que le professeur d'optique géométrique Yves Papineau, fut appelé à remplir les fonctions de « Directeur des études », sous le directorat de J. Armand Messier.

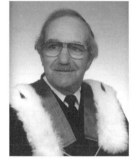

Ce cher Dr Papineau! L'optique géométrique incarnée; il en connaissait toutes les subtilités et morbidités, il pouvait en décliner tous les tenants et aboutissants ! L'Einstein de l'optométrie! Il en a fait voir de toutes les couleurs à plusieurs générations d'optométristes pendant quarante-quatre ans : plusieurs des optométristes du Québec ont donc conservé cet héritage des connaissances qu'il a si bien su transmettre.

L'École d'optométrie de l'Université de Montréal a longuement profité de ses qualités professionnelles et humaines, comme professeur

Dr Yves Papineau, Directeur de l'École d'optométrie

titulaire, directeur des études de 1963 à 1969 et directeur de 1973 à 1977.

Yves Papineau était un homme réservé, mais passionné. Il aimait bien rire, mais l'optique géométrique, c'était du sérieux, surtout le samedi matin dans la petite salle de cours du 7e étage, tout près du laboratoire de chimie. Ceux qui ont eu l'occasion d'enseigner certains chapitres de « son » optique géométrique ont dû travailler très fort et très longtemps pour tenter de faire bien comprendre les étudiants… lui, le Dr Papineau, il faisait ça tout naturellement, sans avoir l'air de faire d'effort. Il fut, il ne faut pas en douter, un compagnon de travail agréable, un professionnel respecté, un joueur de tennis redoutable et un ami fiable.

Il nous a quittés, subitement, beaucoup trop tôt, en 1988, mais il avait eu le temps de transmettre sa passion de l'optométrie à ses filles Manon (diplômée de 1973) et Louise (diplômée de 1976). On sait aussi que son fils Luc a obtenu son diplôme d'opticien d'ordonnances.

Bien que l'idée de l'intégration de l'École à l'Université de Montréal ait déjà été avancée, un fait important s'est produit dans le monde de l'éducation au Québec, la Commission Parent qui conduira vers la laïcisation de l'institution; il faudra attendre les recommandations de cette Commission sur l'éducation pour que les pourparlers soient véritablement amorcés. La recommandation # 145 du rapport[137] se lisait comme suit :

> *« Nous recommandons que la charte de l'Université de Montréal soit amendée pour intégrer à cette institution, à titre de facultés ou écoles constituantes, l'École Polytechnique[138], l'École des Hautes Études Commerciales[139], l'École d'optométrie et l'École de Médecine vétérinaire[140]. »*

Un autre élément positif dans la balance fut l'intégration de l'École d'optométrie de Toronto à l'Université de Waterloo en 1967. Lorsqu'il fut question de cette intégration, le Sénat académique de cette institution, chargé d'enquêter sur l'optométrie, concluait son étude de la façon suivante :

> *« L'optométrie n'est pas une profession para-médicale, au sens de soumise à la médecine, et elle n'est nulle part sous le contrôle direct ou indirect de la médecine, ni pour la pratique, ni pour l'enseignement[141] »*

Ce même Sénat, traitant de l'optométrie comme discipline académique ajoutait :

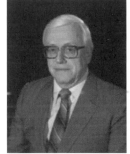

> *« L'optométrie est une science cohérente et unique; elle a contribué à la recherche dans le domaine de la vision et elle l'a fait d'une façon originale.*
>
> *L'optométrie n'est pas une simple technique que l'on peut enseigner dans un institut de technologie ou dans un collège d'enseignement professionnel[142]. »*

Le 28 mai 1969, Monsieur André Archambault, vice-recteur à la gestion académique et délégué du recteur Roger Gaudry, Monsieur De Montigny Marchand, Secrétaire général de l'Université de Montréal et Monsieur J. Armand Messier, directeur

M. André Archambault, vice-recteur aux affaires académiques de l'Université de Montréal

---

137   Rapport de la Commission Parent. Vol. 2. Recommandation # 145

138   N.D.L.R. : L'École Polytechnique est restée une unité affiliée

139   N.D.L.R. : l'École des Hautes Études Commerciales est aussi restée une école affiliée

140   N.D.L.R. : Cette école est devenue la Faculté de médecine vétérinaire en 1967

141   Archives de l'École d'optométrie de l'Université de Waterloo

142   id.

de l'École d'optométrie ont ratifié l'entente qui intégrait cette dernière à l'institution. Cette entente devait prendre effet dès le 1er juin suivant et marquait l'apogée des pourparlers entrepris depuis plusieurs années.

Il peut être utile de préciser aux lecteurs qu'un numéro complet de la Revue Canadienne d'optométrie (Canadian Journal of Optometry)[143] a alors été consacré à l'École d'optométrie de l'Université de Montréal et que les personnes suivantes ont participé à la rédaction de ce numéro dont l'Éditorial est signé par le Dr Maurice G. Bélanger, optométriste d'Ottawa, qui fut rédacteur en chef de la Revue Canadienne d'Optométrie pendant de nombreuses années : les Drs Claude Beaulne, Jean Bergevin, Jean-Jacques Brossard, Roland Giroux, Ben V. Graham, Nicole Lapierre, William L. Larson, Jacques Létourneau et Yves Papineau.

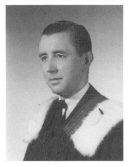

Le Dr Jean Bergevin faisait partie de la promotion 1956 avec les Claude Gareau, André-S Gauthier, Ernest Girard, Jean-Claude Émard et autres. Il a enseigné à l'École d'optométrie jusqu'au moment de sa retraite (il continuait tout de même sa pratique privée à Verdun) au début de la dernière décade du siècle dernier. On le retrouve en Optique physiologique, en clinique générale, avec son ami et

Dr Jean Bergevin, professeur à l'École d'optométrie

collègue, Reynold Sénécal, et surtout dans l'enseignement pratique et clinique des lentilles cornéennes, secteur qu'il contribuera à développer, à partir des lentilles sclérales en passant par les petites lentilles en PMMA , jusqu'aux premières lentilles souples.

Pour sa part, le Dr Roland Giroux passionné d'astronomie et de musique classique, a gradué en 1968 de l'École d'optométrie : il a vite été recruté pour l'enseignement théorique et clinique, après avoir complété une maîtrise en anatomie à la Faculté de médecine de l'Université de Montréal. Il ira ensuite outre frontière, à l'École d'optométrie de l'Université de Houston au Texas, d'où il rentrera avec, en poche, son doctorat en optométrie (OD). L'École devra s'en passer pendant quelque temps, au profit de l'Institut d'Optométrie du Québec (IOQ)… mais, serait-ce le mal du pays, la nostalgie du campus universitaire? Il regagna très bientôt les rangs de l'École. En 1999, il décidait de prendre une retraite bien méritée après 30 ans d'activités académiques.

Dr Roland Giroux, responsable de la clinique générale à l'École d'optométrie

On retrouve ce professeur agrégé, responsable de la clinique générale pendant plusieurs années; il remplaça Yves Papineau, décédé subitement, pour

---

143   RCO/CJO (1976) Vol. 38 No 3 Sept. Oct.

l'enseignement de l'optique géométrique. Sous le directorat de John Lovasik, il fut nommé « directeur délégué », pour assurer l'exécution de certaines tâches administratives urgentes en l'absence du directeur. Ça n'était pas tout à fait nouveau pour lui puisqu'il avait déjà occupé de telles fonctions lors du directorat de Claude Beaulne. Quelques années avant son départ, il fut nommé responsable du programme de dépistage visuel dans les écoles. Il cumula aussi diverses charges administratives, dont celle du secrétariat de l'Assemblée de l'École d'optométrie et de présidence de divers comités.

Il faut rappeler qu'en décembre 1968, le Comité de l'université, chargé de l'étude de l'intégration de l'École, présentait dans son rapport, en plus de l'annonce de l'intégration les remarques suivantes :

- *« Depuis plus de 30 ans, l'École d'optométrie forme au sein de l'Université des optométristes considérés comme des professionnels et qui ont rendu de grands services à la population*

- *L'enseignement en optométrie est de niveau universitaire; l'optométrie ne peut pas être considérée comme une technique para-médicale*

- *L'optométrie doit modifier son programme de premier cycle et mettre au point un programme d'études supérieures et de recherche facilitant l'accréditation par le « Council on Optometric Education » de l'American Optometric Association*

- *L'École d'optométrie est maintenant rattachée au Comité exécutif de l'Université de Montréal avec le rang de département*[144]

- *L'optométrie fera partie du Secteur des sciences de la santé dès son organisation sur le campus de l'Université*[145]

À l'annonce de cette intégration, le Dr Hugh D. MacKenzie, O.D., alors président de l'Association Canadienne des Optométristes, déclarait, au nom de tous ses collègues, optométristes canadiens, que l'intégration de l'École d'optométrie à l'Université de Montréal :

> *« est un événement de très grande importance pour la profession et les optométristes d'un bout à l'autre du pays doivent tous leur reconnaissance à ceux qui l'ont rendue possible ».*

Donc, dans un très court délai de 16 mois, les deux écoles canadiennes d'optométrie sont devenues partie intégrante de deux des principales universités du Canada.

Il s'agissait d'un nouveau départ pour l'École d'optométrie de l'Université de Montréal : elle venait, deux ans plus tôt (en 1967) d'aménager

---

144   N.D.L.R. : C'est le statut que possède encore l'École au moment d'écrire ces lignes

145   N.D.L.R. : Cette structure envisagée n'a jamais été créée à l'Université de Montréal

dans ses nouveaux espaces du 3333 Chemin de la Reine-Marie et elle était maintenant partie intégrante d'une grande institution. Deux grands pas en avant qui s'avéraient porteurs d'avenir, deux étapes cruciales qui permettaient à la profession de continuer son avancée vers l'excellence.

Elle avait tout un passé pour orienter son action : son histoire nous fournit les éléments essentiels de sa réorganisation. On peut en effet constater à la lecture des étapes historiques de la profession d'optométrie au Québec, que chaque date a marqué une évolution constante de la reconnaissance de l'optométrie, sur le plan académique, sur le plan légal, sur le plan de l'activité professionnelle, reconnaissance par les autres professionnels et par le grand public. Cette intégration à l'Université consacrait, en quelque sorte, la valeur de l'enseignement que l'École donnait depuis ses débuts et qui avait évolué de façon à répondre aux exigences de la formation professionnelle et aux besoins de la population.

Il y avait fébrilité à l'Université de Montréal vers le milieu des années 1970 : on repensait les structures académiques et, à l'intérieur de cette activité, un des objectifs était de créer une Faculté des Sciences de la Santé qui regrouperait toutes les disciplines. Mais les divers intervenants savaient déjà que la Faculté de médecine opposerait une farouche résistance à un tel changement, de sorte qu'on a dit qu'il y aurait la médecine... et les autres... incluant l'optométrie. Cette hyper-faculté n'a jamais vu le jour.

Mais en 1975, l'Assemblée universitaire, par sa délibération AU 718.2[146] se prononça en faveur de la création d'un Département d'ophtalmologie à la Faculté de médecine. L'Assemblée a accepté de donner suite à la demande exprimée et de créer ce nouveau département à La Faculté, mais elle a aussi fait deux autres recommandations citées textuellement :

- *« que ce Département assume toutes les responsabilités dévolues aux départements universitaires, tant au plan de la recherche qu'à celui de l'enseignement et qu'en particulier, il accorde une attention toute spéciale aux enseignements de service requis par les diverses composantes de l'Université actives dans le domaine;*

- *que des mesures soient prises pas les autorités compétentes de l'institution pour que soit suscitée et assurée une collaboration étroite et efficace entre le personnel de ce département et celui de l'École d'optométrie. »*

C'était il y a un peu plus de 30 ans... les choses ont-elles vraiment changé depuis? Pour être honnête, oui, un peu. Plusieurs des professeurs de l'École d'optométrie ont travaillé en étroite collaboration avec des professeurs du Département d'ophtalmologie et au niveau de divers centres hospitaliers,

---

146 Extrait du procès-verbal de la 136ᵉ séance de l'Assemblée universitaire de l'Université de Montréal tenue les 1ᵉʳ et 8 décembre 1975

dans le domaine de la recherche. Si les ophtalmologistes l'avaient vraiment voulu, la collaboration aurait pu être beaucoup plus importante dans le secteur de l'enseignement, notamment de l'enseignement clinique. Jusqu'à nos jours, ce fut toujours une fin de non recevoir, sur une base officielle à tout le moins, pour l'acceptation des étudiants en optométrie dans les centres hospitaliers sous le prétexte qu'ils avaient beaucoup de difficulté à s'occuper de leurs propres résidents : compte tenu du marasme dans lequel fonctionnait notre système de santé, c'était sans doute un peu vrai, mais tout de même frustrant pour des étudiants qui ne demandaient qu'à être formés au niveau le plus susceptible de permettre de répondre aux besoins de la population.

Devinez qui aura été le premier directeur de la « nouvelle » École d'optométrie? Votre humble serviteur, Claude Beaulne, l'auteur principal de ce petit bouquin d'histoire. Après quatre années éprouvantes, il céda son fauteuil à Yves Papineau qui occupera le poste de 1973 à 1977. Sous le règne de ce dernier naîtra, en 1974, le programme de deuxième cycle (M.Sc. Optique Physiologique).

C'est en septembre de cette année-là qu'arriveront à l'École d'optométrie trois jeunes, une Québécoise, un Français et un Américain qui ne se doutaient pas encore qu'ils allaient un jour marquer l'histoire de l'optométrie du Québec.

Le Français? C'était Pierre Simonet. Son cheminement de carrière est bien connu. Une fois arrivé au Québec, il a pris les bouchées doubles pour obtenir sa Licence ès sciences (Optométrie), son doctorat professionnel (OD), sa Maîtrise en Optique Physiologique et finalement son doctorat de troisième cycle (Ph.D.) et être choisi pour succéder à John V. Lovasik à la barre de l'École d'optométrie (1995-2002). À l'été 2003, la direction de l'Université de

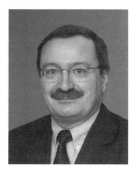

Dr Pierre Simonet, vice-recteur à la planification de l'Université de Montréal

Montréal nous ravissait le Dr Pierre Simonet à l'École d'optométrie pour mettre ses talents de gestionnaire au bénéfice de l'institution Il fut élevé à un poste de cadre supérieur par sa nomination, le 19 août 2003 comme directeur de la planification de l'ensemble de l'institution. Le Journal Forum[147] déclarait :

> « M. Simonet a été directeur de l'École d'optométrie où il a déployé
> de grands talents de planification et de gestion… il laisse une École
> d'optométrie en grande forme autant du point de vue de la formation
> professionnelle que de celui de la recherche… »

Cet homme de talent a reçu en 2005, lors de l'assemblée générale de l'Ordre des Optométristes du Québec, le « Mérite » du Conseil interprofessionnel

---

147   Université de Montréal. Forum Semaine du 22 septembre 2003, p.5

du Québec sur la recommandation du Bureau de l'Ordre des Optométristes du Québec pour l'ensemble de ses activités reliées à la profession.

« Et c'est pas fini… c'est rien qu'un début » comme le dit la chanson, car lors de la nomination de Luc Vinet comme nouveau recteur de l'Université de Montréal en juin 2005, celui-ci éleva Pierre Simonet au rang de vice-provost et vice-recteur à la planification de l'institution, la deuxième plus haute fonction de l'institution. Si Dieu accorde à l'auteur la grâce de rester un peu plus longtemps sur la planète Terre, peut-être verra-t-il enfin un optométriste, recteur de la grande Université de Montréal ? Souhaitons que son rêve se réalise.

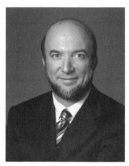

M. Luc Vinet, Recteur de l'Université de Montréal

L'Américain c'était Michael Chaiken : celui-ci fut président de l'Association étudiante d'optométrie de même que président de l'Ordre des optométristes du Québec.

Et enfin, la Québécoise, Lise-Anne Chassé, qui siégea sur l'exécutif de l'Association des Optométristes du Québec, à titre de vice-présidente, devint présidente du CPRO, puis de l'Ordre des Optométristes du Québec : elle fut élue à la présidence de cet organisme le 27 mai 2001. Elle occupait encore ce poste au moment de l'écriture de l'ouvrage.

L'année 1977 verra revenir Claude Beaulne comme directeur de l'École d'optométrie : il se réinstalla dans le fauteuil le moins confortable de l'École avec trois objectifs en tête :

1. Augmenter le programme d'études à 4 ans

2. Octroyer le doctorat en optométrie

3. Obtenir le premier agrément du « *Council on Optometric Education* »

Les deux premiers de ces objectifs furent atteints l'année suivante. En effet, la Commission des études a approuvé le programme de doctorat en optométrie (OD) qui compterait désormais 8 trimestres répartis sur 3.5 ans de calendrier. Et en 1983, suite au changement de programme et à l'octroi du grade de docteur, l'École d'optométrie obtiendra le premier agrément de programme de son histoire.

Il faut expliquer aux lecteurs les raisons profondes motivant cet ardent désir de changement. Comment faire valoir cette argumentation auprès des autorités universitaires ? Voici ce qui était passé par la tête du directeur Beaulne. Il a choisi trois états des États-Unis où il pourrait éventuellement aller exercer sa profession : la Floride, New-York et le Texas où il avait fait des études de deuxième cycle en se disant que ce pourrait être un atout dans son jeu, un élément significatif dans son « *curriculum vitae* » Il a donc écrit au « Board » de chacun de ces états pour leur faire part de son projet et pour connaître leurs exigences. Les trois lieux considérés ont tous répondu la même chose, i.e. ils étaient prêts à l'accueillir dans la mesure où il possédait un doctorat en optométrie (OD) provenant d'un programme de 4 ans d'une école d'optométrie agréée par le « *Council on Optometric Education* » et s'il réussissait les examens exigés par l'état concerné. Cette dernière exigence ne posait pas de problème, mais qu'en était-il de la Licence ès sciences en optométrie (L.Sc.O.) obtenue suite à un programme de trois ans offert par une école non reconnue par le COE? Ne retrouve t'on pas là les trois objectifs fixés en début de mandat? L'École d'optométrie de l'Université de Montréal voyait donc ses étudiants confinés à la province de Québec, toutes les issues bloquées… C'était là, on s'en doute bien, la base de l'argumentation à soutenir auprès des instances universitaires. Une autre étape majeure venait d'être franchie.

C'est alors que fut lancée, en 1984, une autre des grandes étapes historiques. En effet, une mise à niveau devait être offerte aux optométristes en exercice à l'aide d'un programme complémentaire de 31 crédits, exigé par l'Université et approuvé par celle-ci; cet ajout pouvait aussi donner accès au grade de docteur en optométrie. Certains optométristes ont contesté cette approche, d'autres en font encore le reproche aux personnes concernées et n'ont jamais pu avaler ce qu'ils croyaient être une couleuvre, mais la majorité et le temps auront donné raison aux dirigeants de l'époque.

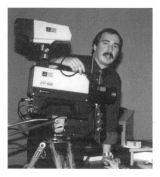

M. Michel Steben, directeur administratif de l'École d'optométrie

Comme le programme s'adressait aux optométristes déjà en pratique, on eut recours, entre autres, à l'enseignement à distance à l'aide de cassettes vidéo. Les optométristes se souviennent sans aucun doute de Michel Steben, car c'est lui qui fut chargé de réaliser tout le matériel audio-visuel de ce programme… mais M. Steben était un gars organisé, articulé et qui savait où il s'en allait. Il a mené le tout avec une discipline de fer tout en se faisant de nombreux nouveaux amis dans la profession. Puis il a progressé, il est devenu coordonnateur des projets spéciaux de l'École; on le rencontrait dans à peu près toutes les activités académiques et sociales de l'optométrie… Et quand Pierre Simonet a pris la direction de l'École, il en a fait son bras droit en tant que directeur administratif. Au cours de l'été 2005, il a pris la décision de quitter l'École d'optométrie pour aller rejoindre le vice-provost et vice-recteur à la planification, Pierre Simonet, car il est devenu l'adjoint au vice-recteur. Ce fut une grande perte pour l'École qui avait déjà perdu, aux mains de la haute direction de l'Université, un directeur qui, en l'espace de sept ans, lui avait fait faire un bond prodigieux.

En 1985, ce fut au tour du Dr Daniel Forthomme de prendre la relève comme directeur d'une école grandissante qui grugeait férocement et rapidement les espaces du 3333 Chemin de la Reine-Marie. Au cours de son mandat, il élabora les plans des locaux à venir au 3744 Jean-Brillant et il permit de rehausser les qualifications académiques de trois professeurs qui sont partis en congé d'études pour l'obtention de leur Ph.D., les Drs Claude Giasson, Jacques Gresset et Pierre Simonet.

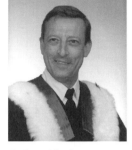

*Dr Daniel Forthomme,
Directeur de l'École
d'optométrie*

Ce sympathique personnage arrivé de la belle ville de Liège en Belgique, fit se débuts en optométrie au début des années 1960 et a gradué en 1963, il est devenu, en même temps que l'auteur, professeur à temps plein à l'École d'optométrie, pour faire carrière. Il aura été, dès le début, intéressé par les lentilles cornéennes et la pratique clinique, dans ce secteur qu'il contribuera à mettre sur pied avec le Dr Jean Bergevin.

Il a entrepris, tout en conservant une charge à l'École, des études doctorales en pathologie et obtient son « Philosophiae Doctor » (Ph. D.) en pathologie le 28 mai 1981. Une année sabbatique à l'Institut de Recherches Cliniques de Montréal (IRCM) lui permettra, par la suite, de continuer les travaux entrepris lors de ses études doctorales.

Lorsque Claude Beaulne termina son deuxième mandat consécutif en juin 1985, il fallait nommer bientôt un nouveau directeur pour assurer la relève : le processus de consultation s'enclencha et le Conseil de l'Université de Montréal nommait, au printemps 1985, le Dr Daniel Forthomme, directeur de l'École d'optométrie pour un mandat de quatre ans.

Ce professeur aimait les grands espaces… il prit donc des cours pour apprendre à…. planer et il vola bientôt de ses propres ailes en se laissant bercer au gré du vent. À chaque fois, tous ses collègues et amis ont eu peur, mais à chaque fois il est revenu arborant son grand sourire triomphant. Il rêvait aussi de « voir le monde » : il devint donc bientôt accro aux missions humanitaires et visita de nombreux pays, mais avec l'objectif en tête d'y rendre des services aux populations mal servies en soins visuels, avec l'aide d'étudiants et d'étudiantes de l'École… puis, avec d'autres optométristes, dans le cadre de « *Optométristes sans frontière* », opération humanitaire qui fut lancée en 1998.

Après 35 ans d'enseignement théorique et clinique, de recherches souvent frustrantes, de participation à la vie de l'École d'optométrie et d'implications sociales, le Dr Forthomme prit une retraite de l'École en 1998; mais il continua ses activités en optométrie, dans les missions humanitaires et aussi chez nous, au Québec, où il exerça comme optométriste à travers toute la province, à Montréal, en Abitibi, aux Îles de la Madeleine etc.

Des changements majeurs se préparaient quand les autorités universitaires se décidaient à mettre sur pied des comités d'évaluation des unités dont l'École d'optométrie. Ce fut Pierre Couillard qui présida le comité devant faire l'analyse de la situation de l'École d'optométrie, suivie de recommandations aux officiers supérieurs de l'institution. Qui était ce Pierre Couillard?[148] Un loup dans la bergerie? Un personnage mystérieux? Un « étrange » dans les murs de l'enceinte optométrique? Pas du tout! Mais qui était-il? Pierre Couillard fut professeur émérite en sciences biologiques au Département de biologie de la Faculté des Arts et des Sciences (FAS) de l'Université de Montréal. Il a joué un rôle déterminant dans le développement de l'École d'optométrie de l'Université

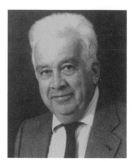

M. Pierre Couillard, professeur émérite du Département des sciences biologiques de la Faculté des arts et des sciences de l'Université de Montréal

de Montréal : en effet, il a présidé le comité chargé de l'évaluation « interne » de l'École, comité auquel participaient aussi deux optométristes, le Dr Guy Meunier et le Dr Claude Gareau de même qu'un membre d'une autre faculté. C'est suite à ce fameux rapport, très peu tendre à l'endroit de l'Université de Montréal, que l'École d'optométrie put enfin obtenir des locaux convenables et des espaces appropriés au 3744 Jean-Brillant.

C'est au cours de l'année 1985 que fut lancée la première édition du« *Répertoire des lentilles cornéennes* », devenu un peu plus tard, le « *Répertoire des lentilles cornéennes et des solutions* ». Les deux auteurs de cet ouvrage étaient le Dr Maurice Lapierre (1974) et le Dr Nadia-Marie Quesnel (1978). À chaque année, ces deux optométristes, auteurs et enseignants, arrivaient avec leurs mises à jour. Cet outil s'est avéré très précieux pour la profession.

Nadia-Marie Quesnel reçut son premier diplôme de premier cycle en optométrie (L.Sc.O.) en 1978 et son doctorat de premier cycle (OD), dix ans plus tard, suite au programme complémentaire pour les optométristes en exercice. En plus d'avoir été la complice de Maurice Lapierre pour la préparation et la distribution du « *Répertoire des lentilles cornéennes et des solutions* », la Dre Quesnel s'est impliquée également dans diverses études cliniques liées aux nouveaux produits et aux nouvelles technologies, notamment dans le domaine des lentilles cornéennes. De plus, en 2005, elle effectuait, avec deux étudiants (Bernard Martin et Dominic Tremblay, aujourd'hui optométristes) de la dernière année du programme, une recherche sur la satisfaction des patients eut égard à la chirurgie réfractive. Cette recherche a trouvé écho dans le journal FORUM[149]. Le premier paragraphe de l'article résume bien les résultats de cette recherche clinique :

---

148 Le professeur Pierre Couillard était le père du Ministre de la santé dans le gouvernement libéral de Jean Charest, le Dr Philippe Couillard

149   SAUVÉ, M.-R. (2005). ***Myopie traitée au laser : 97% de satisfaction***. FORUM Semaine du 6 septembre 2005. p. 5

« Plus de 97% des personnes qui ont subi une chirurgie au laser pour traiter leur myopie de façon permanente sont satisfaits de leur décision un mois et demi après l'intervention. « Qu'on analyse la satisfaction globale, la qualité de la vision, l'éblouissement, la vision nocturne ou la conduite automobile, les hommes et les femmes qui ont été opérés au laser ne regrettent pas leur décision »,mentionne la Dre Nadia-Marie Quesnel, optométriste et professeure à l'École d'optométrie. »

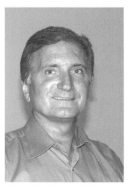

Ce grand vent de changement fit arriver à Montréal, en 1989, un nouveau directeur: on devait obtenir de nouveaux locaux (selon les plans amorcés par le Dr Forthomme) pour être logés plus convenablement, on devait aussi développer la recherche et ajouter des effectifs au corps professoral. Ce fut le Dr John V. Lovasik, un montréalais, assistant-directeur de l'École d'optométrie de l'Université de Waterloo, qui fut nommé par le Conseil de l'Université de Montréal. Lui-même chercheur reconnu dans le milieu optométrique et le monde de la santé, il contribua de façon significative au développement des programmes de recherche de l'École, programmes devenus de nos jours assez

Dr John V. Lovasik, Directeur de l'École d'optométrie

impressionnants, si l'on pense uniquement aux deux chaires de recherche qui y ont été créées, soit la chaire Essilor sous le directorat de Pierre Simonet et la chaire Harland-Sanders, sous celui de Jacques Gresset.

Quand on mentionne le nom de ce Français d'origine, Canadien et Québécois d'adoption, on ne peut qu'être fier de le compter parmi les optométristes de chez nous. En effet, dans le cas de Jacques Gresset, c'était une première pour l'École d'optométrie et c'était aussi une première pour ce professeur: sur 4 bourses accordées en 1995 par le « *National Health Research and Development Program* » (NHRDP) de Santé Canada, il en décroche une[150]. Quel honneur pour lui-même, pour l'École d'optométrie, pour l'Université de Montréal et pour la profession!

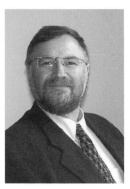

Le Dr Gresset a obtenu son Ph.D. de l'Université Laval de Québec en 1991 dans le domaine de l'épidémiologie, « spécialité » dont l'École

Dr Jacques Gresset, Directeur de l'École d'optométrie

d'optométrie et la profession avaient un grand besoin. Il avait complété et réussi ses études de premier cycle en optométrie en 1978.

---

150   Association Canadienne des Optométristes. RCO/CJO. Vol. 57 No 2 Été 1995 p. 108

Il fut nommé directeur de l'École d'optométrie en 2003, suite au départ du confrère Pierre Simonet[151], réquisitionné par le rectorat qui avait besoin d'un nouveau Directeur de la planification pour remplacer Monsieur Roland Proulx qui occupait ce poste depuis de nombreuses années.

Le directeur Jacques Gresset, s'est vu attribuer, en l'an 2000, après concours, par le Fonds de Recherche en Santé du Québec (FRSQ) un appui financier à titre de chercheur-boursier clinicien. Cette bourse, associée aux recherches effectuées à l'Institut Nazareth et Louis-Braille, constituait une première dans le champ de la réadaptation en déficience visuelle et démontrait clairement l'intérêt que portait l'École d'optométrie à ce domaine. Le professeur Gresset a aussi participé au Réseau de recherche en réadaptation de l'Ouest de Montréal et de l'Ouest du Québec.

C'est en mai 1990 que s'effectua le déménagement dans les locaux que l'École occupe; ces espaces ont subi, au cours des années, les modifications nécessaires pour répondre aux besoins de l'enseignement, de la recherche et de la formation continue. Justement en cette matière, l'École a innové. Pour la formation continue en pharmacologie, un réseau de téléconférences reliant 6 villes du Québec, a permis à près de 400 optométristes d'assister à 107 heures de formation.

Le vendredi 18 octobre 1991 : on courait à gauche, à droite, en haut, en bas… As-tu vu Untel? Mais que se passait-il donc à l'École d'optométrie en ce jour? Est-ce qu'on déménageait encore? Mais non justement, on procédait à l'inauguration des nouveaux locaux. Le recteur, Monsieur Gilles Cloutier et le directeur, Dr John V. Lovasik, avaient invité le Ministre responsable de l'application des lois professionnelles, Monsieur Raymond Savoie, tout le personnel de l'École, les représentants des autres Facultés et Départements de l'institution, les dignitaires de la profession, de nombreux optométristes et des représentants des fournisseurs : la salle d'attente des cliniques de l'École était remplie à craquer. Tous les visiteurs ont eu droit à un tour complet et commenté des nouvelles installations : on s'étonnait et on admirait les nombreux projets de recherche mis en marche et les optométristes éprouvèrent un sentiment de grande fierté à l'égard de leur Alma Mater.

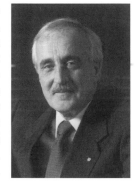

M. Gilles Cloutier, Recteur de l'Université de Montréal

À l'occasion de cette inauguration, le ministre Savoie annonça le dépôt imminent d'un projet de loi qui autoriserait les optométristes à utiliser des médicaments pour divers examens diagnostiques. Ce sera en 1995 que cela se produira. Patience et longueur de temps….!

---

151 N.D.L.R. : Dr Pierre Simonet, O.D., Ph.D. a été nommé depuis vice-provost et vice-recteur à la planification de l'Université de Montréal

Le 19 février 1992, un événement significatif viendra changer les façons de faire pour servir la clientèle des cliniques de l'École : on inaugurait le laboratoire de taillage/montage Essilor qui fut logé dans le secteur des services de lunetterie. La clinique de l'École d'optométrie avait besoin de donner à ses patients un service plus rapide, sur place. C'est une entente avec ce fournisseur, qui acceptait aussi de placer un technicien dans ce laboratoire pour répondre à la demande, qui rendra cette réalisation possible. L'inauguration a eu lieu en présence du vice-recteur Pierre Robert, du directeur de l'École John V. Lovasik et du président local d'Essilor, M. Hubert Sagnière. Il ne faudrait pas taire la présence du technicien, aimé de tous, M. Gilbert Lemarié.

Lors du souper bénéfice qui a suivi, le lendemain, on souligna l'apport particulier de quelques personnes à l'avancement de la profession, les optométristes Jean Bergevin, Claude Gareau, Jean-Marie Rodrigue et Louis- Philippe Raymond. Ce dernier, professeur à l'École a formé plusieurs générations d'optométristes; ceux-ci le surnommaient « l'encyclopédie vivante de l'optométrie. Le professeur Raymond était très impliqué dans l'enseignement de la rééducation visuelle et de l'orthoptique.

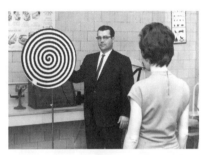

Dr Louis-Philippe Raymond, professeur à l'École d'optométrie de l'Université de Montréal

Comme conséquence de la mise en marche, en septembre 1999, du nouveau programme de 5 ans, il n'y avait plus d'étudiants, en 2002, pour assurer les services cliniques. Après que la dernière cohorte de l'ancien programme eut quitté l'Université de Montréal, l'École d'optométrie a été confrontée au problème de la permanence des services optométriques qu'elle devait maintenir. En effet, les étudiants qui constituaient la première cohorte du nouveau programme de doctorat en optométrie n'avaient pas assez cheminé dans un « cursus » plus long : ils n'étaient donc pas en mesure d'intervenir à la Clinique universitaire de la vision, L'École se devait d'assurer une transition entre les deux cohortes étudiantes en maintenant la continuité des services cliniques auprès de ses patients. Elle a donc fait appel à plusieurs des optométristes qui oeuvraient déjà ou avaient œuvré comme chargés de l'enseignement clinique. Et tout cela a fonctionné à merveille grâce aux bons offices des optométristes qui ont rempli leur tâche avec toute la compétence et le dévouement qu'on leur connaît.

Il est sans doute bon de rappeler qu'avant les changements de programme de trois ans à trois ans et demi et à quatre ans, il y a donc environ 30 ans, la clinique de l'École d'optométrie offrait des services à raison de 4 demi-journées par semaine, incluant une soirée : ceux et celles qui ont vécu cette période se souviennent qu'ils auraient aimé rencontrer beaucoup plus de patients. Depuis, la clinique s'est donnée une identité en modifiant son appellation pour devenir la Clinique Universitaire de la Vision (CUV). Elle offrit par la suite des services à hauteur de 12 demi-journées par semaine incluant 3 soirées. Si l'on tient compte aussi des stages externes obligatoires de trois mois, le nombre de patients rencontrés par chaque étudiant est devenu comparable à celui des autres écoles d'optométrie sur ce continent.

Quand les cliniques de l'École d'optométrie ont été restructurées, le « *dispensaire* » est devenu « *Les services optiques* » et le Dr André Lachance, professeur à l'École, a été nommé coordonnateur de ce service clinique On dira ce que l'on voudra de la promotion 1979, mais le Dr Lachance en est issu. Il s'est joint très rapidement à l'équipe de l'École d'optométrie, après quelques années de pratique professionnelle. Sa formation de base, comme physicien diplômé du Département de physique de la Faculté des sciences de l'Université de Montréal, lui a permis d'assumer des tâches d'enseignement théorique, appliqué et clinique. Mais surtout, il se retrouvera rapidement « spécialiste » des produits ophtalmiques et deviendra coordonnateur des services optiques à la Clinique universitaire de la vision.

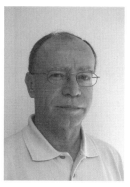

Dr André Lachance, chef des services cliniques, École d'optométrie

Et le Dr André Lachance a fait ses preuves, car en juillet 2005, on le nomma « *Chef des services cliniques* » poste dont le mandat était de « gérer » tout ce qui concernait la clinique à l'École d'optométrie. Vive la promotion 1979!

C'est aussi à ce moment qu'entrait en scène le Dr Luigi Bilotto, optométriste diplômé en 1990, comme directeur des cliniques de l'École, en remplacement du collègue Pierre Forcier à qui la direction avait confié d'autres tâches.

En 2003 : le directeur Simonet quitta la partie basse du campus pour se retrouver sur la montagne : Vive le directeur! Il fut remplacé, nous l'avons vu, par son collègue et ami Jacques Gresset.

Branle-bas de combat en la demeure au cours de l'année 2004 : l'École changea ses critères d'admission pour enfin ajouter à ceux-ci la tenue d'une entrevue des candidats et candidats présélectionnés. Plusieurs optométristes et professeurs se sont portés volontaires pour suivre une session de formation spécifique à ce genre d'activités et prendre plusieurs heures de leur précieux temps pour rencontrer de nombreuses personnes, candidates à l'étude de l'optométrie.

Les directeurs rêvaient de cela depuis longtemps. Ce projet a souvent été soumis aux membres de l'Assemblée de l'École d'optométrie, mais sans succès : il faut croire que le « timing » n'était pas le bon! Ou doit-on dire… « *Nul n'est prophète en son pays* »… Ce qui importe, c'est qu'on ait finalement décidé de le faire, d'ajouter ce critère hautement sélectif à la série de conditions d'admission en optométrie. C'est, selon l'avis de l'auteur et de nombreuses autres personnes, un apport sans aucun doute plus que positif pour la profession.

En conclusion de ce retour sur l'histoire de l'École, voici un extrait du rapport d'auto évaluation qu'elle a présenté en l'an 2000 :

> « *L'École d'optométrie entre maintenant dans le 21e siècle avec de nombreux projets, confiante qu'en 2010, elle fêtera son centenaire avec un statut, un effectif professoral et des installations physiques à la hauteur de ses aspirations et de celles de la grande Université de recherche qu'est notre Institution. Elle entend bien prendre au niveau de l'enseignement et de la recherche une position de chef de file en Optométrie et dans les Sciences de la Vision non seulement au sein de la Francophonie, où ce rôle lui revient historiquement, mais aussi à l'échelle de tout le continent nord-amércain démontrant ainsi que la plus ancienne institution optométrique de formation à détenir un statut universitaire est devenue un symbole constant de modernité et d'excellence.* »[152]

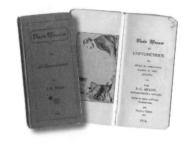

Le « Vade mecum de l'optométriste »

Soulignons ici que, grâce à la générosité et à l'intérêt de l'optométriste Jacques De Serres, de Québec, des documents très intéressants ont pu être consultés qui montrent l'implication de nos prédécesseurs à promouvoir les connaissances de leurs collègues. Le « *Vade Mecum de l'optométriste* »[153] en est un exemple très concret La préface rédigée par l'auteur Patrick G.Mount se terminait par ces mots :

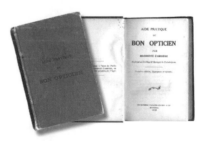

Aide pratique du bon opticien

> « *J'ose espérer que mes efforts seront de quelque utilité, car comme en toute science, l'on n'en sait jamais assez, en fait de connaissances utiles et pratiques. Il faut étudier, étudier encore, étudier toujours* ».

C'est le meilleur résumé des cent ans d'histoire de l'Optométrie Québécoise. À chaque fois que les membres de l'optométrie ont été mis au

---

152 Extrait du rapport d'auto évaluation de l'École d'optométrie présenté à l'Université de Montréal au cours de l'année 2000

153 MOUNT, P.G. (1916). *Vade Mecum de l'Optométriste* Abrégé de connaissances usuelles et indispensables. Première édition 1916 83 pp.

défi, ils l'ont relevé et ils peuvent s'en féliciter et s'en réjouir. C'est par leur souci de s'améliorer, de se perfectionner sans cesse qu'ils ont atteint le statut professionnel que tous leur ont reconnu et continuent maintenant de le faire.

Rodrigue Carrière avait cependant devancé quelque peu les efforts de son collègue Mount, avec son ouvrage publié en 1912[154], sous le titre : « *Aide pratique du bon opticien* ».

Évolution de la formation des optométristes

Encore un peu d'histoire

Au début du 20e siècle, la formation en optométrie n'était aucunement organisée ni standardisée. À certains endroits, les cours ne duraient que deux semaines. Personne n'avait à démontrer ses habiletés à pratiquer. Les gens ne savaient pas ce qu'étaient les soins oculo-visuels.

Suite au déplacement de l'École d'optométrie dans sa nouvelle « demeure » du 3744 Jean-Brillant, on a pu lire dans la revue « *L'Optométriste* »[155], sous la plume de François Benoît, ce qui suit et qui décrit bien les changements survenus :

> « *En changeant de locaux, l'École d'optométrie n'a pas fait que déménager ses pénates. Les locaux se sont agrandis, les cliniques se sont multipliées, les fonds de recherche se sont développés, du sang neuf a été injecté dans l'École, bref il y a davantage que trois rues qui séparent le 3750 Jean-Brillant[156] du 3333 Queen Mary.*
>
> *Au niveau des locaux, évidemment, on a connu un bouleversement majeur. La superficie occupée par les locaux consacrés à l'optométrie est passée de 1562 à 3827 mètres carrés. C'est donc une augmentation de 250% des espaces disponibles pour l'optométrie… »*

Il est nécessaire d'ajouter qu'à cela s'ajoutaient de nombreux laboratoires de recherche multipliant par 15 l'espace dévolu à cette activité dans les locaux précédents.

Il est certain que l'on retrouve dans cet article la mention du laboratoire de préclinique (Laboratoire Greiche et Scaff) de même que la réorganisation des cliniques en modules, soit le module de soins de première ligne, ceux de lentilles cornéennes, de santé oculaire, de rééducation visuelle et orthoptique,

---

154 CARRIÈRE, R. (1912). *Aide pratique du bon opticien.* Imprimerie Paradis-Vincent et Cie, Montréal 203 pp.

155 Benoît, F. (1993). *LA NOUVELLE ÉCOLE… un nouvel habit pour une nouvelle pointure.* L'Optométriste. Vol. 15 No 2 Mars-avril 1993

156 N.D.L.R. : Depuis l'adresse officielle est devenue le 3744 Jean-Brillant

de déficience visuelle, d'électrodiagnostic, d'ergonomie visuelle et protection oculaire et d'optométrie pédiatrique.

Arrêtons-nous un peu pour parler du Laboratoire Greiche et Scaff et de l'implication de ces deux optométristes, Raouf Greiche et Naguib Scaff pour l'avancement de l'École d'optométrie qui les a formés. Ils étaient les dirigeants de « *La Société Greiche et Scaff, optométristes* ».

Cet organisme a été très généreux envers la profession et son école de formation : ces deux optométristes, via leur société, ont consenti à équiper complètement, le laboratoire d'enseignement pré-clinique qui porte leur nom et qui reçut ses premiers étudiants le 11 septembre 1992 et fut inauguré officiellement le 2 février 1993. Une plaque commémorative, à l'entrée du laboratoire, fut dévoilée lors de la cérémonie.

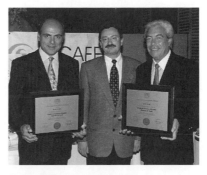

Dr Raouf Greiche, Dr Pierre Simonet et Dr Naguib Scaff

Diplômés de 1970 (Dr Naguib Scaff) et 1976 (Dr Raouf Greiche), ces professionnels ont souligné que ce don se voulait un témoignage de reconnaissance envers leur *Alma Mater*. Dans son allocution lors de l'inauguration, le recteur d'alors, Monsieur Gilles G. Cloutier, a rappelé que les diplômés de l'École d'optométrie ont été particulièrement généreux

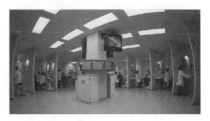

Laboratoire d'optométrie clinique Greiche & Scaff à l'École d'optométrie

dans la campagne « *RÉUSSIR ENSEMBLE* », en remettant une somme dont le montant allait au-delà du double de l'objectif fixé. Le directeur John V. Lovasik a précisé que l'enseignement pré-clinique qui allait être dispensé dans les 11 cubicules du laboratoire permettrait aux étudiants d'acquérir un savoir-faire essentiel avant l'application des procédés cliniques sur des patients. Cette généreuse contribution des optométristes Raouf Greiche et Naguib Scaff ainsi que celle des autres membres de la profession allaient largement contribuer à l'essor de l'enseignement clinique dans un milieu agréable rempli d'équipement ophtalmique de la plus haute qualité.

La mise sur pied d'un tel laboratoire marquait un pas très important vers le progrès et le développement de la recherche de type clinique et assurait aux étudiants l'accès facile et en tout temps à un lieu conçu et fabriqué sur mesure pour l'apprentissage de leur future profession.

Ils ont aussi décidé que les profits de leur tournoi de golf annuel seraient versés, au tout début, à l'École d'optométrie de l'Université de Montréal.

En janvier 1999, le recteur Robert Lacroix leur remettait la médaille de l'Université de Montréal pour leur attachement au développement de l'excellence dans le domaine de l'optométrie au Québec et pour leur soutien à l'enseignement de la discipline dans l'institution.

À son tour, la Revue Canadienne d'Optométrie[157] a mentionné le déménagement et l'aménagement de l'ÉOUM dans ses nouveaux quartiers. L'École déménageait au début de mai 1990 au 3744 Jean-Brillant[158] et le 18 octobre 1991, étaient inaugurés officiellement les nouveaux locaux en présence des autorités universitaires et des dignitaires du gouvernement et de la profession. Tout cela a eu lieu dans des circonstances agréables sous la surveillance de ce qui avait été baptisé affectueusement «l'œil de John», cet immense panneau décoratif en bois (représentant un oeil) où furent inscrits les noms de tous les généreux optométristes qui ont participé à la campagne de souscription de l'Université de Montréal sous le thème « *Réussir ensemble* ».

Le ruban donnant accès officiellement aux nouveaux locaux fut coupé par le recteur Gilles Cloutier, accompagné du Chancelier de l'Université de Montréal, Monsieur André Bisson, du directeur de l'École, John V. Lovasik et du ministre responsable de l'application des lois professionnelles, Monsieur Raymond Savoie.

Plusieurs autres personnes ont pris la parole à cette occasion : le Dr Michael Chaiken, président de .l'Ordre des Optométristes du Québec, le Dr Lionel Brochu, président sortant de la corporation, le Dr Claude Neilson,

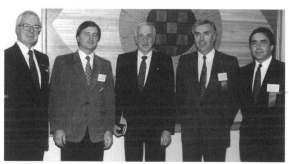

Inauguration des locaux du 3744 Jean-Brillant

président de l'Association des Optométristes du Québec, le Dr Jean-Marie Rodrigue, président de l'Association Canadienne des Optométristes et le représentant de l'École d'optométrie de l'Université de Waterloo, le Dr William Bobier.

---

157 SIMONET, P. (1991) *Inauguration des nouvelles installations de l'École d'optométrie de l'Université de Montréal.* RCO/CJO, Vol. 53 No 4 p.147

158 N.D.L.R. : L'adresse initiale était le 3750 Jean-Brillant, mais l'usage a fait que tout le monde entrait dans l'immeuble par le 3744

Plusieurs représentants des organismes provinciaux d'optométrie étaient aussi présents et tous les participants ont assisté à la conférence inaugurale du Dr Charles Riva, D. Sc., professeur à l'École de médecine de l'Université de Pennsylvanie. Le professeur Riva était intéressé par l'application des lasers pour l'évaluation du flot sanguin dans le corps humain. Il fut le pionnier de la mesure par la technique du laser « Doppler ». Ses travaux sur l'œil sain et l'œil diabétique ont ultimement conduit à l'élaboration de normes reconnues mondialement dans le domaine de la rétinopathie diabétique, une des principales causes de cécité en Amérique du Nord. Le professeur Riva fut aussi directeur de l'Institut de recherches en ophtalmologie de Sion et professeur à l'Université de Lausanne en Suisse.

Et l'article[159] continue :

> « Le lendemain, lors du banquet-bénéfice marquant cette inauguration, l'École d'optométrie rendait un hommage spécial au Dr Jean Bergevin, maintenant à la retraite, pour toutes les années passées à l'École comme professeur. Elle soulignait aussi la contribution exceptionnelle apportée à l'optométrie québécoise depuis 35 ans par le Dr Claude Gareau, Secrétaire de l'Ordre des Optométristes. L'École célébrait aussi le Dr Jean-Marie Rodrigue pour les 20 dernières années passées soit comme président, soit comme administrateur de l'Association des optométristes du Québec……
>
> Au cours de ces deux journées, les optométristes ont pu visiter les locaux de l'École d'optométrie… Les nouvelles installations de l'École représentent une superficie de pratiquement 4 000 m2, soit environ 2,5 fois la surface des anciens locaux[160]

Au cours des 50 ou 60 premières années du siècle précédent, il était coutume de se choisir un « saint patron ». Qui fut choisi « patron » de l'École d'optométrie et pourquoi? Bourcier[161] nous fournit la réponse.

> « Le patron de l'École est Saint Raphaël et la fête patronale est le 24 octobre. Pourquoi Saint Raphaël est-il notre patron? La légende veut que Tobie devenu aveugle dans sa vieillesse fut guéri par son fils qui lui frotta les yeux avec du fiel de poisson sur les conseils de l'ange Raphaël. Les couleurs de l'École d'optométrie sont le vert liséré de blanc uni à la couleur fondamentale des facultés et écoles : le noir. »

---

159 SIMONET, P. (1991). *Inauguration des nouvelles installations de l'École d'optométrie de l'Université de Montréal.* RCOCJO Vol. 53 No 4 p.147

160 N.D.L.R. On parle ici des locaux du 3333 Ch. De la Reine-Marie

161 BOURCIER, C. (1943). *D'un œil à l'autre.* Éditions Beauchemin. Montréal p. 100

Dans son mémoire présenté au gouvernement en 2000 sur le financement et l'organisation des services de santé au Québec[162], l'AOQ résumait en une phrase l'évolution de la formation des optométristes et je cite :

> « *Les optométristes sont, de nos jours, formés de façon beaucoup plus complète et adéquate pour effectuer un travail important de première ligne des soins oculo-visuels dans le cadre du système de santé.* »

Depuis le temps qu'on entonne ce refrain, on doit espérer qu'un jour cet air trottera dans toutes les têtes et qu'enfin la médecine et les autres professions de la santé reconnaîtront la justesse de ces propos.

Nous sommes en 1985! « *Soixante-quinze ans de formation optométrique* » : voilà le titre de l'article paru en 1985 dans la revue « *L'Optométriste* » (Vol. 6 No 4)[163] et dans la « *Revue Canadienne d'Optométrie* » (Vol. 47 No 2)[164] que l'auteur signait pour saluer les trois quarts de siècle d'existence de l'institution par où sont passés presque tous les optométristes exerçant au Québec et plusieurs autres oeuvrant ailleurs au Canada, aux États-Unis et même en Europe.

Les programmes de premier cycle

Le programme de premier cycle aura subi de nombreuses modifications au cours du siècle d'existence de la profession d'optométrie. On sait que le premier grade décerné par l'Université de Montréal, donc après 1925, fut le B.A.O. (Baccalauréat en optométrie).

En 1934, le cours d'optométrie passait de 2 à 3 ans et on continuait sur la même lancée en ce qui concerne le grade décerné. C'est en 1953 que les modifications au programme nécessiteront un changement du grade décerné, à savoir la Licence-ès-Sciences/Optométrie (L. Sc. O.).

La profession était en attente d'un changement majeur du système pédagogique de l'École et c'est en 1978 que cette dernière a soumis à la Commission des études de l'Université de Montréal, un projet de programme de huit trimestres (4 ans) incluant un été et conduisant au doctorat en optométrie (OD).

Lors de cette présentation, le représentant de la Faculté de médecine a demandé la parole pour soulever une objection : on aurait pu croire que la médecine allait bloquer le projet. Mais non! Contre toute attente, les

---

162 Association des Optométristes du Québec (2000). *Mémoire sur le financement du système de santé et sur l'organisation des services de santé et des services sociaux.* Septembre 2000. 53 pp.

163 BEAULNE, C. (1985). Soixante-quinze ans de formation optométrique. L.Optométriste Vol 6 No 4

164 BEAULNE, C. (1985). Soixante-quinze ans de formation optométrique. RCO Vol. 4 No 2 pp.55-58

représentants de la Faculté de médecine à la Commission des études étaient d'accord sur l'allongement du programme de même que sur l'octroi du grade de docteur, ou du moins, ça ne semblait pas trop les déranger. Devinez où le bat blessait : les cours de pharmacologie étaient leur pierre d'achoppement... ils voyaient venir les optométristes, les petits coquins. Et pendant que ce représentant de la médecine parlait, le Registraire, Claude St-Arnaud, et aussi Secrétaire de la Commission des études, se mit à griffonner quelques notes en toute vitesse: il avait rédigé et remis aux représentants de l'École la liste de tous les départements universitaires où des cours de pharmacologie étaient offerts. L'École d'optométrie ainsi a gagné son point et les modifications proposées ont été adoptées, si bien que l'École d'optométrie a gradué ses premiers « vrais docteurs » comme le disent certains, en janvier 1981, parmi ceux-ci l'actuel président de l'AOQ le Dr Steven Carrier, optométriste.

Voici ce qu'on pouvait lire dans le Bulletin Opto-Presse, sous le titre « *La profession grandit* » :

> « *Une cérémonie organisée conjointement par l'Ordre des optométristes du Québec et l'École d'optométrie marquait le 19 janvier dernier [1981] la première promotion des diplômés du nouveau programme de doctorat en optométrie.*

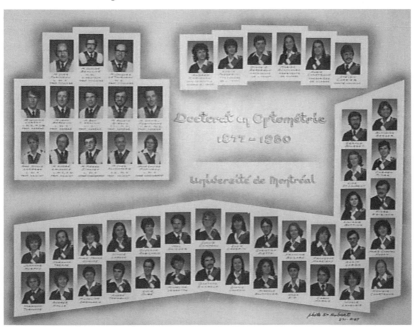

La première promotion du doctorat en optométrie

Cette rencontre fut couronnée par l'assermentation de trente-huit (38) nouveaux membres et la remise des diplômes. »[165]

L'année 2002 correspond à la fin de l'existence de l'ancien programme de doctorat en optométrie (OD) sous sa forme initiale de 8 sessions universitaires. Ce diplôme s'obtient maintenant après une formation universitaire de 11 sessions, répartie en une année préparatoire (2 sessions) et quatre années et demi d'un doctorat professionnel (9 sessions) selon le format nord-américain.

C'est plusieurs années après l'obtention, par les derniers optométristes des États-Unis, du droit de prescrire des médicaments thérapeutiques à leurs patients (nombreux étaient ceux qui possédaient déjà ce privilège depuis 20 ou 30 ans), que trois provinces canadiennes les ont imités; en effet, l'Alberta, la Saskatchewan et le Nouveau-Brunswick ont obtenu ce privilège et ont été les premières à obtenir une législation leur permettant d'utiliser et de prescrire des médicaments à des fins thérapeutiques.

L'Ordre des Optométristes du Québec étant en « négociation » pour un même changement de la Loi sur l'optométrie qui amènerait une modification significative de la pratique de la profession, la direction de l'École devait repenser en profondeur la formation des optométristes. Cette refonte, présentée à la Commission des études de l'Université de Montréal le 8 décembre 1998, prévoyait l'ajout d'une année à la durée des études pour accéder au diplôme. Il était bien évident que l'École d'optométrie avait la responsabilité de faire en sorte que ses diplômés qui se présentaient aux examens de certification des États américains ou des provinces canadiennes aient reçu la formation nécessaire à leur réussite.

Parmi les changements majeurs de cette refonte, on pouvait remarquer une plus grande ouverture disciplinaire, un élargissement de la formation de base en sciences biomédicales, la formation additionnelle pour l'utilisation des médicaments thérapeutiques et des nouvelles technologies ainsi qu'une extension et une diversification de l'expérience clinique. Le nouveau programme prévoyait encore un stage externe obligatoire dans une clinique approuvée par l'École, à l'étranger ou ailleurs au Canada. Avant que ces stages externes ne deviennent obligatoires, l'École d'optométrie avait beaucoup insisté auprès de ses étudiants pour qu'ils s'impliquent dans cette activité académique; et, au fil des ans, avant qu'elle ne devienne partie intégrale du programme, au-delà de 95% des étudiants y participaient déjà.

Le président de l'Ordre des Optométristes du Québec, le Dr Michael Chaiken, a voulu rassurer les optométristes avant même que ces modifications ne prennent place, lorsque, en juillet 1997[166], il écrivit :

---

165   Ordre des optométristes du Québec. Bulletin Opto-Presse Janvier 1981. Vol. 8 No 1

166   Ordre des optométristes du Québec. Opto-Presse Vol. 5 No 2. Juillet 1997

*« J'aimerais faire quelques remarques aux optométristes qui pensent
qu'il y a une trop grande tendance vers la médicalisation de
l'optométrie. Il est bien évident que notre profession est en évolution.
Aux États-Unis, il y a effectivement un virage « médical ». D'ailleurs
l'Ordre, l'Association et l'École travaillent présentement très fort
sur le dossier des médicaments thérapeutiques. Oui, l'optométrie
change! Ce n'est plus la même profession qu'il y a vingt ou trente ans.
Personnellement, je n'ai pas de problème avec le fait que l'optométrie
élargisse son champ d'activité. Mais ce changement doit se faire sans
oublier nos racines et sans laisser de côté les autres types d'interventions
optométriques. La réfraction, l'étude de la motilité oculaire, la
rééducation des fonctions visuelles, la basse vision, les lunettes et
lentilles cornéennes et j'en passe, demeurent au cœur de l'optométrie
et il ne faudrait pas les oublier dans l'élargissement de notre sphère
d'activités. À l'Ordre, nous voulons que les optométristes occupent
pleinement leur champ d'exercice et nous encourageons tous les
optométristes à le faire dans leur pratique quotidienne. »*

L'auteur partage ce point de vue exprimé par le président de l'Ordre :
les optométristes doivent savoir intégrer dans leur pratique professionnelle
les éléments essentiels leur permettant de jouer le rôle dont ils se réclament
depuis tant d'années, à savoir celui de PROFESSIONNEL DE LA SANTÉ DE
PREMIÈRE LIGNE DU DOMAINE OCULO-VISUEL, et cela comprend
l'aspect plus « médical » de l'optométrie. L'approche complémentaire sera de
développer, dans l'avenir, des spécialités. Voici ce que déclarait pour sa part,
le président de l'Association, Dr Langis Michaud, dans un de ses mémorables
éditoriaux[167] :

*« ...En bout de ligne, il semblerait qu'il faille que l'optométrie
adopte une approche plus médicale que celle que nous avons connue
jusqu'à maintenant : déterminer les actes diagnostiques à poser, les
effectuer ou les déléguer, y compris les tests de mise à foyer, et prendre
les responsabilités du diagnostic et du plan de traitement. La santé
oculaire sera une partie charnière de notre implication auprès du
patient. »*

Les programmes de deuxième et troisième cycles[168]

Sous la plume de Pierre Simonet, alors directeur de l'École d'optométrie,
on annonçait en 1997 des changements aux programmes des études supérieures
de l'École d'optométrie :

---

167 Association des Optométristes du Québec. Revue l'Optométriste 29 août 2002

168 N.D.L.R. : On trouvera en annexe une liste de toutes les personnes ayant fait partie des
programmes de 2ᵉ et 3ᵉ cycles de l'École d'optométrie

« La Commission des études de l'Université de Montréal vient d'approuver la refonte que proposait l'École d'optométrie pour ses études supérieures. À l'avenir l'École d'optométrie offrira une maîtrise en « Sciences de la Vision » plutôt qu'en « Optique physiologique ». Ce changement d'appellation s'accompagnera de la création de 2 options. L'option « Sciences fondamentales et appliquées » vise à former des candidats désirant poursuivre une carrière de chercheur dans les sciences de la vision ». Le titre plus général de cette maîtrise a permis d'attirer des étudiants qui, sans être optométristes, sont intéressés par la vision. »

L'autre option, intitulée, « *Sciences cliniques* » visait à former des praticiens spécialisés aptes, par leurs connaissances approfondies, à favoriser l'évolution de l'aspect clinique des sciences de la vision et à favoriser la recherche clinique... Il s'agissait d'une maîtrise professionnelle comme on en rencontrait dans d'autres disciplines à l'Université; elle comportait 4 concentrations :

- « *Optométrie pédiatrique et orthoptique* »,

- « *Réadaptation du handicap visuel* »,

- « *Physiologie de la cornée et lentilles cornéennes* »,

- « *Santé oculaire* ».

En procédant à la refonte du programme d'études supérieures en optométrie, de façon à y inclure une option clinique, l'École d'optométrie, la Faculté des études supérieures et l'Université de Montréal auront contribué à ce que la reconduction de l'agrément du programme par le « *Council on Optometric Education* » se réalise à nouveau en 2001 et au niveau le plus haut, c'est-à-dire pour une période de 7 ans.

L'année 2002 constitua aussi une étape très importante vers la mise en place de programmes d'études supérieures au format de ceux retrouvés dans les autres institutions de formation optométrique nord-américaines. La Commission des études de l'Université de Montréal, lors de sa 963e séance du 17 novembre 2002, a donné suite à la proposition de l'École d'optométrie en approuvant la création d'un programme de résidence clinique en optométrie sanctionné par un diplôme de certificat (de second cycle).

Le professeur Jacques Létourneau, Ph.D. a été le premier responsable du programme de deuxième cycle qui fut créé en 1974 par l'École d'optométrie; c'est grâce à son initiative, suite à la mise sur pied, (en 1973) de la Faculté des études supérieures (FES) de l'Université de Montréal[169], que l'École s'est lancée dans cette voie qui a rapporté. En effet, au moment de rédiger cet ouvrage, il y

---

169 BEAULNE, C, (1995) : ***Hommage au Dr Jacques Létourneau Ph.D.*** L'Optométriste Vol.16 No 5 p. 41

avait près de 30 étudiants inscrits à l'École d'optométrie dans ses programmes d'études supérieures. Quel progrès en trente ans!

Le 10 décembre 2002, La Commission des études de l'Université de Montréal approuvait la mise sur pied d'un certificat de résidence, permettant ainsi de satisfaire à la dernière exigence de l' « *Accreditation Council on Optometric Education* [170]». Seules les personnes qui détenaient le grade de « docteur en optométrie » (O.D.) pouvaient s'inscrire à ce programme qui durait un an (trois trimestres consécutifs) à temps plein. Un pas très important a été franchi à ce moment et l'avenir paraissait très prometteur, car on pouvait imaginer des opportunités où on aurait besoin de ces optométristes « spécialisés ». Les

objectifs de développement de la profession pourraient résider dans la mise de l'avant de spécialités susceptibles d'ouvrir d'autres portes aux optométristes.

L'agrément (« accreditation ») du programme de L'École d'optométrie de l'Université de Montréal

Après son affiliation à l'Université de Montréal en 1925 et son intégration à l'institution en 1969, la seule école francophone d'optométrie en Amérique du Nord devait, malgré tout, être membre de la grande famille académique. À cette fin, elle a dû modifier son programme, lui ajouter une année et décerner le grade de docteur en optométrie afin d'obtenir l'agrément du « Council on Optometric Education » (COE).

Il n'est pas utile de décrire ici tous les détails reliés à un tel processus de reconnaissance : qu'il suffise de dire que les comités visiteurs passaient au peigne fin tous les aspects du programme de formation, de la haute administration de l'Université à la moindre revue de la bibliothèque.

Le 5 mai 1983, le Dr M. L. DeBolt, président du COE adressait au recteur Paul Lacoste une lettre dans laquelle il faisait part d'une résolution de son Conseil, relative à l'agrément du programme de l'École d'optométrie de l'Université de Montréal :

> « ... *This letter is to inform you that the Council has adopted the following motion:*
>
> *"That the accreditation classification of Full Accreditation be granted, for a period of five years, to the professional optometric degree program at the University of Montreal, School of Optometry."*

L'auteur de la lettre poursuivait en précisant que l'obtention de l'agrément indique :

> « *that the program has no serious deficiencies or weaknesses* »

---

170 Forum Semaine du 20 janvier 2003. « *L'École d'optométrie aura son programme de résidence.* » P. 4

On peut imaginer, dans les milieux optométriques, l'euphorie qui a suivi cette annonce officielle… l'optométrie québécoise faisait le saut dans le « grand club ».

Pour confirmer cette belle avancée de l'École d'optométrie, les membres du Conseil d'administration de l'ASCO (*Association of Schools and Colleges of Optometry*), qui réunit des représentants de toutes les écoles d'optométrie nord-américaines, tint sa première réunion hors des Etats-Unis, à Montréal. Les collègues des autres institutions d'enseignement tenaient à souligner cette réussite. Il n'en fallait pas plus pour être très heureux et fier de ce qui avait été réalisé pour l'École d'optométrie de l'Université de Montréal et pour la profession et ses membres.

Il y a eu d'autres visites d'agrément par la suite, au cours desquelles, il fallait toujours reprendre le processus, à savoir rapport préliminaire d'auto-évaluation, visite de l'équipe désignée, rapport préliminaire du président de l'équipe visiteuse, correction factuelle si requise et enfin rapport final recommandant l'agrément sous telles et telles conditions, puis rapport annuel pour faire part des changements intervenus.

À l'automne 2001, L'École d'optométrie publiait son premier Bulletin d'information[171]. On pouvait lire, à la une, le titre suivant :

> « *L'Accreditation Council on Optometric Education[172] a accordé à l'École d'optométrie un agrément complet jusqu'en 2008* ».

De larges extraits des renseignements contenus dans cet article sont repris ici, car ils constituaient une importante démonstration du niveau atteint par l'École d'optométrie.

> « *L'année universitaire 2001-2002 commence sous d'heureux auspices pour l'École d'optométrie de l'Université de Montréal. En effet l'organisme d'agrément pour tous les programmes de formation en optométrie pour l'Amérique du Nord, l'Accreditation Council on Optometric Education (ACOE) a transmis au Recteur de l'Université de Montréal sa décision ainsi que le rapport préparé par le Comité d'experts suite à la visite effectuée en mars 2001 à l'École d'optométrie et à l'Université.*
>
> *L'Accreditation Council on Optometric Education accorde un agrément complet à l'École d'optométrie de l'Université de Montréal. Cet agrément demeure valide jusqu'en mars 2008… Il y a lieu de noter que le statut octroyé à l'École d'optométrie constitue le plus*

---

171 École d'optométrie. Université de Montréal. Bulletin d'information Vol. 1 No 1. Automne 2001

172 N.D.L.R. : Le Council on Optometric Education (COE) avait entre-temps modifié son titre pour Accreditation Council on Optometric Education (ACOE)

haut niveau d'agrément et qu'une période de 7 ans s'avère la durée maximale d'agrément que l'ACOE puisse accorder à une institution.

*Un agrément complet est accordé à un programme de formation lorsque ce dernier remplit de façon générale les exigences édictées par l'ACOE. Ceci signifie que, suivant l'organisme d'agrément, « **the program has no deficiencies or weakness that compromise the educational effectiveness of the total program** »*

…

L'École a maintenant rejoint le cercle des meilleures institutions de formation en optométrie. Ceci est un motif de satisfaction, et la fierté qui découle de ce succès se doit d'être partagée avec toute la profession »

Le journal Forum avait aussi publié un compte-rendu sous le titre « *L'École d'optométrie obtient son agrément pour sept ans.* »[173]

Les progrès en recherche et l'avancement professionnel

Recherche fondamentale

Les efforts du professeur William Larson auront donné à l'École d'optométrie, le coup de pouce, l'élan requis pour quitter terre et prendre l'envol dont elle avait besoin… dans le domaine de la recherche. On le voyait arpenter les corridors du 5ᵉ étage du 3333 Queen-Mary, les électrodes au coin des yeux et les fils qui se balançaient dans le vide… le Yéti de l'optométrie, quoi! Surnommé « Bill » ce professeur a su transmettre sa passion pour la vision binoculaire et la vision stéréoscopique.

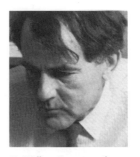

Dr William Larson, professeur à l'École d'optométrie

Pour sa part, Jacques Létourneau nous arrivait, en 1964, avec sa formation en psychologie, et une brève expérience en recherche, puisqu'il venait d'obtenir son Ph.D. du Département de psychologie de l'Université de Montréal. Il tentera alors, par tous les moyens, et avec l'aide du professeur Larson, de faire démarrer un programme de recherche, mais l'École n'avait que très peu d'appui financier, si tant est qu'elle en ait eu, pour faire lever ce gros bolide et lui faire atteindre des sommets.

Les travaux de recherche furent très limités en optométrie jusqu'à l'arrivée du Dr John V. Lovasik à l'automne 1989; son mandat comportait le volet « recherche » qu'il fallait absolument mettre sur pied et développer à

---

173 SAUVÉ, M.R. (2001). *L'École d'optométrie obtient son agrément pour sept ans.* Forum Semaine du 22 octobre 2001 p. 5

l'École d'optométrie. Les premières démarches se firent auprès du Conseil des Recherches Médicales du Canada (CRM)[174], organisme subventionnaire pour les recherches en sciences médicales et en sciences de la santé. Le directeur Lovasik a présenté un mémoire démontrant les capacités de l'optométrie, notamment des Écoles d'optométrie, à soutenir un programme de recherches bien articulé et répondant aux besoins[175].

On a vu souvent les optométristes se battre contre des mesures discriminatoires : on en retrouve encore en 1993 dans le milieu académique et celui de la recherche. En voici pour preuve la lettre publiée dans le journal « *Affaires universitaires* »[176] par Jacob Sivak, alors professeur de l'École d'optométrie de l'Université de Waterloo. Il est intéressant de reproduire l'ensemble de son texte pour bien saisir la nature de son propos :

> « *The April 1993 issue of University Affairs included an article describing the expansion plans of the Medical Research Council. These are designed to create a "health sciences" research council. While this plan to expand MRC's scope is a laudatory one, I would like to point to one area in which MRC is supporting the opposite. I refer to the annual Sherbrooke Symposium on Research in Vision and Ophthalmology, which is supported at least in part by a grant from the MRC.*
>
> *This symposium consists solely of research presentations made by ophthalmology residents or by graduate students in vision science. The abstract submission criteria exclude presentations by optometry students. This discriminatory feature means that an important group of vision science trainees cannot participate in the conference. The excluded group includes a number of young scientists who make important contributions to vision science in a variety of national and international forums each year.*
>
> *The organizers have rejected repeated requests to expand the abstract submission criteria. This example of partisan professional approach to the development of new knowledge is a shameful episode in the development of Canadian science. I don't understand how the Medical Research Council can condone this practice by providing financial support for the symposium.* »

Dans l'évolution d'une profession et de son milieu de formation, chacun

---

174 N.D.L.R. : Cet organisme est connu de nos jours sous l'appellation « Instituts de recherche du Canada »

175 LOVASIK, J.V. (1991). ***Admissibilité des Écoles canadiennes d'optométrie aux subventions et bourses de recherche en santé du Conseil de Recherches médicales du Canada.*** Un document présenté au Conseil de Recherches Médicales du Canada Janvier 1991

176 SIVAK, J. (1993*). **No room for optometry students**.* Affaires universitaires Juin-juillet 1993 p. 25

apporte un élément de changement dans le domaine où il excelle et l'apport de John V. Lovasik aura été celui de la mise en marche du programme de recherches de l'École d'optométrie. Dans la lettre de présentation de son mémoire au Conseil de Recherches Médicales du Canada, le professeur et directeur Lovasik précisait :

> « *I am, happy to comply with this request (i.e. celle de présenter un mémoire sur l'admissibilité de l'Optométrie aux divers programmes du CRM) as this offers an excellent opportunity to discuss the significant contributions that Optometry has already made to the basic and clinical vision sciences and most importantly, the potential that exists for exploiting the untapped human resources within the Canadian Schools of Optometry*».

Il fallait aussi recruter des chercheurs d'envergure et c'est dans ce contexte et dans cette ambiance d'effervescence que sont arrivés dans un premier temps, les Christian Casanova, les Jocelyn Faubert qui ont été suivis par les Maurice Ptito, les Hélène Kergoat et les Angela Kothe.

Pour constater le niveau de performance de l'École dans ce domaine d'activités, il suffit sans doute de dire que, en moins d'une décennie, elle a réussi à multiplier par 4 ses fonds de recherche. Cette recherche fondamentale et appliquée se répartissait en quatre axes principaux, à savoir :

Axe 1 : Vision et vieillissement dont l'objectif était d'étudier les modifications des structures oculaires et cérébrales ainsi que les variations dans les paramètres de la fonction visuelle induites par l'âge, de façon à déterminer les caractéristiques oculo-visuelles du vieillissement normal ou pathologique.

Axe 2 : Développement, plasticité et réadaptation du système visuel. Les recherches menées dans ce domaine portaient, chez l'humain aussi bien que chez l'animal, sur les mécanismes optiques, biologiques et neurologiques qui sous-tendent le développement du système visuel en croissance, ou sa réorganisation en présence de lésions. Cet axe accueillait aussi les recherches sur le développement et la validation des techniques de réadaptation de la déficience visuelle ainsi que les recherches sur le développement des amétropies.

Axe 3 : Physiologie neurovégétative du système visuel. Les travaux effectués dans cet axe avaient pour objet de connaître, entre autres, les mécanismes liés au maintien de la transparence des milieux oculaires, à l'autorégulation du flot sanguin oculaire et de la pression intra-oculaire et à l'homéostasie de tout le système visuel.

Axe 4 : Développement technologique et correction visuelle. On retrouvait là les recherches évaluatives et des recherches appliquées relatives aux approches technologiques utilisées dans la correction visuelle, qu'il s'agisse de lentilles ophtalmiques de lunettes, de lentilles cornéennes ou de chirurgie réfractive, ou qu'il s'agisse d'aides optiques et électroniques nécessaires à la réadaptation du handicap visuel.

Un coup d'œil sur les chercheurs

Voyons un peu qui étaient les chercheurs de l'École d'optométrie et présentons leurs travaux et champs d'intérêt.

Jean-François Bouchard

Ce jeune professeur est un pharmacologue qui s'est joint à l'équipe des professeurs chercheurs de l'École d'optométrie pour l'enseignement de la pharmacologie et la recherche dans ce domaine. Il complétait l'équipe de la professeure Elvire Vaucher qui a obtenu des fonds à titre de chercheure boursière pour le développement du secteur de la pharmacologie en optométrie.

Christian Casanova

Ce brillant chercheur a fait l'objet de nombreux reportages dans la presse écrite et dans les périodiques scientifiques, tant chez nous qu'à l'étranger. Il disait, et c'est rapporté dans le journal Forum[177],

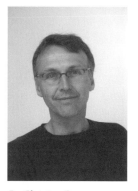

Dr Christian Casanova, professeur à l'École d'optométrie

« Étudier la vision, c'est étudier le cerveau »

Ses travaux ont été publiés dans la prestigieuse revue Nature (il s'agit du Vol. 396 aux pages 265 à 268). Il s'est joint au corps professoral de l'École d'optométrie en 1995. Il a fait ses études au Département de biologie de la Faculté des Arts et des Sciences de l'Université de Montréal où il a obtenu, en 1986, un Ph.D. en neurophysiologie de la vision. Il s'est retrouvé à l'École d'optométrie de l'Université de la Californie, à Berkeley, pour un stage post-doctoral, sous la direction de Ralph D. Freeman. Son second stage post-doctoral a été complété à l'Université Mc Gill avec l'équipe de P.A. McKinley, de l'école de physiothérapie et d'ergothérapie. L'année 1990 l'a amené à l'Université de Sherbrooke, dans le Département d'ophtalmologie de la Faculté de médecine; il y mit sur pied deux laboratoires de recherche en neurophysiologie et neuropharmacologie de la fonction visuelle.

---

177 SAUVÉ, M.R. (1998). *Voyage fantastique entre l'œil et le cer*veau. Forum. Université de Montréal Vol. 33 No 4. 16 novembre 1998

Vasile Diaconu

Avec un nom comme celui de notre professeur, ingénieur biomédical, on reconnaît rapidement qu'il s'agit d'une personne d'origine roumaine. Vasile Diaconu a travaillé plusieurs années avec le professeur Jocelyn Faubert et tous deux utilisaient une technologie nouvelle faisant appel à la spectroréflectométrie permettant l'évaluation en temps réel du métabolisme rétinien. Ce membre de l'équipe de l'École d'optométrie s'intéressait particulièrement au comportement des photons qui, en interaction avec la matière, donnent pour le cortex visuel humain la sensation de lumière et de couleur. Il a développé une grande expertise dans le domaine de la perception des couleurs et tous les cas problèmes rencontrés lui furent présentés pour une analyse détaillée.

Marc Gagnon

Ce coloré personnage de la « classe de 1979 » a développé, au cours de ses années de maîtrise et de troisième cycle (Ph.D.), une technique permettant de suivre avec précision les variations du flot sanguin choroïdien; le professeur Gagnon travaillait au sein de l'équipe du flot sanguin que dirigeait John V. Lovasik.

En plus de ses recherches, Marc Gagnon fut très actif dans l'enseignement théorique, pratique et clinique et aussi, pendant un moment, responsable de la clinique de pédo-optométrie de la Clinique universitaire de la vision à l'Éole d'optométrie.

On l'a aussi vu œuvrer au sein du Comité d'admission de l'École et de comités de l'Ordre dont celui de l'Inspection professionnelle.

Claude Giasson

Le professeur Claude Giasson est issu de la fournée 1982 de l'École d'optométrie; il se découvrit un goût pour la recherche après avoir exercé sa profession pendant quelque temps et participé à l'enseignement clinique de laboratoire en lentilles cornéennes avec le Dr Jean Bergevin. Il entreprit donc des études de deuxième cycle sous la direction du Dr Daniel Forthomme sur la mesure de l'épaisseur cornéenne. Il était perfectionniste, il ne se contenta donc pas de la maîtrise et il s'exila, à Berkeley, en Californie, pour ses études doctorales (Ph. D.) dans le domaine de la physiologie cornéenne. Depuis son

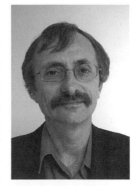

*Dr Claude Giasson, Secrétaire
à l'École d'optométrie*

155

retour à l'Éole d'optométrie, il a monté un laboratoire de physiologie oculaire et cornéenne servant la double fonction d'enseignement et de recherche. En collaboration avec d'autres professeurs de l'École d'optométrie et des ophtalmologistes de l'Hôpital Maisonneuve-Rosemont, il a été impliqué dans divers projets de recherche dont un où on évaluait les effets du laser Excimer sur l'endothélium cornéen.

Hélène Kergoat

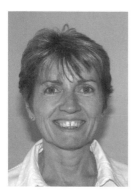

Cette chercheuse a gradué de l'École d'optométrie de l'Université de Montréal en 1978 et, après quelques années de pratique de la profession, elle se retrouva à l'Université de Waterloo pour compléter ses deuxième (M.Sc.) et troisième (Ph. D.) cycles. Ses travaux, qu'on pouvait croire isolés les uns des autres, étaient, au contraire, étroitement reliés : on parle de l'analyse de l'accommodation, de la vision de la personne diabétique, des techniques électrodiagnostiques et enfin, mais surtout, de l'étude du flot sanguin oculaire sur lequel elle travaillait avec tout un groupe de chercheurs.

Dre Hélène Kergoat, professeure à l'École d'optométrie

Le Dr Kergoat participait aussi à des travaux de recherche de même qu'à des examens cliniques à l'Hôpital Côte-des-Neiges, qui abritait l'Institut de Gériatrie de Montréal.

Comme elle le précise elle-même :

« C'est souvent par des impressions cliniques que l'on commence des recherches. Il est normal que les résultats des recherches soient applicables au niveau académique ou clinique. »[178]

Angela Kothe

Cette scientifique accomplie est passée brièvement dans l'histoire de l'optométrie québécoise; elle est arrivée à l'École d'optométrie au début des années 1990. Pendant le trop court laps de temps où elle y fut professeure agrégée, elle a mené de front plusieurs recherches tout en assumant la responsabilité de l'enseignement de la pathologie oculaire. En plus de faire partie

---

178 BENOÎT, F. (1993). *La recherche éclectique*. L'Optométriste Vol. 15 No 2 Mars-avril 1993 p. 32

de l'équipe qui travaillait sur le flot sanguin, elle a mené des recherches sur l'influence de la posture, ou de la position corporelle, sur la perfusion sanguine.

L'École a malheureusement perdu les excellents services d'Angela qui a quitté l'institution en 1994, pour se retrouver outre frontière comme conseillère scientifique dans le secteur Recherche et Développement de la compagnie Alcon à Dallas/Fort Worth, au Texas.

John V. Lovasik

Ce professeur titulaire a mené pendant plusieurs années de nombreux travaux de recherche tant à l'École d'optométrie de l'Université de Waterloo qu'à celle de l'Université de Montréal. Il s'est particulièrement intéressé à la circulation sanguine au niveau du nerf optique et de la rétine et à la relation existant entre cette circulation et la pression intraoculaire, de même que la pression artérielle. Ces travaux lui ont valu, en décembre 2001, le prestigieux « *Glenn A. Fry Award* » décerné annuellement, par *l'American Academy of Optometry*[179] à un scientifique pour la qualité de ses recherches. Il a aussi reçu un prix de *l'American Optometric Foundation* (AOF) pour ses travaux qui indiquaient qu'un faible débit sanguin alimentant les diverses parties de l'œil pouvait être une cause importante du glaucome. Il fut choisi le récipiendaire de ce prix parmi tous les candidats de toutes les écoles d'optométrie nord-américaines.

Il défendait ardemment l'implication de l'optométrie dans ce type de recherche et il était très conscient de l'apport de la profession dans ce domaine :

> « *Nos recherches sont orientées sur la vision, mais, en fait, les résultats vont intéresser tous les chercheurs qui étudient le système vasculaire. En tant qu'optométriste [sic], nous avons une perspective privilégiée parce que le fond de l'œil est le seul endroit où l'on peut regarder directement la vasculature et le fonctionnement in vivo du système vasculaire.* »[180]

Dans le domaine clinique, le Dr Lovasik avait dans son cheminement, de nombreux travaux sur les techniques d'électrodiagnostic. Il dirigeait d'ailleurs le module d'électrodiagnostic de la Clinique universitaire de la vision à l'École d'optométrie.

---

179 AMERICAN ACADEMY OF OPTOMETRY. Newsletter Winter 1999

180 BENOÎT, F. (1993). *Naviguer le flot sanguin*. L'Optométriste Vol. 15 No 2 Mars-avril 1993 p. 42

Maurice Ptito

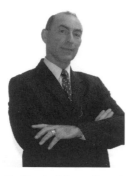

Le professeur Ptito, neuropsychologue en provenance du Département de psychologie de la Faculté des arts et des sciences (FAS) de l'Université de Montréal, a été très motivé par tout ce qui touche la vision, notamment le développement et la plasticité neuronale du système visuel. Le Dr Maurice Ptito, membre de la Société Royale du Canada (Il a reçu la Médaille Sir John William Dawson de la Société en reconnaissance d'un apport scientifique éminent et soutenu à travers la qualité et l'excellence de ses travaux de recherche), étudiait, par des méthodes d'analyse comportementale et d'imagerie cérébrale, les substrats neuroanatomiques du traitement de l'information visuelle, ainsi que les effets des lésions du cortex visuel et la réorganisation anatomo-fonctionnelle qui peut en résulter.

Dr Maurice Ptito, professeur à l'École d'optométrie

Le Dr Maurice Ptito est détenteur d'un doctorat en neuropsychologie ; il a aussi poursuivi des études en neurophysiologie/psychiatrie à l'Université Stanford (Californie) et est docteur en médecine de l'Université Aarhus (Danemark).

Il a été professeur invité par de nombreuses universités à travers le monde, dont l'*University of Sydney* (Australie), la *Aarhus University* et l'*University of Copenhagen* (Danemark), l'*Università di Verona* et l'*Università de Pisa* (Italie) et l'*University of Maryland* (Etats-Unis).

Ses travaux lui ont valu de nombreuses reconnaissances : *Fellow* du Conseil de la Recherche Médicale du Canada, de la Société Canadienne de psychologie, de la Royal Society of Medecine (London), de *l'American Academy of Optometry.*

En vingt-cinq ans de carrière, le Dr Ptito a dirigé une cinquantaine d'étudiants aux études supérieures en psychologie, en biologie, en optométrie et en sciences neurologiques au Québec et à l'extérieur du Canada.

Les lecteurs des revues scientifiques ont pu prendre connaissance des travaux de Maurice Ptito sur les conséquences de la perte d'un hémisphère cérébral. Des résumés explicatifs de ces recherches ont été publiés dans le journal *Forum* de l'Université de Montréal. Un de ces textes est signé M.R. Sauvé (2000)[181] et un autre a été écrit par D.Baril (2001).[182] On y rapportait qu'il (Maurice Ptito)

---

181 SAUVÉ, M.R. (2000). *Vivre avec la moitié de son cerveau.* Forum Vol. 35 No 3. 11 septembre 2000

182 BARIL, D. (2001). *Voir avec un hémisphère en moins.* Forum, 3 décembre 2001

*« cherche depuis plusieurs années à comprendre comment le cerveau
parvient à s'adapter à la perte d'un hémisphère complet, et comment
améliorer le traitement appelé « hémisphérectomie »…*

Et l'optométrie dans tout ça ? Est-ce que nous ne sommes pas un peu
loin de nos « oignons » ? Mais pas du tout ! L'œil étant, en quelque sorte,
un prolongement du cerveau, plusieurs expériences ont consisté à retracer la
récupération du champ visuel. On ignore encore cependant pourquoi la perte
d'un demi-champ (hémianopsie) est irréversible chez l'humain alors que les
primates peuvent recouvrer jusqu'à 30° de champ visuel.

Et quant à la plasticité neuronale, une étude chez l'animal a démontré
que le cortex auditif peut suppléer au cortex visuel, ce qui fait dire au chercheur
que

« le cerveau a une plasticité plus grande que ce qu'on aurait cru. »[183]

Une chaire sur la substitution sensorielle et la plasticité neuronale chez
l'aveugle a été créée à l'Université de Montréal. En effet, un don substantiel de
1 million de dollars a été versé par la Fondation Harland-Sanders pour mettre
sur pied cette chaire en sciences de la vision.

*« C'est le Dr Maurice Ptito, M.D., Ph.D., neuropsychologue, professeur
titulaire à l'École d'optométrie de l'Université de Montréal et spécialiste de la
plasticité neuronale qui sera le titulaire de cette chaire ».*[184]

L'inauguration de la Chaire Harland-Sanders a eu lieu le mercredi
12 octobre 2005 dans la salle de l'Assemblée universitaire de l'Université de
Montréal (M-415) du Pavillon Roger-Gaudry.

Cette organisation charitable a créé une première en participant à l'essor
d'un établissement d'enseignement supérieur québécois et francophone. La
fondation du Colonel Sanders s'associe également à la création de la première
chaire philanthropique de l'École d'optométrie. Cette inauguration a eu lieu en
présence du Dr Pierre Simonet, vice-recteur à la planification et représentant du
recteur Luc Vinet, du Dr Jacques Gresset, directeur de l'École d'optométrie, de
messieurs Terrence Donnelly et Georges Gagnon, respectivement président et
directeur de l'Organisation Charitable du Colonel Harland Sanders.

L'inauguration avait été précédée de deux présentations scientifiques par
deux chercheurs de renom. Ron Kupers, Ph. D., professeur agrégé à Riggs
Hospital de Copenhague, a entretenu son auditoire avec une conférence
intitulée : « *Crossmodal plasticity in blindness* ». Pour sa part, l'autre conférencier,
le professeur Paul Bach-y-Rita, Ph. D., de l'Université du Wisconsin-Madison a
discuté de « *Theoretical aspects of sensory substitution.* »

---

183 SAUVÉ, M.R. (2000). ***Quand le cortex auditif devient visuel***. Forum Vol. 35 No 5 25
septembre 2000

184 FRSQ. Recherche en santé No 34, mars 2005. p. 22

Pour l'information du lecteur, voici un aperçu des objectifs de la chaire et de ses avantages. Les renseignements contenus dans la fiche technique sont donc les suivants[185] :

« Objectifs de la Chaire :

L'objectif premier de la Chaire Colonel Harland Sanders en sciences de la vision de l'Université de Montréal est d'améliorer la qualité de vie des personnes aveugles-nées ou qui ont perdu la vue à la suite d'un accident ou d'une maladie.

Et plus spécifiquement de :

1) *valider scientifiquement la nouvelle prothèse visuelle appelée TDU[186] en évaluant un vaste échantillon de sujets ayant une cécité congénitale ou acquise. Cet appareil pourrait constituer une solution de rechange pratique au braille (le sujet pouvant percevoir à distance l'objet regardé : perception allocentrique) et aux méthodes invasives (implants chirurgicaux) en raison de sa simplicité (grille placée directement sur la langue).*

2) *Vérifier les limites de cet outil au moyen de méthodes de recherche telles que l'imagerie à résonance magnétique fonctionnelle (IRMF), le tomographe à émission de positrons (TEP), la stimulation magnétique transcrânienne (SMT) et la magnéto encéphalographie (MEG).*

3) *Enseigner aux malvoyants comment utiliser la TDU pour saisir des images permettant de reconnaître la forme des objets et des visages. Des essais seront aussi effectués sur la détection du mouvement, la différenciation de la vitesse et la navigation spatiale (déplacement du sujet dans son environnement). Avec un système à plus haute résolution, les sujets pourraient apprendre un alphabet lingual.*

4) *Poursuivre la mise au point de l'appareil en vue de le miniaturiser et d'en élaborer une version sans fils*

Avantages :

La Chaire Colonel Harland-Sanders en sciences de la vision de l'Université de Montréal offre différents avantages, dont :

---

185 Université de Montréal (2005) **Chaire Colonel Harland-Sanders en sciences de la vision de l'Université de Montréal. Fiche technique**

186 N.D.L.R. : TDU : il s'agit du « Tongue Display Unit. Ce système, composé d'une grille de 144 points de stimulation, est relié à un ordinateur et à une caméra vidéo. L'image captée par la caméra est traduite en influx électrotactiles sur la langue.

- *l'amélioration de la qualité de vie des personnes malvoyantes ;*

- *une meilleure compréhension des mécanismes cérébraux intervenant dans la substitution sensorielle et des mécanismes de la plasticité intermodale ;*

- *le soutien et le développement de la collaboration internationale avec des laboratoires de premier plan des Etats-Unis et d'Europe ;*

- *la reconnaissance de l'unité aux niveaux national et international, susceptible d'attirer des étudiants des deuxième et troisième cycles et de niveau postdoctoral ;*

- *la formation et le recrutement de ressources humaines de haute qualité, aptes à poursuivre les travaux ;*

- *le maintien du leadership international en sciences de la vision, particulièrement dans les domaines de la substitution sensorielle et de la plasticité neuronale. »*

Pierre Simonet

En plus d'avoir été professeur et directeur à l'École d'optométrie, le professeur Simonet a réussi une première pour l'optométrie à l'Université de Montréal, il a atteint ce qu'aucun autre avant lui n'a réussi… il fait maintenant partie de la haute direction de l'institution. Après avoir été recruté comme Directeur de la planification et du Bureau de la Recherche Institutionnelle (BRI), il est victime de son succès… le nouveau Recteur, Luc Vinet, l'intègre à son équipe au poste de vice-provost et vice-recteur à la planification.

Il est certain qu'il s'est mérité les félicitations et l'admiration de tous les membres de la profession, mais avant tout cela, le Dr Simonet était professeur et chercheur. Voici un aperçu de son obsession… les aberrations !

Benoît (1993)[187] décrivait bien le personnage en ces termes :

« Pierre Simonet est animé d'une énergie nerveuse communicative. »

Ses travaux principaux ont porté sur l'aberration chromatique transverse de l'œil et sur l'aberration chromatique longitudinale.

Quand on lui demandait à quoi ça servait tout ça, il n'était nullement décontenancé et il répondait :

« Elles [ces études] permettent de mieux connaître les caractéristiques de l'accommodation et de voir si l'œil utilise l'aberration chromatique pour accroître la profondeur de champ et son amplitude d'accommodation

---

187 BENOÎT, F. (1993). *Traquer l'aberration chromatique.* L'Optométriste Vol. 15 No 2 Mars-avril 1993 p. 44

subjective. Poussées plus loin, ces études nous enseigneront comment prescrire plus efficacement pour certains mécanismes que nous commençons à comprendre : la myopie nocturne, par exemple. En ergonomie, l'utilisation des couleurs des écrans cathodiques est un sujet constant de préoccupation. Or, l'étude de l'accommodation permet de tirer au clair certaines questions, comme l'ont montré les travaux de Lovasik et Kergoat à ce sujet. »[188]

Elvire Vaucher

Avec le début du nouveau programme de doctorat en optométrie de 5 ans et des changements législatifs autorisant l'utilisation des médicaments à des fins thérapeutiques, il fallait que l'École d'optométrie recrute une personne spécialisée en pharmacologie. Le choix de l'École, après interview de plusieurs candidates et candidats, s'est porté sur Elvire Vaucher qui a étudié les bases neurobiologiques de la modulation du traitement de l'information visuelle par les phénomènes attentionnels au niveau du cerveau. Peu après son arrivée à l'École d'optométrie, elle décrocha le titre de chercheure-boursière du Fonds pour la Formation de Chercheurs et l'Aide à la Recherche (FCAR). En tant que jeune professeure, elle disposa aussi d'un appui de la Fondation Canadienne pour l'Innovation (FCI).

Autres considérations sur la recherche

Le milieu professionnel, et le public en général, a peu entendu parler des progrès de l'optométrie dans le domaine de la recherche et il serait malheureux de ne pas insister : il existait bel et bien « *Le réseau de recherche en santé de la vision* » et qui regroupait de nombreux professionnels de la vision dont plusieurs professeurs de l'École d'optométrie. Un numéro de la Revue « *Recherche en Santé* » a été consacré à cet aspect de la recherche[189] Dans ce réseau, on retrouvait des chercheurs de calibre, dont plusieurs ont oeuvré à l'École d'optométrie en enseignement et en recherche. C'est le cas de Christian Casanova[190] qui dirigea les travaux de plusieurs diplômés de l'École d'optométrie. Le Réseau de Recherche en Santé de la Vision a été créé au début de la décennie 1990 et il regroupait au-delà de soixante chercheurs provenant de plusieurs universités (Montréal, Mc Gill, Laval, Sherbrooke, Concordia, UQÀM et UQTR). Les chercheurs étaient rattachés aux quatre départements

---

188 BENOÎT, F. (1993). *Traquer l'aberration chromatique*. L'Optométriste Vol. 15 No 2 Mars-avril 1993 p. 46

189 RECHECHE EN SANTÉ. Journal publié par le Fonds de la Recherche en Santé du Québec. No 14. Juin 1997

190 N.D.L.R. : Photo publiée à la une dans la revue FORUM du 2 février 2004. Vol. 38 No 22

universitaires d'ophtalmologie, à l'École d'optométrie ainsi qu'à plusieurs départements de sciences fondamentales[191].

Il fallait se réjouir de voir les optométristes chercheurs et les autres chercheurs de l'École d'optométrie s'impliquer à fond et constater que dans les hautes sphères du monde de la recherche, on a reconnu la présence et l'importance de l'optométrie. Dans le numéro précité de la revue « *Recherche en santé* », on traitait des recherches effectuées sur le *Laser Excimer* pour corriger la myopie, et on y retrouvait les noms de trois professeurs de l'École d'optométrie :

> « *Une équipe de chercheurs, coordonnée par la docteure Isabelle Brunette, de l'Hôpital Maisonneuve-Rosemont, mène différents projets dans le but de mieux connaître ces retombées auprès de la population québécoise. Ces projets sont réalisés en collaboration avec les chercheurs Claude Giasson, spécialiste en physiologie cornéenne, Pierre Simonet, en optique et Jacques Gresset, en épidémiologie, tous trois de l'École d'optométrie de l'Université de Montréal.* »[192]

On retrouvait encore le nom de Jacques Gresset dans l'équipe du réseau qui s'intéressait à divers aspects liés à la greffe de cornée.

Pour sa part, Jocelyn Faubert, professeur titulaire à l'École, menait des projets en collaboration avec plusieurs chercheurs du réseau. Il étudiait, entre autres, les mécanismes de la vision liée à la perception du mouvement, de la couleur, du relief, de la forme et de la symétrie. Il se préoccupait aussi de la mémoire visuelle, de l'attention et des conséquences du vieillissement sur les fonctions visuelles. De plus, il a mis au point une série de tests pour évaluer les déficits visuels des personnes âgées, tests qui pourraient servir à mesurer leur niveau d'autonomie visuelle.

On ne doit pas ignorer l'apport, dans le réseau de recherche en vision, de Christian Casanova,

> « *Le trajet que parcourt l'influx nerveux de la rétine jusqu'au cortex visuel est complexe et semé de relais. Des chercheurs du réseau en collaboration avec des collègues américains ont montré que de jeunes animaux dont le cortex visuel était lésé, donc théoriquement aveugles, parvenaient néanmoins à se diriger dans un labyrinthe. Les circuits nerveux partant de la rétine s'étaient réorientés vers le cortex auditif. Cette plasticité neuronale, Christian Casanova s'y intéresse depuis quelques années. Il étudie le rôle d'une vaste région du thalamus, appelée pulvinar, qui interviendrait, selon lui, dans la réorganisation*

---

191 RECHECHE EN SANTÉ. Journal publié par le Fonds de la Recherche en Santé du Québec. No 14. Juin 1997

192 RECHECHE EN SANTÉ. Journal publié par le Fonds de la Recherche en Santé du Québec. No 14. Juin 1997

des fonctions visuelles après une lésion. Ses travaux les plus récents, de nature électrophysiologique, montrent en effet que le pulvinar participe activement à cette réorganisation. »[193]

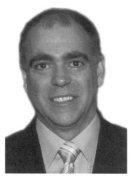

Dr Jocelyn Faubert, professeur à l'École d'optométrie

En 1998, dans la revue « *Québec Science* », on rapportait que trois sur dix des « découvertes de l'année », dans le monde de la recherche ont été attribuées à l'Université de Montréal. Et qui retrouvait-on parmi les trois chercheurs ? Jocelyn Faubert, qui a mis au point avec Vasile Diaconu, ingénieur bio-médical et aussi professeur à la faculté, un appareil capable de mesurer le taux d'oxygène dans les molécules d'hémoglobine qui circulent autour du nerf optique en mesurant les photons réfléchis par l'œil. Cet appareil a été breveté, en novembre 1998, par le bureau américain « *US patent* ». Il a été baptisé O.S.O.M.E. acronyme de « *On-line Spectroreflectometry Oxygenation Measurement in the Eye* » Le professeur Jocelyn Faubert fut un ambassadeur qui fit connaître et reconnaître l'École d'optométrie de l'Université de Montréal sur la scène scientifique nord-américaine et mondiale.

Un des fleurons de la recherche à l'École d'optométrie, conséquence logique de son excellence en ce domaine, fut la création de la Chaire CRSNG[194]-ESSILOR. De quoi s'agissait-il? Nous parlons ici de la CHAIRE CRSNG-ESSILOR SUR LA PERCEPTION VISUELLE ET LA PRESBYTIE. DE L'UNIVERSITÉ DE MONTRÉAL.[195] On peut donc reconnaître trois partenaires, soit le Conseil de recherche en Sciences Naturelles et en Génie, Essilor Canada, une filiale d'Essilor International et l'Université de Montréal (École d'optométrie).

Cette activité constituait un environnement de recherche unique en son genre qui jumelait une approche fondamentale de la perception humaine avec une problématique concrète et appliquée comme la conséquence d'une distorsion visuelle sur les capacités perceptivo-motrices. Le titulaire de cette première chaire industrielle de la compagnie Essilor, le professeur Jocelyn Faubert, Ph.D., chercheur , « *un jeune Gretzky de la recherche* », s'intéressait notamment au problème de distorsion des lentilles, qui est à l'origine de certains accidents de la route. La chaire avait pour but de quantifier le phénomène, de

---

193 RECHECHE EN SANTÉ. Journal publié par le Fonds de la Recherche en Santé du Québec. No 14. Juin 1997

194 N.D.L.R. : CRSNG: acronyme pour Conseil de Recherche en Sciences Naturelles et en Génie

195 RECHECHE EN SANTÉ. Journal publié par le Fonds de la Recherche en Santé du Québec. No 33. Novembre 2004 p.23

modéliser les problèmes et de proposer des solutions pratiques. Les travaux menés au Centre de réalité virtuelle et de traitement d'images du Laboratoire de psychophysique permettaient d'évaluer l'influence de différents types de distorsion visuelle sur la capacité à maintenir une posture ou à accomplir diverses tâches de la vie courante.

Lors de l'inauguration officielle de la chaire, les 18, 19 et 20 septembre 2004, les professeurs de l'École d'optométrie, les optométristes et de nombreux intervenants du milieu, avec les membres de la famille Essilor ont participé à plusieurs activités tant scientifiques que sociales, toutes fort divertissantes (conférences dans les locaux de l'École d'optométrie, souper spectacle au cabaret du Casino de Montréal, visite de la Ville de Montréal et souper de gala « *Mille yeux, mille mondes* » à la « salle des pas perdus » de la gare Windsor de Montréal. On pouvait lire dans les informations sur le Symposium Varilux 2004, sous la rubrique « Recherche en sciences de la vision » :

> *« L'École d'optométrie de l'Université de Montréal est particulièrement active en recherche. En effet, une proportion importante de son corps professoral possède le statut de chercheur-boursier auprès des principaux organismes subventionnaires fédéraux et provinciaux ou reçoit un financement de recherche assuré par ces organismes. De plus, les travaux des chercheurs sont supportés par d'importantes contributions provenant du secteur privé, d'organismes professionnels ou de fondations privées. Ainsi, en moins d'une décennie, l'École d'optométrie a réussi à quadrupler ses fonds de recherche. »*

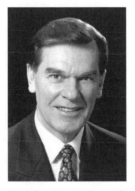

M. Robert Lacroix, Recteur de
l'Université de Montréal

Cette remarque sur le corps professoral et son implication en recherche avait déjà été soulignée dans le discours du recteur Robert Lacroix, lors des cérémonies du 75ᵉ anniversaire de l'affiliation de l'École d'optométrie à l'Université de Montréal :

> *« Que l'École d'optométrie soit au sein de l'Université l'unité qui possède le pourcentage le plus élevé de chercheurs-boursiers parmi ses professeurs ne relève pas du hasard… L'École a su sortir grandie de la crise qui a frappé le monde universitaire; elle a contribué de façon significative à la relance de l'Institution par le développement de son second cycle et par la formation continue. Elle a par ailleurs clairement démontré son potentiel de recherche. »*

Le Dr Faubert, lauréat 2001 du prix scientifique des Instituts de Recherche en Santé du Canada (IRSC), a été l'auteur d'un article de *Forum* intitulé « *Pénétrer dans un œil grâce à la réalité virtuelle* »[196].

> *En effet, « grâce à une voûte d'immersion dotée d'un système de sons et d'images en trois dimensions, les chercheurs pénètrent virtuellement dans l'œil humain. Munis de lunettes et de gants cybernétiques, ils voient les vaisseaux se contracter, entendent les battements du cœur, etc.*
>
> *…Le seul labo au Canada consacré entièrement à la recherche humaine appliquée. »*

La voûte permet d'analyser des tâches quotidiennes de manière plus réelle que sur un écran en deux dimensions. On cherche à mieux comprendre les dysfonctionnements reliés à la perception de l'espace, de la forme et du mouvement chez les personnes âgées, celles souffrant d'Alzheimer, de Parkinson et de dégénérescence maculaire liée à l'âge (DMLA).

Ce chercheur, psychophysicien, s'est aussi distingué comme un des rarissimes spécialistes de la couleur dans le monde[197] [198]

Programme FCI

On ne saurait passer sous silence le programme de la Fondation Canadienne pour l'Innovation (FCI) qui fut très bénéfique pour l'École d'optométrie et ses chercheurs. Plusieurs projets de l'École ont reçu l'aval des responsables du programme et ont été réalisés, en collaboration avec le Département d'ophtalmologie de la Faculté de médecine de l'Université de Montréal. La Dre Hélène Boisjoly, qui était directrice de ce département, a dirigé le programme de Développement et de mise en marche d'un pôle technologique de recherche sur l'œil et la vision. Ce programme incluait :

- L'analyse bi- et tri-dimensionnelle des vaisseaux sanguins et des lésions rétiniennes incluant l'extrémité du nerf optique ;

- L'évaluation de la qualité optique de l'œil et de la topographie cornéenne à l'aide d'analyses intégrées ;

- L'évaluation quantitative et le traçage des circuits neuronaux et de leurs activités dans la rétine et le cortex visuel ;

---

196 FAUBERT, J. (2001), *Pénétrer dans un œil grâce à la réalité virtuelle*. Forum 17 septembre 2001

197 LAVIGNE, L. (1998). *Affichent-ils les bonnes couleurs? Les forces et les faiblesses des affiches du PQ et du PLQ*. LA PRESSE, 18 nov. 998

198 NANCY, D. (2000). *Découverte prometteuse pour les daltoniens*. FORUM Vol. 34 No 23. 6 ars 2000

- Le développement d'applications de l'imagerie en temps réel à partir des bases psychophysiques et perceptuelles ;

- L'investigation de la Dégénérescence Maculaire Liée à l'Âge (DMLA).

Plusieurs partenaires furent impliqués dans ces projets avec l'École d'optométrie et l'Université de Montréal, à savoir : L'Hôpital Maisonneuve-Rosemont (HMR), le Centre Hospitalier de l'Université de Montréal (CHUM), l'Hôpital Ste-Justine, le CHUQ, l'Université Mc Gill et l'industrie.

Recherche clinique

Le « nouveau » programme de premier cycle de l'École d'optométrie, qui a débuté en 1999, comportait une année préparatoire en sciences biomédicales et quatre années professionnelles conduisant au doctorat en optométrie (O.D.). Le changement du programme de doctorat, vers la fin du 20ᵉ siècle, avait aussi dans ses objectifs d'intéresser davantage les étudiants en optométrie à la recherche et c'est pourquoi furent ajoutés des cours d'initiation à la recherche comportant l'obligation de soumettre un projet d'article, de présentation orale ou par affiches, sur un sujet clinique ou fondamental; en milieu académique, on nomme cette activité les « travaux dirigés »

Ces travaux sont habituellement présentés dans le cadre des « *Journées scientifiques* » de l'École d'optométrie; il s'agit d'une initiative du professeur Claude Giasson, Secrétaire de l'École.

Ces recherches de nature évaluative et basées sur l'analyse de données cliniques, visaient tant le développement de méthodes diagnostiques plus précises que celui d'approches thérapeutiques plus efficaces. Elles contribuaient à la mise en œuvre de nouveaux traitements et de produits mieux adaptés aux besoins d'une clientèle diversifiée. La recherche clinique permettait le transfert aux patients des connaissances issues des recherches fondamentales.

Comme cela fut fait pour les chercheurs fondamentaux, passons en revue ceux et celles qui furent davantage impliqués dans la recherche dite clinique.

Etty Bitton

Cette optométriste, motivée pour l'enseignement clinique et la recherche clinique, a joint les rangs de l'École d'optométrie le 3 septembre 1992, à titre de chargée d'enseignement, première étape de la carrière professorale universitaire. Elle a gravi tous les échelons de ce long processus et elle était, à l'heure d'écrire ces lignes, professeure agrégée. Le Dr Bitton a été directrice des stages externes à l'École d'optométrie depuis le tout début de cette activité à l'École d'optométrie. En plus d'avoir assumé la responsabilité de la direction des cliniques, elle a mené des recherches notamment sur le film lacrymal, l'aspect dynamique du bris des larmes.

Julie-Anne Couturier

Dans le cadre de la réadaptation des personnes atteintes de déficience visuelle, ce professeur s'est penché sur l'optimisation des stratégies d'orientation et de mobilité. Elle a d'ailleurs été responsable du programme de deuxième cycle portant sur l'intervention en déficience visuelle, orientation et mobilité.

Danielle de Guise

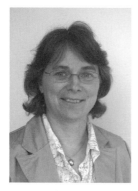

Cette sympathique optométriste, produit de la célèbre promotion 1979, a œuvré dans le domaine de la vision binoculaire et de l'orthoptique pendant plus de 25 ans et elle fut responsable de ce module à la Clinique universitaire de la vision. Elle s'est intéressée plus particulièrement aux questions reliées aux déséquilibres oculomoteurs et à l'amblyopie.

De toutes les cliniques spécialisées de l'École, la clinique de vision binoculaire/orthoptique est certainement celle qui a la plus longue tradition de collaboration avec les optométristes de pratique privée de la région de Montréal et d'autres régions ; ces professionnels y référaient leurs patients qui présentaient un problème de vision binoculaire, pour la confirmation d'un diagnostic, pour la suggestion d'un plan de traitement ou pour une prise en charge complète du patient.

Dre Danielle de Guise, professeure à l'École d'optométrie

Pierre Forcier

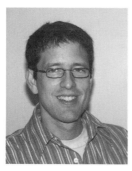

« Le grand Pierre », comme ses collègues avaient pris l'habitude de l'appeler, a été, en plus d'assumer ses tâches d'enseignement théorique et clinique, directeur de la Clinique Universitaire de la Vision. À l'arrivée du Dr Jacques Gresset à la direction de l'École en 2003, il a été nommé directeur adjoint, poste qu'il occupait encore au moment de la rédaction de cet ouvrage. Le professeur Forcier a travaillé surtout en santé oculaire et en première ligne de soins. Il a exploré toutes les possibilités qu'offre la photo documentation numérique dans une perspective de télédiagnostic. Le Dr Forcier a reçu le prix PRO « *jeune optométriste de l'année 1999* », décerné par l'Association des Optométristes du Québec.

Dr Pierre Forcier, professeur à l'École d'optométrie

Caroline Faucher

Cette jeune professeure a obtenu, en 2004, un congé d'études en vue de l'obtention d'un doctorat (Ph.D.) dans le domaine de la pédagogie universitaire ; en plus de l'enseignement du premier cours d'optométrie proprement dite, théorie et laboratoires, auquel sont confrontés les étudiants de la première année du programme de doctorat, le Dr Faucher a œuvré dans le champ de la réadaptation du handicap visuel. Elle avait obtenu sa maîtrise (M.Sc. Optique Physiologique) grâce à des recherches supervisées par la Dre Hélène Kergoat.

Benoît Frenette

Ce professeur a reçu son diplôme de doctorat en optométrie en 1992. Il a développé une expertise en ergonomie visuelle. De l'étude de la résistance à la fracture des divers types de lentilles ophtalmiques à l'aide d'un canon balistique jusqu'à l'évaluation de l'impact de l'environnement de travail sur la viabilité de terminaux informatiques, le Dr Frenette a été amené à se pencher sur de multiples problèmes. Un de ces travaux est cité sous la rubrique qui traite de la recherche : le Dr Frenette a guidé deux étudiantes dans une étude sur les protecteurs pour les joueurs de hockey, nous en faisons état dans cet ouvrage.

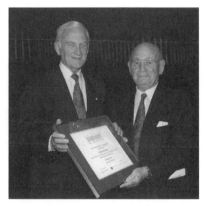

M. Victor Cohen, bienfaiteur de l'École d'optométrie

Le Dr Frenette a assumé la responsabilité du « Laboratoire Victor Cohen ». Ce laboratoire a été créé grâce à la générosité de Monsieur Victor Cohen. Par son très généreux don, ce personnage légendaire du *« monde de l'optique »* a largement contribué à mettre sur pied un laboratoire et un fonds personnalisé capitalisé à l'École d'optométrie de l'Université de Montréal; il a entraîné avec lui d'autres généreux donateurs[199]

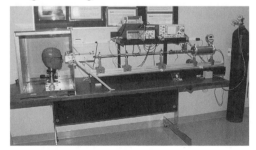

Laboratoire Victor Cohen

---

199   Une liste de ces donateurs au Laboratoire Victor Cohen apparaît en annexe

pour l'implantation et le développement d'un centre de recherche évaluative sur les produits ophtalmiques.

Monsieur Cohen a gradué d'une école de droit en 1936 et fut pendant vingt ans avocat en Égypte, un pays qui, disait-il,

> « *était reconnu par sa jurisprudence exemplaire dans l'application du code Napoléon* ».

En octobre 1956, au cours de la crise du canal de Suez, tous les citoyens français furent déportés par l'Égypte vers la France et tous leurs biens furent séquestrés. Après un séjour à Paris, il arriva au Canada, à Montréal, en novembre 1957 avec l'intention de continuer sa carrière d'avocat. Il s'inscrivit donc à l'École de droit de l'Université McGill. Mais sa citoyenneté étrangère empêcha son inscription au Barreau du Québec. Alors il hésita : devait-il retourner en France où sa famille résidait encore? Non! L'hospitalité québécoise et le style de vie de la Ville de Montréal l'attiraient. Et après mûre réflexion, il se lança dans le domaine de l'optique, milieu bien connu de sa famille maternelle qui y travaillait déjà.

En 1959, il commença l'importation de montures de qualité, d'abord de France, puis d'Italie en 1963. C'est à ce moment qu'il prit contact avec les optométristes du Québec, lors d'un congrès tenu à l'hôtel Windsor où il a exposé une collection française.

À la tête du laboratoire Vilico, il a été le premier au Canada à mettre en marché des lentilles ophtalmiques en matière organique. Peu après, il innova encore en introduisant le « Zoom » première lentille à addition progressive disponible au Canada. C'est à ce passionné des produits ophtalmiques que l'on doit encore, au cours des années 1970, l'introduction au pays de la première monture avec un système de branche à ressorts. Au cours de sa carrière, Victor Cohen s'est entièrement consacré à solutionner les problèmes visuels de la population grâce à des produits alliant nouveauté, efficacité et qualité.

Son grand souci fut toujours de s'assurer que le public bénéficie de produits de qualité, appréciés grâce à des analyses indépendantes des manufacturiers et des distributeurs : voilà la raison majeure du don qu'il a fait à l'École d'optométrie pour mettre sur pied le laboratoire qui porte son nom (Victor Cohen) et dont le mandat était de faire l'analyse de différents produits ophtalmiques de façon complètement objective, sans l'influence des compagnies qui les fabriquaient et les mettaient en marché. L'ami de l'optométrie et des optométristes, Victor Cohen, est décédé le 30 octobre 2003.

Jules Plante (1983)

On aurait sans doute été déçus de ne pas voir inscrit dans ce texte l'apport de cet optométriste dans l'enseignement en optométrie. Il fut en effet, pendant une courte période, responsable de cours théoriques en santé oculaire et du module de santé oculaire de la clinique de l'École. Et comme de nombreux optométristes risquent de s'en souvenir, il fut très impliqué dans la formation pour l'utilisation et la prescription des médicaments à des fins thérapeutiques... Certains ont oui dire qu'il en a fait... suer plusieurs.

Judith Renaud (1993)

Une anecdote concernant Judith doit vous être racontée pour que cette dernière et l'anecdote passent à l'histoire. Lorsqu'elle était étudiante, sa longue chevelure arborait une tresse qui lui descendait dans le dos et qu'elle portait fièrement. Mais le soir du « Bal de graduation », devant tout le monde, sur le podium, elle a coupé sa tresse, sans doute pour répondre à un défi, à une promesse. L'auditoire l'avait chaleureusement applaudie. Le Dr Renaud a fait bénéficier de ses compétences les patients déficients visuels, les étudiants en clinique de premiers soins, de même que de nombreux optométristes inscrits aux activités de formation continue En l'an 2004, elle s'est prévalue d'un congé de perfectionnement en vue d'obtenir un diplôme de 3ᵉ cycle (Ph.D.).

L'avancement professionnel

L'optométrie moderne est très loin... pour son centenaire... de la qualité et du type de services visuels disponibles au début du siècle précédent (1902) où on pouvait obtenir via le catalogue de la compagnie Sears-Roebuck un « kit » complet permettant « l'examen » :

> « ...the complete Optician's Outfit which could be procured at a cost of $27.85. The outfit was described as a « Big Money Maker », that provides everything necessary for the business »[200]

L'optométrie nord-américaine a réussi à faire reconnaître, sur tout le continent, la place qu'elle devait occuper de même que le titre de « docteur » que portent tous ses membres, si bien qu'on en a retrouvé un écho dans le journal « AOA News[201] :

> « ...Optometrists are not known as « doctors » anywhere in Europe as they are in the United States and Canada. »

Le 19 octobre 2003 avait lieu à la salle Claude-Champagne du Pavillon de la Faculté de musique de l'Université de Montréal la remise des attestations de réussite et des permis spéciaux aux optométristes ayant complété avec succès

---

200 INGLE, H.G. (1973). *Eye care – 1902 style*. Revue Canadienne d'optométrie Vol. 35 #1 juin 1973 pp. 18-20

201 AOA News January 8, 1996, p.4 *European diploma in Optometry mat come as early as 1998.*

le programme de formation continue relatif à l'utilisation des médicaments à des fins thérapeutiques et à la dispensation des soins oculaires.

Ce n'est pas grâce à la médecine que l'optométrie a avancé dans le monde professionnel, mais en dépit de cette profession qui a toujours cherché à rabattre ces professionnels de la santé et mettre des bâtons dans les roues de la caravane optométrique qui avançait, pas à pas, dans le désert que créait autour les pontifes médicaux. On peut lire dans un Bulletin du Collège des Médecins et Chirurgiens de la Province de Québec, de l'année 1961, en bas de page que la « *motion Fafard* » stipule :

> « *Qu'aucun médecin n'a le droit de faire de l'enseignement aux étudiants en optométrie ou aux optométristes* »[202].

Par la force des choses, il y a eu des changements… On a fini par accepter d'enseigner aux étudiants en optométrie et aux optométristes, mais on ne pourrait pas affirmer fermement que les mentalités aient tellement changé en regard de l'optométrie. On l'a fait, on a fini par concéder la nécessité d'un tel enseignement, mais les quatre pieds sur tous les freins.

La profession et ses membres peuvent être fiers de leur avancement malgré toutes les attaques dont ils furent victimes au cours des ans et dont nous avons fait état antérieurement.

Implications de l'École d'optométrie

La formation en déficience visuelle

L'École s'est toujours préoccupée d'offrir à ses étudiants une formation touchant tous les aspects du champ de pratique de l'optométriste et la déficience visuelle n'a pas fait exception. On appelait d'abord cette difficulté visuelle la « vision sous-normale », puis c'est devenu la « basse vision »; l'appellation reconnue par la suite fut la « déficience visuelle ».

Et l'aventure pratique et clinique de l'École d'optométrie dans ce secteur d'activités, même si elle donnait une formation plutôt théorique avant, a commencé vraiment en 1978, à la suite du rapport Girard[203] qui pavait la voie à l'implication importante de l'optométrie dans ce « nouveau » domaine. Les

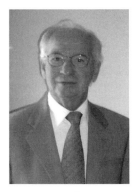

Dr Ernest Girard, initiateur du programme d'aide aux déficients visuels

202 Collège des Médecins et Chirurgiens de la Province de Québec (1961). Bulletin No 1. 25 juillet 1961

203 N.D.L.R. : Il s'agit du rapport présenté par le confrère, Dr Ernest Girard, optométriste, sur l'identification et les services à fournir aux patients considérés comme déficients visuels

étudiants de l'École se retrouvaient donc à Longueuil, à l'Institut Nazareth et Louis-Braille (l'INLB), sur la rue Beauregard, où ils avaient accès, à tour de rôle, à des patients déficients visuels. Et parmi les professeurs de l'École chargés de cette formation auprès des étudiants on retrouvait un certain Pierre Simonet et un certain Jacques Gresset, les deux Français d'origine, qui ont occupé tous les deux, plus tard, l'un après l'autre, le poste de Directeur de l'École d'optométrie de l'Université de Montréal.

Historique de l'Institut Nazareth et Louis-Braille

Les origines de l'INLB remontent à 1861; cet institut a été le chef de file au Québec dans le domaine de l'adaptation, la réadaptation, l'intégration sociale et socioprofessionnelle des personnes vivant avec une déficience visuelle.

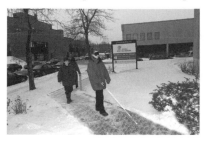

Formation en orientation et mobilité

Voici en quels termes Suzanne Commend[204] relate la fondation de l'institution qui a suivi le premier asile fondé en 1858 par Benjamin-Victor Rousselot, p.s.s.

« Trois ans plus tard, soit en 1861, M. Rousselot sollicite le concours des Sœurs Grises pour en ouvrir une deuxième, rue Ste-Catherine. Il fait alors construire, à ses frais, un édifice pour loger la nouvelle œuvre qui prend le nom d'asile Nazareth. Sa vocation sera quelque peu différente des autres salles d'asile qui continuent d'apparaître ici et là dans les quartiers ouvriers de la métropole puisque M. Rousselot désire également y accueillir quelques aveugles. »

L'Institut Nazareth fut la première institution spécialisée pour aveugles au Canada et elle fait figure de pionnier en tant que

« première école à introduire l'enseignement du braille en Amérique du Nord »[205]

Pour le milieu anglophone, c'est en 1908 qu'est fondé le MAB (*Montreal Association for the Blind*) par Philip Layton; ce dernier fut élève au Royal Normal College of the Blind, situé à Londres. Il demeurait au Canada depuis 1887. Il était nécessaire de souligner cette institution dans l'histoire de l'optométrie québécoise, car les étudiants de l'École d'optométrie y ont fait des stages pendant plusieurs années.

---

204 COMMEND, S. (2001). Les *Institutions Nazareth et Louis Braille. 1861-2001. Un siècle de cœur e de vision*. Les éditions du Septentrion. Sillery (Qué.) p.39

205 id.

> « *Pendant deux décennies, l'Institut Nazareth et la Montreal Association for the Blind sont les deux seuls organismes voués à l'éducation et à l'assistance sociale des personnes non voyantes de la province* »[206]

Plusieurs autres associations ont été fondées par la suite par des anciens de l'Institut Nazareth.

En 1932, l'Institut Nazareth se retrouvait sur le Chemin de la Reine-Marie, à Montréal, jusqu'en 1940, dans un édifice qui a eu de nombreuses vocations : une école d'aviation, puis l'Hôpital des vétérans et ensuite le centre hospitalier Côte-des-Neiges qui a abrité l'Institut de gériatrie de Montréal.

Parce que les besoins et la clientèle augmentaient, on a fait, en 1940, l'acquisition d'un immeuble situé au 1460 de la Côte St-Michel (qui est devenu le Boulevard Crémazie Est).

L'Institut Louis-Braille a été fondé en 1952[207] et a commencé ses activités l'année suivante avec le père Jean Cypihot, clerc de St-Viateur, comme supérieur et le père Rolland Campbell comme aumônier; ce dernier, aveugle, était aussi clerc de St-Viateur. Il sera le fondateur des Éditions Braille du Québec. Ce nouvel institut logera de 1953 à 1959 au 500 rue Claremont à Westmount.

> « *En 1959, un immeuble plus grand sera finalement acquis par le gouvernement provincial... La même année le déménagement s'organise* »[208] .

Ce sera le 1255 Beauregard, à Ville Jacques-Cartier, municipalité qui a été fusionnée à la Ville de Longueuil et en fait maintenant partie.

Il y eut, en 1963, des pourparlers entre Louis-Braille et l'Hôpital Maisonneuve qui se concluront par la fondation de la première clinique de basse vision à Montréal... On semble avoir oublié que déjà, à ce moment, les étudiants de l'École d'optométrie recevaient une formation en basse vision et recevaient, en clinique, quelques patients en consultation; mais comme cet autre secteur était aussi une chasse-gardée de l'ophtalmologie... l'accès à ces patients était très limité.

On mit une nouvelle structure administrative en place en 1975 :

---

206   COMMEND, S. (2001). Les *Institutions Nazareth et Louis Braille. 1861-2001. Un siècle de cœur e de vision*. Les éditions du Septentrion. Sillery (Qué.). p. 144

207   N.D.L.R. :L'année 1952 coïncide avec le centenaire de la mort de Louis Braille

208   COMMEND, S. (2001). *Les Institutions Nazareth et Louis Braille. 1861-2001. Un siècle de cœur e de vision.* Les éditions du Septentrion. Sillery (Qué.) p.161

« L'Institut Nazareth et l'Institut Louis-Braille fusionnent pour former un seul organisme qui porte désormais le nom conjoint des deux anciens instituts. »[209]

Le nouvel Institut Nazareth et Louis-Braille (INLB) aura pignon sur rue dans l'immeuble qu'occupait l'Institut Nazareth, rue Beauregard, à Longueuil.

Dans la description succincte de la carrière du Dr Ernest Girard, optométriste, la question du programme AMEO (Aides Mécaniques, Électroniques et Optiques), est abordée de même que celle de ses heureuses conséquences pour les déficients visuels du Québec.

On ne peut, en aucune façon, omettre le paragraphe qui suit que l'on retrouve dans l'ouvrage de Commend (2001)[210]

« Selon les recommandations du rapport Girard, on assiste alors à la mise en place de services de basse vision à l'Institut Nazareth et Louis-Braille. Des ententes avec les écoles d'optométrie sont effectuées, notamment avec l'École d'optométrie de l'Université de Montréal au cours de l'année 1979-1980. À la suite de dissensions, l'entente ne sera pas renouvelée. Le débat qui semble alors se poser est le suivant : un service de basse vision doit-il prendre racine dans le centre de réadaptation ou plutôt s'effectuer en marge, dans les cliniques d'optométrie et d'ophtalmologie? Ce qui revient en quelque sorte à se demander si la réadaptation pour les personnes non voyantes doit davantage s'inspirer du modèle médical. Notons qu'aux États-Unis, en 1977, 50% des services de basse vision étaient situés dans des hôpitaux ou des cliniques. L'Institut Nazareth et Louis-Braille prendra la décision d'intégrer la basse vision dans le processus de réadaptation et d'en confier la responsabilité à des optométristes, plutôt qu'à des ophtalmologistes (peut-être parce que ces derniers penchent davantage du côté des soins médicaux). Grâce à une série de tests poussés, les optométristes prescrivent des aides optiques aux personnes ayant un résidu visuel et prévoient un entraînement à l'utilisation de ces aides qui s'avère souvent complexe. Ces aides optiques (loupes, télescopes, système télescopique ou microscopique, etc.) permettent d'améliorer la « performance visuelle » des demi-voyants. »[211]

C'est grâce à la vision… c'est le cas de le dire… de l'optométriste Ernest Girard que l'optométrie fut si bien implantée dans le domaine de la déficience visuelle.

---

209   id. p.249

210   COMMEND, S. (2001). **Les Institutions Nazareth et Louis Braille. 1861-2001. Un siècle de cœur e de vision.** Les éditions du Septentrion. Sillery (Qué.) p.262

211   id.

Ouvrons une brève parenthèse pour passer en revue l'apport de cet optométriste. En ce beau matin du 23 juin 2005, l'auteur a eu grand plaisir à rencontrer en entrevue, à Laval, un homme charmant. Le Dr Ernest Girard a contribué de façon très significative, dans différentes étapes de l'évolution de l'optométrie québécoise, au chapitre des handicapés visuels ainsi qu'à l'administration de notre régime d'assurance-maladie.

Le Dr Girard a gradué de l'École d'optométrie de l'Université de Montréal en 1956 avec les Claude Gareau, André-S Gauthier et autres; il a rapidement été impliqué, avec eux, dans le développement de la profession. Avant de joindre la fonction publique québécoise, ce confrère s'est retrouvé à divers niveaux de l'organisation de la profession. Il a été parmi les fondateurs du Syndicat Professionnel des Optométristes du Québec (SPOQ). La mise sur pied de ce nouvel organisme en 1966, pressentant de futures négociations en vue de l'assurance-maladie, visait essentiellement la protection des intérêts économiques des membres et nécessitait un partage des responsabilités jusqu'alors assumées par le Collège des Optométristes. Les tensions très fortes entre les deux organismes l'incitent à devenir « gouverneur » du Collège. Les différences marquées entre la situation de l'optométrie des « régions » par rapport à celle des « villes », l'amènent à pousser plus loin cette analyse et il le fit via un Comité du Collège, comité qu'il prit en charge. Ces travaux débouchèrent sur la formation d'un groupe de coordination des associations régionales qu'il dirigera, mais, cette fois, sans lien fonctionnel avec l'Association, qu'il a aidé à fonder, ni avec le Collège des Optométristes. Ces liens étaient davantage d'ordre opérationnel, prêtant main forte aux deux organismes dans les luttes épiques que l'optométrie a dû livrer pour sa reconnaissance officielle.

Le Dr Girard a exercé sa profession au Lac St-Jean, à St-Félicien jusqu'en 1970, soit pendant 14 ans. En cet été, il apprend que la Régie de l'Assurance maladie, qui a été créée un peu plus tôt, se cherche un optométriste-conseil. Comme le hasard fait parfois bien les choses et qu'il est prêt pour un changement, il décida, après consultation de ses proches et de certains collègues, de présenter sa candidature à ce poste. Suite à une entrevue… il décrocha la « pôle position », négocia ses conditions et, dès septembre, il entrait en poste à Québec. Sa famille l'y a rejoint rapidement et il resta à tout ce beau monde à s'adapter aux nouvelles conditions de vie. Le voilà optométriste-conseil à la Régie de l'Assurance maladie pour toutes les questions touchant l'optométrie dont certains services étaient couverts par le programme que devait gérer la RAMQ. Son patron d'alors était le Dr Laurent Lizotte, MD, directeur des services professionnels au niveau de cet organisme qui en était à ses premiers pas. Il fut très vite débordé de travail et on a dû faire appel, peu de temps après, à un autre optométriste qui aidera Ernest Girard dans ses tâches : c'est le Dr Réjean Bergeron (1968) qui répondit à l'appel et qui joua ce rôle.

Le Dr Girard a toujours été un homme d'action et de défis qui aimait se remettre en question. Après trois ans de cette vie dans la fonction publique, il sentit le besoin d'autres défis, son intellect avait besoin d'être stimulé davantage. C'était alors en 1973 et une autre occasion se présenta et répondit à ses attentes et à son besoin de faire bouger les choses : la Loi 21, modifiant la Loi de l'Assurance maladie et celle de la Régie de l'Assurance maladie, élargit le régime aux

> « *prothèses et aux appareils orthopédiques ou autres qui suppléent à une déficience ou à une difformité physique.* »[212]

Après le programme d'orthèses et prothèses et celui des aides auditives déjà en vigueur venait la question des handicapés visuels.

Il n'en fallait pas plus pour qu'Ernest Girard y voie une occasion pour développer des services destinés aux handicapés visuels qui n'étaient pas encore inclus dans le programme québécois.

On lui confia donc la tâche de présider un comité d'étude qui devait se pencher sur cette problématique toute particulière du handicapé visuel au Québec. Il reçut, à sa demande, un large mandat soit :

- « *d'examiner la situation de l'handicapé visuel au Québec et les problèmes qui pourraient être solutionnés notamment par l'emploi d'aides mécaniques, électroniques et autres[213];*

- *d'inventorier les divers moyens techniques conçus pour aider l'handicapé visuel;*

- *d'élaborer un programme prévoyant les mesures à prendre en vue de donner à l'handicapé visuel accès aux améliorations techniques dans ce domaine;*

- *d'élaborer une liste d'appareils qui pourraient être couverts par le régime d'assurance maladie du Québec;*

- *d'élaborer les critères relatifs à l'attribution de tels appareils;*

- *d'évaluer le coût d'un tel programme;*

- *de recommander des modalités selon lesquelles un tel programme pourrait contribuer à l'éducation des jeunes québécois.* »[214]

Le défi était beau : enfin, se dit le Dr Girard, je vais pouvoir développer quelque chose. Il présida donc le comité où il fut aidé ou confronté selon les situations :Monsieur Jean-Marie Beauchemin, président du Conseil supérieur

---

212 GIRARD, E. et al. (1974). ***Rapport du comité d'étude sur la situation des handicapés visuels au Québec***. P.2

213 N.D.L.R. : On sait que ce programme deviendra le programme d'Aides Mécaniques, Électroniques et Optiques (AMEO)

214 GIRARD, E. et al. (1974). ***Rapport du comité d'étude sur la situation des handicapés visuels au Québec***. P.2 et 3

de l'Éducation du Québec[215], Mademoiselle Paule Rivard, professeur de philosophie, au Collège François-Xavier Garneau de Québec, Monsieur Robert Lambert, professeur au département de psychologie de l'Université Concordia à Montréal, Monsieur Daniel Larouche du Service de la recherche et des statistiques de la RAMQ, Monsieur L. A. McClintock, directeur de l'INCA[216], division du Québec et le Dr Alain Rousseau, ophtalmologiste, chef du département d'ophtalmologie au Centre Hospitalier de l'Université Laval (CHUL) à Québec.

Tel que prévu, le rapport du comité a répondu à l'ensemble des éléments et plus. Ce plus découlait d'une situation générale qui méritait qu'on s'y attarde et qui nécessitait qu'on la signale aux autorités en ce qui avait trait aux droits des handicapés visuels, à l'éducation, à l'emploi, à l'information, à la réadaptation et au dépistage, à la recherche et à la formation du personnel. On a par la suite demandé à Ernest Girard de veiller à l'implantation du programme AMEO (Aides Mécaniques, Électroniques et Optiques) en conformité avec la lettre et l'esprit des recommandations du comité. Cette phase d'implantation a duré 2 ans et ce n'est qu'en 1977 que les deux centres de réadaptation nouvellement formés ont présenté leurs premières demandes de paiement au nom des premiers bénéficiaires de ce nouveau programme.

L'optométrie, via son École de l'Université de Montréal, a su profiter de ces développements pour affiner son expertise en basse vision et offrir ses services à l'intérieur des nouvelles structures. Des optométristes et des étudiants en optométrie ont ainsi commencé à rendre des services à des handicapés visuels, en particulier à l'INLB (Institut Nazareth et Louis Braille) ainsi qu'au « *Montreal Association for the Blind (MAB)* ».

À l'INLB, les étudiants profitaient d'un stage dans ce secteur clinique et côtoyaient des personnes ayant une déficience visuelle ainsi que des professionnels de la réadaptation visant la même clientèle. Plus tard et comme prévu, ces centres supra régionaux de Québec et de Montréal ont essaimé pour aboutir en un véritable réseau de points de service couvrant tout le Québec. Aussi, l'École d'optométrie et l'Université de Montréal ont signé une entente de collaboration de même qu'une « intégration » dans les locaux mêmes de l'École. Depuis l'existence de ce lieu de rencontres des handicapés visuels tant à Longueuil qu'à Montréal, les étudiants en optométrie sous la supervision des optométristes cliniciens, ont pu desservir les handicapés visuels. Du côté de Québec, le Centre Louis-Hébert a aussi accueilli des optométristes dont les Drs Jean-Paul Lachance (1975), Michel Bolduc (1984) et Géraldine Moryoussef (1975).

Compte tenu de cette longue complicité entre l'Institut Nazareth et Louis-Braille d'une part et de l'École d'optométrie et l'Université de Montréal,

---

215   N.D.L.R. : Sous-ministre associé, Ministère de l'éducation du Québec jusqu'en août 1974

216   INCA : Institut National Canadien pour les Aveugles

d'autre part, il y a finalement eu signature entre les deux intervenants en 2003 pour l'affiliation de l'INLB à l'institution.

Quant au Dr Girard, il a continué à œuvrer à la RAMQ. Il a eu à diriger un service de planification et de développement des programmes et, par la suite, une direction d'expertise et de contrôle des programmes dentaire, optométrique et pharmaceutique jusqu'au moment de sa retraite en 1996.

Encore un déménagement : En 1987, l'INLB s'installait au 1111 rue St-Charles à Longueuil, non loin de la station de métro; et deux ans plus tard, en 1989, on ouvrait divers points de service; le bon partenariat entre l'INLB et l'École se poursuivait :

> « Le partenariat de l'Institut avec l'École d'optométrie de l'Université de Montréal… permet non seulement aux étudiants de bénéficier d'une expérience clinique accrue, mais favorise également le développement de la recherche fondamentale dans le domaine de la déficience visuelle ».[217]

En effet, le 3 février 1998, un événement important est apparu dans le paysage optométrique : l'inauguration d'un point de service de l'Institut Nazareth et Louis-Braille dans les locaux de l'École d'optométrie de l'Université de Montréal. Voici le texte du communiqué de presse qui fut diffusé par l'École :

> « Le recteur[218] de l'Université de Montréal et le président[219] de l'Institut Nazareth et Louis-Braille ont inauguré aujourd'hui le point de services de l'Institut au sein même de l'Université de Montréal, concrétisant
>
> ainsi l'entente de partenariat entre l'Institut Nazareth et Louis-Braille et l'École d'optométrie de l'Université de Montréal.
>
> Grâce à ce point de services implanté dans les locaux de l'École d'optométrie de l'Université de Montréal, au 3744 rue Jean-Brillant, la population de Montréal bénéficiera d'un accès direct aux services de réadaptation offerts par l'Institut. Les personnes vivant avec une incapacité visuelle pourront compter sur toute une équipe multidisciplinaire de professionnels de la réadaptation où les optométristes, professeurs à l'École d'optométrie, assureront l'évaluation de la déficience visuelle et initieront l'utilisation d'aides spécialisées.
>
> Les étudiants de l'École d'optométrie, tant ceux du premier cycle

---

217 COMMEND, S. (2001). *Les Institutions Nazareth et Louis Braille. 1861-2001. Un siècle de cœur e de vision.* Les éditions du Septentrion. Sillery (Qué.) p.297

218 N.D.L.R. : Le recteur à ce moment était le Dr René Simard

219 N.D.L.R. : Monsieur Richard Lavigne était alors président de l'Institut Nazareth et Louis-Braille

inscrits au doctorat en optométrie (OD) que ceux poursuivant des études supérieures en Sciences de la Vision, participeront dans le cadre de leur formation aux activités du point de services Ces étudiants bénéficieront d'une expérience clinique accrue dans le domaine de la déficience visuelle au contact quotidien des bénéficiaires et des professionnels de l'Institut.

À plus long terme, le partenariat entre l'École d'optométrie et l'Institut Nazareth et Louis-Braille apportera d'autres bénéfices. Il devrait déboucher sur une filière de formation universitaire pour les intervenants en déficience visuelle[220]. Par ailleurs, ce partenariat entre le milieu clinique de la réadaptation et le milieu universitaire, voué à l'enseignement et à la recherche, favorise la mise en place de programmes de recherche fondamentale, appliquée ou clinique en relation avec la déficience et les incapacités visuelles puisque l'École d'optométrie dispose déjà d'infrastructures physiques et d'une équipe de chercheurs de haut calibre.

L'École d'optométrie de l'Université de Montréal est la seule unité du réseau universitaire québécois assurant la formation des optométristes alors qu'il n'existe qu'une seule autre école d'optométrie au Canada. L'École d'optométrie offre un programme de doctorat en optométrie (OD) et un programme d'études supérieures en Sciences de la Vision. Grâce à la Clinique Universitaire de la Vision située dans ses locaux, l'École d'optométrie de l'Université de Montréal joue pleinement le rôle de centre d'expertise pour la profession optométrique et pour l'ensemble de la population, en particulier pour la communauté montréalaise. L'entente de partenariat avec l'Institut Nazareth et Louis-Braille s'inscrit dans la mission d'enseignement, de recherche et de rayonnement de l'École d'optométrie. »

À ce moment, le personnel de l'INLB comptait 125 employés répartis selon les divers secteurs d'expertise; on y retrouvait 4 optométristes.

« Voulant promouvoir la formation en déficience visuelle, l'INLB a participé au développement d'un programme de maîtrise en orientation

et mobilité avec l'École d'optométrie de l'Université de Montréal en plus de recevoir chaque année de nombreux stagiaires. »[221]

L'École d'optométrie a fait appel aux personnes ressources compétentes dans ce domaine et elle a intégré Mesdames Julie-Anne Couturier et Agathe Ratelle pour assumer ces nouvelles responsabilités. La première a fait partie du

---

220   N.D.L.R. : Ce programme de deuxième cycle existe maintenant à l'École d'optométrie

221   COMMEND, S. (2001*). Les Institutions Nazareth et Louis Braille. 1861-2001. Un siècle de cœur e de vision.* Les éditions du Septentrion. Sillery (Qué.) p. 297

corps professoral de l'École d'optométrie à temps plein, à titre de responsable du programme de deuxième cycle d'Intervention en déficience visuelle – Orientation et Mobilité.

On peut donc affirmer que l'optométrie et les optométristes se sont bien impliqués dans l'évaluation et le traitement des personnes atteintes de déficience visuelle depuis une trentaine d'années et tout nouveau diplômé en optométrie a profité de stages en déficience visuelle et côtoyé des gens atteints de ce type de problème ainsi que des professionnels de la réadaptation : ils furent ainsi mieux sensibilisés, en tant qu'intervenants de première ligne, et mieux outillés afin de dépister et de référer aux centres de réadaptation.

Le recteur René Simard, dans son allocution lors de la cérémonie d'inauguration, avait affirmé ce qui suit :

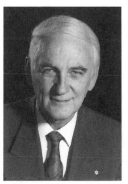

M. René Simard, Recteur de l'Université de Montréal

« *...Pour sa part, l'École d'optométrie trouve accès à une population clinique qu'elle n'était pas en mesure de desservir antérieurement. En intégrant ses professeurs à l'équipe de réadaptation de l'Institut, l'École crée des conditions intéressantes de stages, puisque ses étudiants auront à côtoyer quotidiennement les personnes ayant une déficience visuelle et à participer au fonctionnement d'une équipe multidisciplinaire de réadaptation.*

Ce partenariat est particulièrement porteur d'avenir en ce qui touche l'enseignement et la recherche. Depuis quelques années, l'École a connu un développement remarquable; elle dispose maintenant d'une équipe de professeurs et de chercheurs de haut calibre qui saura mettre à profit la synergie créée par le contact direct avec le milieu clinique de la réadaptation en déficience visuelle...... »

On a pu lire dans le journal Forum du 2 février 1998[222] les propos suivants :

« *L'Institut Nazareth et Louis-Braille, qui offre des services professionnels aux quelque 54 000 handicapés visuels du Québec inaugure cette semaine un point de service à l'École d'optométrie. Ce centre, le seul sur l'île de Montréal, permettra à près de 3 000 personnes souffrant d'un handicap visuel grave d'éviter de se rendre à Longueuil ou à Laval pour leur examen annuel; de plus, il bénéficiera de l'expertise des professeurs de l'École.* »

---

222 SAUVÉ, M-R. (1998). **L'Institut Nazareth et Louis-Braille s'associe à l'École d'optométrie.** Forum. 2 février 1998. p.4

Autres activités

Réunion des directeurs de clinique des Écoles d'optométrie

En 1998, du 1er au 4 octobre, les directeurs de clinique des Écoles d'optométrie nord-américaines se sont réunis à Montréal pour leur rencontre annuelle et pour participer à des ateliers. L'hôte était l'École d'optométrie de l'Université de Montréal et l'organisatrice du programme, Dre Etty Bitton, professeure agrégée et responsable des stages externes. Une réception de bienvenue a eu lieu au Centre Sheraton de Montréal; lors de cette soirée, le Dr Claude Beaulne, professeur titulaire et Secrétaire de l'École, a présenté une rétrospective historique de l'optométrie à Montréal. Pour sa part, le Dr Pierre Forcier, professeur agrégé et directeur des cliniques, a démontré toutes les facettes du système informatique mis en place, grâce à son expertise et à celle d'une nouvelle firme de programmation, la Compagnie SCRIBE, pour la gestion des cliniques.

Il y eut aussi échanges, entre les écoles, sur les stages externes; d'autres ateliers furent offerts sur des sujets d'intérêt pour les directeurs de clinique.

Les enseignants de retour à l'École[223]

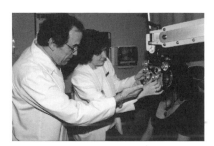

Les enseignants de l'École d'optométrie de retour à l'école

La journée du jeudi 8 septembre 1994 aura été très fertile pour les professeurs, oeuvrant dans les différents modules cliniques de l'École d'optométrie, et pour les chargés de clinique. Eh oui! Tout ce beau monde s'est retrouvé sur les bancs d'école et, surtout, dans le laboratoire préclinique Greiche & Scaff.

Les buts de cette importante activité? En premier lieu, familiariser toutes les personnes présentes avec les nouvelles politiques de l'École d'optométrie sur l'utilisation des médicaments diagnostiques, avec les nouvelles méthodes de notation au dossier pour divers aspects de l'examen oculo-visuel dans un objectif d'uniformisation. Toutefois, l'objectif principal de cette journée était de permettre à toutes les personnes responsables de la formation clinique des étudiants en optométrie, de parfaire leurs interventions pédagogiques et professionnelles par l'utilisation des techniques cliniques modernes que devraient utiliser les futurs optométristes.

C'est ainsi que toutes les personnes présentes ont pu rafraîchir leurs

---

223 BITTON, E. et BEAULNE, C. (1995) Les **enseignants de retour à l'école**. L'Optométriste. Vol. 17 No 1, p. 41

notions et raffiner leur utilisation de diverses méthodologies diagnostiques
telles que :

- Divers procédés cliniques de tonométrie
  - La tonométrie à applanation (sous anesthésie locale), v.g., à l'aide du « Tonopen »[224]
  - La tonométrie à l'aide du tonomètre « Pulsair-Keeler »
  - La tonométrie à l'aide du tonomètre Goldmann et du tonomètre Perkins (sous anesthésie locale)
- L'ophtalmoscopie binoculaire indirecte sous dilatation
- La gonioscopie et la lentille à 3 miroirs (sous anesthésie locale)
- La biomicroscopie du fond d'œil avec la lentille de Hruby et les lentilles de Volk (60°, 78° et 90°)
- La sphygmomanométrie
- L'examen préparatoire à une dilatation médicamenteuse

On a donc pu constater que l'École d'optométrie de l'Université de Montréal s'était résolument et carrément positionnée pour une optométrie de première ligne selon les standards nord-américains de l'exercice de l'optométrie et que tout a été mis en œuvre pour assurer cette formation aux futurs optométristes.

> *« La profession, qui a subi d'importantes ondes de choc de toute nature et de toute part, doit investir dans l'exercice complet de la première ligne dans le secteur oculo-visuel pour le mieux-être des patients qui seront mieux servis ».*[225]

Ententes universitaires internationales

Dans le cadre de sa mission et dans le but de favoriser son rayonnement international, l'École d'optométrie de l'Université de Montréal a développé des activités d'échanges et de coopération avec trois universités françaises par le biais d'ententes inter universitaires à caractère international. Ces trois universités étaient : l'Université Paris-Sud, l'Université Aix-Marseille et l'Université Jean Monet de Saint-Étienne. Elle recevait, sur une base annuelle, des stagiaires français poursuivant, au sein de la Clinique Universitaire de la Vision, la partie clinique du programme de leur université d'origine. D'autres s'y inscrivaient pour des études de deuxième et de troisième cycle.

Par ailleurs, plusieurs professeurs de l'École d'optométrie ont participé

---

224 N..D.L.R. : Le Tonopen a été gracieusement fourni par la compagnie Mentor

225 BITTON, E. et BEAULNE, C. (1995) Les *enseignants de retour à l'école*. L'Optométriste. Vol. 17 No 1, p. 41

à des échanges, avec ces institutions françaises, à des fins d'enseignement et de recherche.

La formation continue

La formation continue aura mis beaucoup de temps à se mettre en place, car les organismes de l'optométrie québécoise ont tous revendiqué une certaine suprématie dans ce domaine : la meilleure chose qui soit arrivée à l'optométrie et à ses professionnels fut la mise sur pied, d'abord de l'Institut d'Optométrie du Québec (IOQ), puis du CPRO (Centre de Perfectionnement et de Référence en optométrie) où siégeaient l'Association des Optométristes du Québec, l'École d'optométrie de l'Université de Montréal et l'Ordre des Optométristes du Québec.

> *« Jamais dans l'histoire de l'optométrie québécoise, avons nous vu autant d'optométristes participer à des cours d'une telle qualité… Plusieurs autres professions nous envient. La réussite du CPRO est attribuable non seulement à la qualité de ses administrateurs mais s'explique également en raison du fait que la compétition entre les organismes en matière de dispensation d'activités de formation continue a été éliminée… »[226]*

écrivait le président sortant de l'Ordre, le docteur Michael Chaiken, O.D., au moment de « passer le flambeau » au Dre Lise-Anne Chassé.

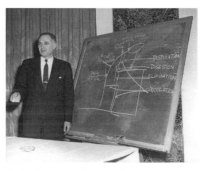

Mais il ne faut pas manquer de souligner, au plan de l'histoire, l'apport de la SOAM dans la formation « post-graduée » (comme on l'appelait alors) des optométristes. La Société d'Optométrie Analytique de Montréal avait son siège social rue Ste-Catherine est. Armand R. Bastien y présentait, entre autres, des cours expliquant en détails les différentes étapes de l'examen visuel et décortiquant les tenants et aboutissants de l'analyse visuelle prônée par l'OEP (Optometric Extension Program).

Le Dr Armand R. Bastien à l'œuvre

Le Dr Jean Décarie fut un ardent défenseur de la formation continue à laquelle il a donné un fameux coup de pouce vers la fin des années '70 grâce aux nombreux ateliers qu'il a initiés dans le cadre de l'Institut d'Optométrie du Québec. Il a créé ce que l'on pourrait appeler le « *momentum* » de la formation continue : il a donné aux optométristes le goût de se perfectionner, le désir

---

226   Ordre des Optométristes du Québec. Bulletin Opto-Presse Mai 2001

d'aller plus loin, de faire les choses plus méticuleusement et avec une plus grande compétence.

Diplômé en 1961, il a occupé de nombreux postes dans l'organisation de la profession, notamment au Collège des optométristes de la Province de Québec, à l'Institut d'optométrie du Québec à titre de directeur général, à l'Association des Optométristes du Québec, dont il fut le vice-président. Il a aussi œuvré à l'Ordre des Optométristes du Québec.

Le programme de doctorat de premier cycle (OD) pour les optométristes en exercice

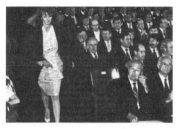

Une collation des grades spéciale

Mais il y a eu de nombreuses autres activités de formation continue avant l'arrivée du CPRO, ce sauveteur du besoin exprimé par les optométristes de continuer leur perfectionnement : on n'a qu'à penser au programme de doctorat pour les optométristes en exercice mis sur pied par l'École d'optométrie en 1984 pour permettre aux optométristes d'avant 1980 d'acquérir le grade octroyé aux nouveaux diplômés. On a pu lire dans Forum (édité par la Direction des communications de l'Université de Montréal) :

> « C'est donc dans le but d'uniformiser les grades, la formation et le statut de ses membres, en plus de parfaire leurs connaissances sur les nouvelles technologies, que l'Ordre a voulu offrir aux optométristes en pratique la possibilité d'obtenir un doctorat. »[227]

Après divers pourparlers entre l'École d'optométrie et l'Ordre, un programme complémentaire de 31 crédits fut finalement approuvé par la Commission des études de l'Université de Montréal; ce programme était destiné aux optométristes en exercice au Québec, détenteurs de la Licence ès sciences (L.Sc.O.) ou autre grade, notamment le Ba. O, et gradués avant 1980. Tous les intéressés se souviennent de la Collation des grades du 10 septembre 1988 à l'Auditorium Ernest-Cormier de l'Université de Montréal.

Il y a souvent eu débat sur le besoin d'imposer des conditions supplémentaires aux nouveaux gradués après leur diplômation et en 1980 l'Office des Professions du Québec avait émis son avis sur cette question dans un document daté du 31 juillet 1980[228]. Évidemment, on insistait d'entrée de jeu sur le fait que la protection du public (dans le domaine des professions)

---

227   Forum, Vol. 23 No 3 19 septembre 1988. « *Même les professionnels chevronnés retournent à l'école* »

228   Office des Professions du Québec. Avis *Les conditions supplémentaires au diplôme ou à la formation de base et les Comités de la formation*. OPQ 1980 Québec. 62 p.

n'est pas l'apanage des seules corporations professionnelles, mais qu'il s'agit plutôt d'une responsabilité collective qui implique aussi les établissements d'enseignement et les employeurs. On signalait aussi que les comités de formation avaient été créés afin d'être un mécanisme de collaboration entre les corporations professionnelles et les établissements du Québec. Revenons un peu en arrière, dans le temps, pour rappeler aux moins jeunes que, lors des examens à l'École d'optométrie, le Collège des Optométristes de la Province de Québec nommait des « assesseurs » qui participaient à la tenue des examens,

notamment des examens cliniques... et cela dans le but de s'assurer que tout était fait dans les règles.

Ce mécanisme a disparu de la gestion des examens depuis de nombreuses années. Toutefois, on a créé un Comité de la formation des optométristes, comité sur lequel siégeaient des représentants de l'École d'optométrie, nommés par la Conférence des Recteurs et Principaux des Universités du Québec (CREPUQ), des représentants de l'Ordre des Optométristes du Québec, nommés par le Bureau de la corporation et enfin un représentant du Ministère de l'Éducation du Québec. Ce comité était consultatif et son mandat était le suivant :

> « *Examiner, dans le respect des compétences respectives et complémentaires de l'Ordre, des établissements universitaire et du Ministère de l'Éducation, les questions relatives à la qualité de la formation des optométristes.* »[229]

Pour contourner les difficultés, l'École d'optométrie a décidé, en partie pour satisfaire aux insistances de la corporation professionnelle (serait-ce parce qu'elle entretenait des doutes au sujet de la formation théorique et clinique diffusée par l'École ainsi que sur les méthodes d'évaluation des étudiants?) et pour suivre la tendance des écoles d'optométrie nord-américaines, sous l'égide de l'ASCO[230], l'École a décidé d'intégrer à son programme un « *examen de synthèse* », qui touchait l'ensemble des sujets enseignés au cours des quatre années du programme professionnel.

Mais était-ce suffisant quand on sait que tous les diplômés en optométrie, à l'exception de ceux issus de Montréal qui avaient décidé d'exercer la profession au Québec, auraient à réussir des examens de « board »? Aux États-Unis, la majorité des états exigeaient le National Board of Examiners in Optometry (les autres exigeaient le « *State Board* ») et au Canada, toutes les autres provinces demandaient de réussir les examens des Examinateurs Canadiens en Optométrie/*Canadian Examiners in Optometry* (ECO/CEO).

---

229 Ordre des Optométristes du Québec. ***Règlement sur le Comité de la formation des optométristes*** (c. Q-7, c. 3.1, D. 1041-97)

230 N.D.L.R.: ASCO : Association of Schools and Colleges of Optometry

Mais l'Office des professions avait une position claire sur ce sujet :

« …*les établissements d'enseignement qui délivrent des diplômes ont la responsabilité de préparer les étudiants à leur future profession en leur administrant, à cette fin, dans le cadre de programme de niveau secondaire, collégial, ou de premier cycle universitaire, la formation de base appropriée e en les soumettant à des mécanismes d'évaluation appropriés…… En aucun cas, les conditions supplémentaires ne doivent être utilisées pour compléter la formation de base, la prolonger ou en combler une lacune quelconque… la fonction d'une condition supplémentaire est de régir les modalités d'insertion des candidats dans l'exercice de leur profession lorsque la protection du public l'exige.*[231]»*

Dans ce même registre de pensées, l'Office recommandait qu'aucun examen professionnel québécois, pan-canadien ou étranger ne soit exigé par les corporations professionnelles.

Le caractère obligatoire de la formation continue en optométrie et la répartition géographique de ces professionnels sur l'ensemble du territoire québécois, ont fait germer dans les pensées de l'équipe de l'École d'optométrie l'idée de la nécessité d'accroître l'accessibilité à une formation de type universitaire en faisant appel à la communication multimédia et aux ressources qu'offre l'Internet. L'École a utilisé avec succès la technologie de la téléconférence pour rejoindre les optométristes des régions éloignées et ainsi minimiser, pour eux, les coûts de formation.

L'Institut d'Optométrie du Québec

Cet institut fut d'abord connu sous le nom de « Institut de Recherche et de Perfectionnement en Optométrie du Québec » (IRPOQ) et a obtenu sa charte d'incorporation le 25 juin 1974, suite à une décision du Bureau de l'Ordre des Optométristes du Québec qui avait démontré la nécessité d'une telle présence dans le milieu professionnel de l'optométrie.

On souhaitait que l'Institut d'optométrie du Québec devienne le

« *mécanisme dont se sert l'Ordre des Optométristes du Québec pour procurer à ses membres la formation continue surtout au plan clinique.* »

L'IRPOQ a été rebaptisé « IOQ », c'est-à-dire Institut d'optométrie du Québec et il a fait œuvre très utile dans le domaine de la formation continue des optométristes en exercice. L'organisme devra cesser ses activités en 1979.

---

231 Office des Professions du Québec. Avis **Les conditions supplémentaires au diplôme ou à la formation de base et les Comités de la formation**. OPQ 1980 Québec. 62 p.

The American Academy of Optometry[232]

Ce regroupement de scientifiques et de praticiens impliqués dans le domaine de la vision et tout ce qui l'entoure constituait aussi un organisme voué à l'amélioration des connaissances et à l'avancement scientifique et professionnel. Plusieurs optométristes du Québec sont des membres de ce groupe, et sont « Fellows » de « *The American Academy of Optometry* » (F.A.A.O).

Règlement régissant la formation continue obligatoire pour les optométristes.

Il s'agit là d'une excellente décision de l'Ordre des optométristes du Québec : elle montrait le sérieux qu'il portait à son mandat de protection du public. N'est-il pas souhaitable que toutes les corporations professionnelles reliées au domaine de la santé aient un tel règlement ?

De plus, la corporation professionnelle des optométristes a eu, en 2004, l'heureuse idée de créer le programme des Unités de Formation Continue (UFC) ou si l'on veut, sur une note humoristique, les « Opto-Points » que les optométristes devaient accumuler ; l'Ordre a émis des lignes directrices relatives aux exigences et modalités applicables aux fins de l'octroi d'unités de formation continue pour la participation à des activités académiques. L'Ordre a assumé la responsabilité de reconnaître les activités pour lesquelles il acceptait d'octroyer des UFC, y compris les activités de formation à distance. L'optométriste recevait, sur une base régulière, un relevé personnalisé sur la quantité de « points » accumulés à une date précise et sur le temps à écouler pour répondre aux critères et exigences de la corporation.

La rigueur avec laquelle l'exigence de la formation continue obligatoire a été appliquée par l'Ordre des Optométristes du Québec a grandement contribué à assurer la crédibilité de l'optométrie auprès des décideurs.

L'OEP (Optometric Extension Program)

Cet organisme a fait son apparition aux États-Unis en 1930 en Oklahoma et développa plusieurs aspects éducatifs ; le plan de l'organisation était d'éveiller l'intérêt des optométristes au moyen de centres d'études locaux

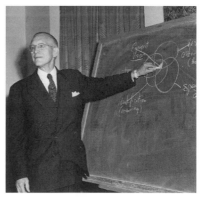

A.M. Skeffington, conférencier réputé

---

232 Gregg, J.R. (1987). **History of the American Academy of Optometry.** AAO, Washington, D.C. 208 pp.

avec des rapports présentés par les professionnels de la communauté. De tels centres ont existé au Canada et au Québec. Les optométristes plus âgés se souviendront de A.M. Skeffington qui a dirigé de nombreux cours cliniques et des séminaires. Ses activités ont donné lieu à de fortes controverses dans les milieux optométriques nord-américains.

Le statut actuel et futur de l'École d'optométrie

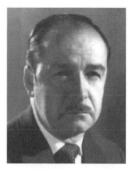

Dr Jean-Paul Lussier, doyen de la Faculté de Médecine dentaire de l'Université de Montréal

Avant que l'École d'optométrie ne soit intégrée à l'Université de Montréal, le Recteur d'alors, Monsieur Roger Gaudry (dont l'Immeuble principal de l'institution porte le nom) avait formé un comité chargé d'étudier le mode le plus approprié pour cette intégration et la définition de son statut au sein de l'institution. Il est intéressant de vous livrer quelques extraits du « *Rapport du comité de développement académique sur le statut de l'École d'optométrie* »[233]

Le secrétaire général, monsieur Demontigny Marchand avait remis, en mai 1968, le rapport d'un comité du recteur, demandant au Comité de développement académique d'étudier toute la question du statut de l'École d'optométrie.

> « ...*Au cours de la réunion du 27 août [1968], les membres du Comité ont rencontré monsieur Armand Messier, directeur de l'École d'optométrie, monsieur Yves Papineau, directeur des études de l'École d'optométrie, et le docteur Michel Mathieu, ophtalmologiste, qui ont exposé tour à tour le point de vue de l'École d'optométrie et celui des ophtalmologistes.* »[234]

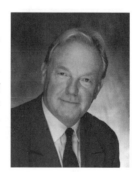

M. Jacques Girard, Secrétaire général de l'Université de Montréal

Il y eut aussi une rencontre avec le doyen de la Faculté de médecine pour obtenir l'opinion du doyen Robillard, de la part du président du Comité de développement académique, le Dr Jean-Paul Lussier, doyen de la Faculté de médecine dentaire et Jacques Girard, secrétaire du dit comité. Voici le résultat de l'ensemble de ces démarches :

---

233 Université de Montréal. « *Rapport du comité de développement académique sur le statut de l'École d'optométrie* ». Septembre 1968

234 Université de Montréal. « *Rapport du comité de développement académique sur le statut de l'École d'optométrie* ». Septembre 1968

« ...*Ils [les membres du Comité de développement académique] en sont venus à une conclusion, en tenant compte tout particulièrement des facteurs suivants pour ce qui est de la place de l'École d'optométrie :*

1. *L'École d'optométrie est affiliée à l'Université de Montréal depuis 1925. Depuis 33 ans[235], cette École forme, et ce au sein de l'Université, des optométristes qui sont considérés comme des professionnels par la loi (loi concernant le collège des optométristes et opticiens de la province de Québec) et qui ont rendu de grands services à la population.*

2. *L'enseignement de l'optométrie relève du niveau universitaire et non pas de celui du CEGEP. L'optométrie ne peut pas être considérée comme une technique paramédicale. Dans ces circonstances, il faut donc s'assurer que l'enseignement donné à l'École d'optométrie est vraiment de niveau universitaire. Au-delà de l'enseignement du premier cycle, il faut organiser, et dans les plus brefs délais, un enseignement menant aux grades supérieurs. L'exemple du campus de Berkeley où l'on trouve en optométrie un programme de 4 ans conduisant à l'obtention du titre de docteur en optométrie et un programme de maîtrise et de doctorat, serait à retenir.*

3. *L'optométrie est une profession dûment reconnue qui compte sur l'école pour lui fournir les diplômés dont elle a besoin. La disparition de ces derniers priverait la population québécoise de services essentiels.[236]*

On en vint à la conclusion que l'École d'optométrie devait être intégrée à l'Université pour continuer la formation des optométristes, développer des programmes de recherche conformes aux standards universitaires. Mais de quelle façon allait-elle être rattachée à l'institution? Question épineuse et délicate! Voici l'argumentation qui fut présentée par le Comité de développement académique :

« 1. *Tout mode de rattachement à [sic] l'École d'optométrie à l'Université de Montréal, dans les circonstances actuelles, ne peut être que temporaire. Étant donné que l'École devrait être rattachée, suivant les modalités qui restent à déterminer, au secteur de la santé, lorsque celui-ci sera constitué.*

2. *Les dimensions de l'École d'optométrie et ses possibilités de développement dans l'immédiat sont telles que l'École ne peut*

---

235 N.D.L.R. : Bien que le texte original cite 33 ans, il s'agirait plutôt de 43 ans, car le texte est daté de 1968

236 Université de Montréal. « ***Rapport du comité de développement académique sur le statut de l'École d'optométrie*** ». Septembre 1968

pas prétendre devenir une faculté. L'École ne peut devenir qu'un département.

3. *Ce département devrait normalement être rattaché à une Faculté. Les membres du comité ont donc envisagé, puisque l'optométrie relève de toute évidence du secteur de la santé, le rattachement à la Faculté de médecine. Or, dans les circonstances actuelles, ce rattachement, pour des raisons d'ordre psychologique, s'avère impossible.*

4. *Le rattachement à la Faculté des sciences pouvait aussi être envisagé, et de fait l'a été. Mais de toute évidence le processus de négociation aurait été long et hasardeux, et comme l'École d'optométrie vit dans l'illégalité depuis le 1er septembre, le Comité a jugé préférable de rejeter cette solution.*

5. *Il restait donc le rattachement au Comité Exécutif, qui présente, et le Comité en est conscient, de nombreux désavantages. Par ailleurs, le Comité en est venu à la conclusion que dans les circonstances, c'était la meilleure solution. Ce rattachement ne peut être que temporaire. »*[237]

Il est possible de constater qu'encore, à l'aube de l'année 2006, l'École d'optométrie possédait toujours le même statut, mais qu'elle se dirigeait lentement vers le statut de faculté. Mais les personnes qui ont vécu cette situation de diriger un département rattaché au Comité Exécutif, peuvent affirmer que l'École d'optométrie ne s'en portait pas plus mal : en effet, son directeur détenait les mêmes prérogatives (ou presque) qu'un doyen de faculté.

Toutefois, on peut se questionner sur le fait qu'elle n'ait pas été intégrée à la Faculté de médecine. On ne se trompe pas en affirmant que la profession serait très loin d'être ce qu'elle est devenue, si ce cauchemar était devenu réalité.

Remerciements aux généreux donateurs

Pour terminer ce chapitre sur l'École d'optométrie, il importait, dans un livre consacré au centenaire de la profession d'optométrie, de remercier toutes les personnes et tous les organismes qui, par leur générosité, l'ont aidée à grandir à travers les âges; tous ont permis d'aider à son avancement, à son développement, à son progrès ainsi qu'à l'institution d'enseignement responsable de la formation de ces professionnels.

L'apport très significatif de Monsieur Victor Cohen et des Drs Raouf Greiche et Naguib Scaff a déjà été souligné; nous voulons ici rendre hommage à d'autres généreux « partenaires » de l'optométrie.

---

237 Université de Montréal. « ***Rapport du comité de développement académique sur le statut de l'École d'optométrie*** ». Septembre 1968

Alcon Canada

Le 8 novembre 1995, le président de cette compagnie, M. Nick Gorshenin, s'est joint aux professeurs, aux représentants étudiants et à certains membres de son personnel lors d'une cérémonie de dévoilement d'une plaque pour souligner l'implication de la firme Alcon dans la promotion de l'excellence en formation optométrique. Cette compagnie a fait don à l'EOUM d'un topographe cornéen « *Eye Map* » d'une valeur de 45 000 $ pour une meilleure observation de la cornée et l'ajustement optimal des lentilles cornéennes. M. Gorsheim était accompagné de M. René Cabana, de Mmes Jocelyne Lord et Frances Hincenbergs, et de M. Normand Boudreault.

Allergan Optical

Allergan Optical (section Amérique) a présenté un don de 10 000, 00$ à l'École d'optométrie pour l'acquisition d'un ordinateur Macintosh IIX .

Bausch& Lomb

L'École d'optométrie a reçu un don important de la compagnie Bausch&Lomb; à l'occasion de la grande campagne de financement de l'Université de Montréal « *UN MONDE DE PROJETS* », un aberromètre Zywave II. Jumelé à l'Orbscan II, le tout d'une valeur de 100 000, 00$, a été installé à la Clinique universitaire de la vision, permettant ainsi d'améliorer les services offerts aux patients de la clinique[238].

Autres dons

Plusieurs autres fournisseurs ont contribué à l'essor de l'institution de formation des optométristes par des dons divers et par leurs remises de prix lors de la collation annuelle des grades; citons, entre autres, les Laboratoires Blanchard, la compagnie d'optique Nikon qui a aidé à la réalisation de divers projets de recherche, la compagnie Essilor et plusieurs autres.

Don du GEQCLC

Qu'est-ce que le GEQCLC? C'était le Groupe du Québec en Cornée et en Lentilles de Contact. Lors d'un Colloque international sur la lentille cornéenne et le segment antérieur de l'œil, ce groupe a posé un geste d'aide envers l'*Alma Mater* de la presque totalité des optométristes du Québec, l'École d'optométrie de l'Université de Montréal.

---

238   Forum Semaine du 5 avril 2004 « *Don de Bausch&Lomb à l'École d'optométrie* » p. 9

Le président fondateur du groupe, le Dr Daniel Brazeau, O.D. F.A.A.O.[239] a remis un chèque de 10 000 $ au directeur Pierre Simonet, O.D., Ph.D. afin de doter l'École de nouvelles facilités d'enseignement en clinique de lentilles cornéennes.

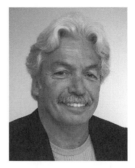

Dr Daniel Brazeau, président fondateur du GEQCLC

Le GEQCLC était un groupe d'optométristes partageant un intérêt dans la recherche en lentilles cornéennes et pathologie de la cornée.

Le directeur a souligné le geste historique du groupe, mentionnant qu'il s'agissait d'un premier don à l'École de la part d'un groupe d'optométristes se regroupant pour le seul intérêt scientifique et y a vu un signe encourageant de soutien de la profession à son École.

Dons des optométristes

Il faut aussi mentionner les efforts importants des optométristes du Québec; ceux-ci ont toujours été très généreux au moment des campagnes de financement de l'Université de Montréal, par exemple lors des « phonotons » annuels et des grandes levées de fonds dont le Fonds de Développement de l'Université de Montréal fut le maître d'œuvre.

---

239   F.A.A.O. signifie "Fellow of the American Acadeny of Optometry"

CHAPITRE 10

LE GRADE ET LE TITRE DE DOCTEUR

Ce seul titre pourrait inspirer tout un bouquin à lui tout seul. Les optométristes se sont battus et débattus sans cesse pour avoir droit à ce titre que possédaient déjà de très nombreux optométristes, la très grande majorité en fait, et la totalité des autres optométristes nord-américains. Tous les jugements qui ont été énoncés par divers membres de la magistrature depuis le début des années 40 ont nécessité de nombreuses heures de lecture; ces documents faisaient suite aux poursuites entamées par le Collège des médecins et chirurgiens de la Province de Québec contre des confrères qui utilisaient le titre de docteur.

Vers la fin de la 1ère décennie du 20e siècle (1909), le titre « docteur » commençait déjà à retenir l'attention, en particulier aux États-Unis; certains états avaient même des projets de législation dans ce sens. Quand on pense que, même après un siècle, les « amis d'en face », les ophtalmologistes se questionnaient sans cesse sur le sujet et étaient invariablement réticents à reconnaître ce titre aux optométristes. La plupart des écoles et collèges d'optométrie d'alors mettaient déjà sur pied des programmes de formation donnant accès au doctorat professionnel et prenaient, en collaboration avec les organismes impliqués, les actions pour obtenir une législation autorisant l'utilisation du titre de « docteur ».

Plusieurs textes font état des luttes acharnées et incessantes des Emmanuel Gobeil, des Marcel Tremblay et d'autres, qui ont combattu pour la reconnaissance de l'utilisation du titre. Les différents niveaux judiciaires ont tous conclu dans le même sens.

On pouvait lire dans le Soleil du 15 juillet 1954, donc il y a plus de 50 ans, suite à la décision du juge Achille Pettigrew de la Cour des Sessions de la Paix :

« Un optométriste peut se servir du mot « docteur » sans craindre d'enfreindre la loi médicale, à moins qu'il ne soit prouvé que l'emploi de ce titre est de nature à faire croire au public qu'il est médecin »[240] .

Le juge Léo Bérubé, de la Cour des Sessions Spéciales de la Paix avait rendu un jugement semblable à Montmagny en faveur de l'optométriste Gobeil.

---

240 Le Soleil. *« Le titre « docteur » peut légalement être utilisé par un optométriste »*. 15 juillet 1954

Il peut être utile de rappeler que le Bill No 230, de l'Assemblée législative du Québec, en 1954, modifiait la Loi des optométristes et opticiens pour restreindre aux seuls membres du Collège des Optométristes et Opticiens de la Province de Québec l'usage du sigle « OD ». On sait, par ailleurs, que, partout en Amérique du Nord, cet acronyme faisait référence au doctorat en optométrie et que tous les optométristes nord-américains, sauf ceux du Québec, pouvaient s'intituler « Docteur ». Cet acronyme vient du latin « *Optometriae Doctor* » comme l'acronyme Ph.D. qui signifie « Philosophiae Doctor » et autres titres semblables.

Les événements historiques nous apprennent aussi que les premiers optométristes, qui ont osé utiliser le titre, détenaient un doctorat du Philapelphia Optical College, organisme légalement constitué et autorisé à décerner des diplômes : sa charte indiquait clairement qu'il était bien organisé et qu'il avait :

> « *the power and authority to confer appropriate degrees* »[241]

En juin 1972, la législature du Manitoba reconnaissait pleinement le titre de docteur aux optométristes de cette province[242]:

> « *Each person authorized under this act the first day of May, 1972, to practise optometry, in the province of Manitoba may use the prefix or title « Doctor » or the abbreviation « Dr » if at the same time he displays, or makes use of, the word « optometrist» immediately preceding or following his name.* »

Plus tard, le Ministre Claude Castonguay, lors des débats entourant les modifications à apporter aux lois professionnelles, dira, en Chambre :

> « *Si l'on tient absolument à ce que l'utilisation du titre de docteur soit maintenue, quant à moi, je n'ai pas d'objection pour autant, toutefois, qu'on y mette les qualificatifs nécessaires.* »

Et qu'est-ce qu'on retrouvait au début du 21e siècle, suite aux directives de l'Ordre des Optométristes du Québec ? « *Dr G. Bonoeil, optométriste.* »

Il fut alors reconnu que ce mouvement de la profession n'avait aucunement pour but d'induire le public en erreur pour faire croire que les optométristes étaient des médecins : ceci apparaît clairement dans le code d'éthique de la « Optometrical Society of New-York City »[243]. L'utilisation du titre de docteur obligeait alors les professionnels à ajouter le mot « optométriste » après leur nom! QUOI DE NOUVEAU SOUS LE SOLEIL? Pourquoi aura-t-il fallu attendre 1980 pour que soient enfin octroyés les premiers doctorats professionnels québécois? Partout en Amérique du Nord, l'optométrie

---

241 Charter of the Philadelphia Optical College

242 Article 17 Bill 30 de la Législature du Manitoba sanctionné le 23 juin 1972

243 Optical Review. 3 (2); 75 May 1909

s'est développée hors du giron de la médecine et c'est bien fait comme ça. On en retrouve un écho à l'Assemblée Nationale du Québec quand Monsieur Rémi Paul reconnut publiquement qu'on lui a démontré que :

> « *l'optométrie n'est pas une partie détachée de la médecine, que ce n'est pas une branche de la médecine[244]* »

Le tribunal poursuivit :

> « *Il est à remarquer que le Collège des médecins n'a fait aucune preuve à l'effet que les annonces publiées dans les journaux, dans l'annuaire du téléphone, de même que les affiches posées sur la porte extérieure du bureau de l'intimé sont rédigées à laisser croire au public que cet intimé, en prenant le titre de docteur... pouvait faire supposer qu'il était autorisé légalement à exercer la médecine* »[245].

Plusieurs autres journaux avaient repris cette décision du juge Pettigrew, dont Le Devoir, La Presse et The Gazette du 16 juillet 1954.

Le College of Optometry of Ontario, prédécesseur de la School of Optometry University of Waterloo, a modifié son programme en 1954 pour en faire une formation de quatre années donnant accès au doctorat en optométrie (OD). C'est en 1978 que ce même changement s'est opéré à l'École d'optométrie de l'Université de Montréal qui a gradué ses premiers « docteurs » en 1980. Voici ce que rapportait le Bulletin Opto-Presse de janvier 1981 (Vol. 8 No 1)[246]

> « *La profession grandit*
>
> *Une cérémonie organisée conjointement par l'Ordre des optométristes du Québec et l'École d'optométrie marquait le 19 janvier dernier la première promotion des diplômés du nouveau programme de doctorat en optométrie.*
>
> *Cette rencontre fut couronnée par l'assermentation de trente-huit (38) nouveaux membres et la remise des diplômes.* »

L'optométrie doit une fière chandelle à l'un de ses fervents disciples, le coloré et courageux Marcel Tremblay, qui a montré une persévérance à toute épreuve, voire un acharnement indéfectible à défendre une cause à laquelle il croyait tellement qu'il a porté le flambeau du « doctorat » jusqu'en Cour

---

244 Assemblée Nationale du Québec. Journal des Débats Troisième session. 29ᵉ législature, vendredi 9 mars 1973 Vol. 12 No 7

245 Le Soleil. « *Le titre « docteur » peut légalement être utilisé par un optométriste* ». 15 juillet 1954

246 Ordre des Optométristes du Québec. Bulletin Opto-Presse Janvier 1981 Vol. 8 No 1

Suprême du Canada[247]. Avant ce dernier épisode, on retrouve des traces d'action pour jugements déclaratoires en 1975 et en 1981 où le juge arrivait à la conclusion que

> *« le demandeur, Dr Marcel Tremblay, a le droit de continuer à utiliser relativement à l'exercice de sa profession d'optométriste le titre de docteur ou l'abréviation « Dr » que ce soit avant ou après son nom. »*

Toutefois, il y a eu, en 1981, un appel du jugement concernant le titre de docteur : le procureur général porta en appel la décision de la Cour supérieure concernant l'utilisation, avant le nom, du titre « docteur » par l'optométriste

Il y a eu tellement de tergiversations et de confusion dans ce dossier que l'Ordre des Optométristes a jugé bon d'émettre des « lignes directrices » pour tenter de baliser et de stabiliser le comportement de ses membres vis-à-vis l'utilisation du titre : suite à l'adoption de la loi 87 en juin 2000, les optométristes titulaires du Doctorat en optométrie (O.D.) qui utilisaient le titre de docteur avant leur nom avaient l'obligation de mentionner immédiatement après leur nom le terme « Optométriste ». Ces directives de l'Ordre des Optométristes du Québec sur « *l'utilisation des titres et des désignations par les optométristes* » sont entrées en vigueur le 1er janvier 2002.

L'Ordre des optométristes, dans un bulletin d'information, a déclaré :

> *« Dans un jugement déclaratoire rendu récemment, la Cour supérieure a statué sur le droit d'un optométriste d'utiliser le titre de « docteur » ou l'abréviation « Dr » avant son nom.*
>
> *Avant l'adoption de la Loi sur l'optométrie en 1973, rien n'interdisait à un optométriste de se présenter comme docteur s'il détenait effectivement un doctorat en optométrie. L'adoption de la loi n'a pas affecté ce droit et l'optométriste peut continuer à utiliser son titre comme il le désire. ».[248]*

Puis, tel que mentionné, il y a eu appel du jugement de la Cour supérieure par le procureur général… et nouveau gain… et on recommence. Qui vivra assez vieux pour voir ce débat futile prendre fin? Il y a un peu plus de 10 ans à peine, alors qu'on croyait cette affaire du titre de docteur réglée à tout jamais, voilà qu'on apprenait que le président lui-même de l'Office des Professions du Québec poursuivait, devant le syndic de l'Ordre des Optométristes du Québec, deux optométristes pour utilisation du titre de docteur. Il est à espérer que celui ou celle qui écrira les péripéties et éphémérides de notre deuxième centenaire n'aura pas à revenir sur ce sujet, que tout le monde, et il faut insister sur le « tout le monde », aura bien compris que les optométristes sont des professionnels de la santé à part entière, qu'ils suivent à l'université un programme de doctorat

---

247 Cour Suprême du Canada (En appel d'un jugement de la Cour d'Appel du Québec rendu le 3 novembre 1988

248 Ordre des Optométristes du Québec. Bulletin Opto-Presse. Vol. 6 No 2. Mars 1981

professionnel et que cela leur confère le plein droit d'utiliser leur titre. Et aucun optométriste n'a abusé du titre pour faire croire qu'il est un médecin… ou un autre type de professionnel.

On pouvait lire dans un Bulletin Opto-Presse de 1981 (Vol. 6 No 3) qu'après avoir eu gain de cause en Cour Supérieure concernant l'utilisation du titre « docteur » pour les optométristes de la province de Québec, ceux-ci se retrouvaient encore en difficulté devant la décision du Procureur général de porter cette décision en appel. En effet, dans un jugement déclaratoire, la Cour Supérieure avait statué sur le droit des optométristes d'utiliser le titre de « docteur » ou l'abréviation « Dr » avant leur nom.

Nous avons fait état, plus tôt, de l'action des ophtalmologistes contre des optométristes de la région de Montréal qui utilisaient le titre de « Docteur »… leur chasse-gardée.

CHAPITRE 11

LES FEMMES EN OPTOMÉTRIE

Avant d'en arriver là, il faut aborder la question de « l'arrivée des étudiantes à l'Université »[249]. Elle remonte au 8 octobre 1908, date de l'inauguration officielle de « *l'École d'enseignement supérieur pour les jeunes filles* » affiliée à l'Université de Montréal depuis le mois de septembre de la même année. Plusieurs autres écoles dites « ménagères » s'affilieront par la suite à l'institution.

La présence des femmes à l'université ne commença réellement à se manifester qu'à partir des années 50 alors que leur nombre atteignait le quart de la population estudiantine. Vingt ans plus tard, avec les premières cohortes des CEGEP, ce pourcentage est monté à 50% et au-delà.

> *« Depuis lors et jusqu'à aujourd'hui, le nombre de femmes inscrites à l'université demeure supérieur à celui des hommes. »*[250] [251]

La première femme à obtenir un diplôme d'optométrie de l'École d'optométrie affiliée à l'Université de Montréal fut, nous l'avons mentionné, Madame Pauline Caron qui gradua en 1938 et qui épousa un optométriste nommé Edgar Lussier, bien connu des optométristes d'un certain âge puisqu'il fut professeur et clinicien à l'École d'optométrie.

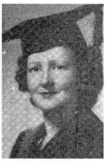

Dre Pauline Caron, la première femme optométriste de l'École d'optométrie affiliée à l'Université de Montréal

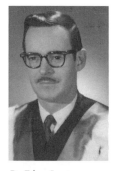

Dr Edgar Lussier, Secrétaire de la Corporation de l'École d'optométrie de l'Université de Montréal

Vers la fin des années 60, on a observé une nouvelle affluence de candidates aux études de l'optométrie... car le rapport Parent avait apporté des changements majeurs aux façons de penser. De plus, la croissance des services de santé, la demande grandissante pour ces services et le besoin de ressources humaines supplémentaires ont fait bondir les

---

249 FORUM. *L'arrivée des étudiantes à l'Université*. Vol. 38 No 25. 8 mars 2004

250 BIZIER, H.A. (1993*). L'Université de Montréal: la quête du savoir*. Montréal Éditions Libre impression 311pp.

251 PLANTE, D. (2000). *L'Université au féminin*. FORUM Vol.34 No 6 6 mars 2000

demandes d'admission. Il faut ajouter à cela l'arrivée massive des femmes dans les professions de la santé.

« Les champs d'activité dominés par les hommes s'ouvraient largement aux femmes »[252]

Le journal « La Presse » du mardi 8 mars 1994 publiait sous la plume de Michèle Ouimet un article intitulé : « *L'école, c'est l'affaire des filles* »[253] Dans cet article, un tableau provenant de l'Université de Montréal comparait les inscriptions des hommes et des femmes dans quelques facultés sur une période de presque vingt ans. Ce qu'on retrouvait pour l'optométrie était comme suit : en 1975, 51, 6% des inscrits étaient de sexe masculin contre 27, 5% en 1993. Pour l'ensemble de l'institution, l'Université de Montréal, on retrouvait les données suivantes :

INSCRIPTIONS	HOMMES		FEMMES	
Pour l'ensemble de l'Université de Montréal	1975	1993	1975	1993
	59, 2 %	44, 6 %	40, 8 %	55, 4 %

« À l'automne 1999, les étudiantes admises à l'Université de Montréal représentaient 67% de l'ensemble des inscriptions… Même si le premier diplôme de l'Université de Montréal remis à une femme date de 1911, alors que Marie Gérin-Lajoie obtenait son Baccalauréat ès arts, les filles ont longtemps été absentes de l'éducation supérieure. »[254]

Il est bien évident que le phénomène se retrouvait aussi dans les effectifs de la profession où le nombre de femmes a fini par dépasser celui des hommes.

La féminisation de la profession a provoqué des questionnements face aux conséquences de ce changement majeur. Il existe encore quelques dinosaures machos qui préféreraient ne pas avoir à partager la scène avec les femmes, mais heureusement ils sont de moins en moins nombreux. Cependant, force est d'avouer que le profil de pratique a changé en même temps que les femmes investissaient la profession. La pratique à temps partiel est de plus en plus courante, le nombre d'optométristes salariés croît plus vite que le nombre d'optométristes propriétaires, les optométristes solos sont aussi plus rares et la nouvelle génération de professionnels accorde plus d'importance à la qualité de vie et diversifie ses intérêts en dehors de l'optométrie.

---

252 LUSSIER, J.P. (2004). *La Faculté de médecine dentaire de l'Université de Montréal. 1904-2004. Cent ans d'histoire. Un siècle de progrès.* Éditions Québec Amérique Inc. Montréal. 163 pp.

253 OUIMET, M. (1994). *L'école, c'est l'affaire des filles*. Un fossé si large qu'il risque de bouleverser la Société. La Presse, mardi 8 mars 1994 p. A5

254 PLANTE, D. (2000*). L'Université au féminin*. Forum 6mars 2000 p.9

Mythe ou réalité, la féminisation de la profession est blâmée pour le désintérêt des optométristes face aux implications politiques de ses membres. En y regardant bien, même si elles ne sont pas toujours aux premiers rangs, les femmes sont très impliquées dans leur milieu professionnel. Les conseils d'administration et les comités des organismes optométriques ne manquent pas de représentation féminine et si d'aucunes avancent la double tâche pour expliquer leur absence, elles sont néanmoins aussi ou même plus active au sein de leur communauté.

CHAPITRE 12

L'AVENTURE DE LA PHARMACOLOGIE

En début de chapitre, voici un petit cadeau, soit cette célèbre phrase qui résume la grande côte que l'optométrie a dû remonter face à ses opposants :

« Pour prescrire des médicaments, il faut être médecin, avoir suivi des cours de microbiologie... »

Devinez qui l'a prononcée!

La très grande majorité, pour ne pas dire la totalité, des optométristes a vécu la grande aventure de la pharmacologie à un moment ou à un autre de sa vie professionnelle.

Au début des années 1980, l'Ordre des optométristes invitait ses membres à suivre un cours de pharmacologie qui serait offert par la Faculté de pharmacie de l'Université de Montréal, car, disait-on, on va demander des changements à la Loi sur l'optométrie afin de permettre aux optométristes d'utiliser des médicaments, à tout le moins à des fins diagnostiques pour commencer. Mais on se souvient que ce n'est pas à ce moment-là que les changements se sont produits. Les optométristes d'outre 45e ont une expression qui indique bien la situation que l'optométrie vivait : « *Educate, then legislate* ». Mais, à ce moment-là, les optométristes québécois auraient voulu que la loi soit d'abord changée pour être certains de ne pas se lancer inutilement, tête première, dans une aventure sans lendemain.

La restriction sur l'utilisation des médicaments, quels qu'ils soient, par les optométristes, aura été pendant de très nombreuses années le cheval de bataille des organismes de la profession; elle aura aussi généré beaucoup de frustrations chez ces professionnels, compte tenu de l'évolution rapide du « dossier » dans l'ensemble du continent nord-américain. Le lecteur trouvera à la fin de l'ouvrage une liste des dates d'obtention du droit aux médicaments par les optométristes des Etats-Unis.

Dans un document de l'Ordre des Optométristes du Québec, intitulé « *Le devenir de l'Optométrie au Québec* »[255], on peut lire :

« L'Ordre des Optométristes du Québec croit qu'il est dans l'intérêt public que les optométristes puissent avoir recours à certains médicaments diagnostiques. L'usage des médicaments diagnostiques

---

255 Ordre des Optométristes du Québec. « *Le devenir de l'Optométrie au Québec* ». Février 1987

ne serait pas un élargissement du domaine de l'optométrie mais plutôt un moyen de mieux accomplir les actes professionnels autorisés par la loi. »

Mais ce beau projet collectif de faire avancer l'optométrie, de la faire reconnaître comme la porte d'entrée des services oculo-visuels, aura aussi suscité des « passions », des affrontements, des conflits de personnalité; fort heureusement tout cela est maintenant loin derrière. Revoyons un peu cette saga.

Le premier pas en ce sens se situe au début des années 80' quand l'Ordre des optométristes réussit le tour de force d'inscrire 340 optométristes à des cours de pharmacologie, lesquels, nous l'avons dit, furent offerts par des professeurs de la Faculté de pharmacie de l'Université de Montréal, cours qui devaient débuter à l'automne 1981 et qui finalement démarrèrent en 1982.

Au début des années '90, plusieurs personnes ont été impliquées dans le développement des dossiers nécessaires aux rencontres avec les différents intervenants : la « table de travail » organisée par l'Association des optométristes du Québec regroupait plusieurs optométristes dont Langis Michaud, Jean-Yves Roy, Jacques Sévigny, Claude Neilson, Michael Chaiken, Hélène Kergoat, John V. Lovasik, Jules Plante et le dernier, mais non le moindre, Yvon Rhéaume. Leur objectif était évidemment de travailler ensemble à la promotion et à la réalisation d'une cause qui leur était très chère et qui soulevait l'intérêt chez un très grand nombre d'optométristes, à savoir la reconnaissance de l'utilisation et de la prescription des médicaments diagnostiques et thérapeutiques.

Mais pour cela il fallait mettre sur pied une formation… et c'est là que l'histoire se corse : l'École était impliquée dans la préparation des programmes requis, mais les optométristes se sont bientôt retrouvés avec deux programmes sur les médicaments diagnostiques alors que la loi n'avait pas encore été modifiée et qu'en conséquence aucun règlement à cet effet n'avait encore été adopté.

On peut lire ce qui suit dans un bulletin spécial émis par l'Association des Optométristes du Québec[256] :

> *« Depuis quelque temps, la direction actuelle de l'Ordre provoque, pique, défie, s'autocratise… Notre profession a certes vécu certaines escarmouches ces dernières années, mais jamais au point de mettre en péril un dossier de la profession… Aujourd'hui les optométristes se retrouvent avec deux programmes de cours sur les médicaments diagnostiques… Qui pis est,… L'Ordre informait la profession que l'Ordre boycotterait l'École et donnerait lui-même les cours sur les médicaments diagnostiques. Une première en Amérique du Nord, un NON-SENS. »*

---

256   Association des Optométristes du Québec. Bulletin spécial du 21 février 1995

Et de plus, lors d'une réunion tenue en février 1995, les membres du Bureau de l'Ordre avaient décidé que les agents pharmaceutiques thérapeutiques n'étaient plus une priorité pour la corporation, sous le prétexte que cette dernière n'était pas en possession des ressources suffisantes pour s'occuper d'un tel dossier.

Fort heureusement tout est rentré dans l'ordre, sans mauvais jeu de mots, suite à l'élection d'une nouvelle équipe au Bureau de la corporation.

Une fois les optométristes autorisés à prescrire des médicaments pour effectuer divers traitements, il a fallu définir les « *modus operandi* » des divers aspects de ces nouvelles responsabilités. Aussi, l'Ordre a-t-il émis des lignes directrices relatives à la vente de médicaments par les optométristes[257].

Avant d'en arriver là, il a fallu que la profession se batte et fasse la lutte, notamment au Collège des médecins du Québec; son président, le Dr Yves Lamontagne, md, écrivit, le 22 juin 1998, à Madame Pauline Marois, alors Ministre de la Santé et des Services Sociaux du gouvernement péquiste de Lucien Bouchard, la belle phrase que voici au sujet du dossier des médicaments thérapeutiques.

> « …*Le Bureau du Collège des médecins du Québec est arrivé à la conclusion que les optométristes ne doivent pas obtenir le droit d'utiliser et de prescrire des médicaments thérapeutiques* ».

Il semble que cette décision ait été mûrement réfléchie sur ce dossier qui, selon le Dr Lamontagne, aurait fait

> « *l'objet de discussions approfondies autant avec les optométristes qu'avec les ophtalmologistes* ».

Évidemment, les médecins ayant perdu la bataille sur les médicaments diagnostiques, il leur fallait tout tenter pour éviter de se faire contraindre d'accepter une autre défaite.

Toutefois, l'optométrie veillait au grain et suivait bien ses dossiers, notamment un groupe d'optométristes stimulés par le Dr Jérôme Bégin (1961), optométriste établi en Beauce avec ses deux filles optométristes. Le Dr Bégin et ses comparses ont travaillé sans relâche auprès de la députation pour défendre la cause de l'optométrie.

Le programme de formation a eu lieu : le milieu universitaire parle de l'offensive de l'École d'optométrie sur les médicaments thérapeutiques[258]; en effet, en collaboration avec les organismes de la profession, l'École a mis sur pied et offert son programme de formation en pharmacologie. Au sujet de la première cohorte sur les agents pharmacologiques thérapeutiques, on peut lire :

---

257   Ordre des Optométristes du Québec (2004). Bulletin Opto-Presse Automne 2004

258   SAUVÉ, M.R. (1999). ***Offensive de l'École d'optométrie sur les médicaments thérapeutiques***. FORUM Vol. 33 No 30, 9 juin 1999 p.9

« ...*Ces 384 professionnels ont payé 1 800, 00$ (dont 400, 00 $ étaient financés par l'entreprise privée) pour suivre le cours qui leur assurera les compétences pour soigner certaines maladies de l'œil.* »

Les cours étaient présentés grâce à un système de vidéoconférence qui permettait aux participants d'être en interaction avec plusieurs autres villes du Québec :

> « *Au groupe d'étudiants réunis au Pavillon principal de l'Université de Montréal s'étaient joints leurs collègues de Gaspé. Rimouski. Jonquière, Val d'Or et Québec... En contact audiovisuel constant, les six groupes pouvaient interagir entre eux* »[259]

Était-ce une première? Était-ce une innovation? Ce qu'on sait nous vient des propos tenus par Michel Steben, alors directeur administratif de l'École d'optométrie :

> « *Chez Bell, on nous a dit qu'une telle communication ne s'était jamais vue en milieu universitaire au Québec.* »

Mais après plusieurs années de tergiversation, un pas en avant! Deux pas en arrière!..., un message conjoint des présidents de l'Ordre (Dr Michael Chaiken) et de L'Association (Dr Langis Michaud) fut envoyé à tous les optométristes du Québec; le voici dans toute son intégralité :

> « *C'est non sans émotion que nous apprenons aujourd'hui même que les députés de l'Assemblée nationale du Québec ont adopté, à l'unanimité, le 14 juin 2000, le projet de loi 87, lequel vise notamment à modifier la Loi sur l'optométrie afin de permettre aux optométristes « d'administrer et prescrire des médicaments pour des fins thérapeutiques » et « dispenser des soins oculaires ».*
>
> *Pour l'optométrie québécoise, il s'agit véritablement d'un moment historique, qui doit conduire très rapidement vers de nouvelles possibilités d'intervention permettant de répondre encore mieux à des besoins sans cesse grandissants au sein de la population. Si la nouvelle est bonne pour les optométristes, elle l'est encore plus pour tous les citoyens qui, un peu partout au Québec, verront très prochainement s'élargir la gamme des services de santé oculo-visuelle disponibles dans leur communauté.*
>
> *L'étape législative étant maintenant complétée, il reste, avant que les permis spéciaux puissent être délivrés, à franchir l'importante étape de l'élaboration, de l'adoption et de la mise en vigueur des règlements auxquels réfère la Loi sur l'optométrie, telle que modifiée.*
>
> *Si, en prévision de cette prochaine étape, on tient compte de l'expérience décisive de cette « première manche » que l'on vient de compléter, on*

---

259   id.

constate que c'est la qualité, la rigueur et l'étendue de la formation des optométristes, tant la formation de base que la formation continue, qui comptent parmi les éléments les plus importants permettant d'asseoir la crédibilité de la profession dans le dossier des médicaments thérapeutiques, C'est ce qui a été souligné de très belle façon par la Ministre de la Justice et Responsable de l'application des lois professionnelles, Me Linda Goupil et par d'autres parlementaires à différents moments du processus qui nous a conduits à l'adoption des dispositions législatives recherchées.

On constate également que n'eut été de la cohésion entre l'Ordre, l'Association et l'École, il aurait été beaucoup plus ardu de planifier toutes les interventions requises et de mettre en place toutes les mesures attendues pour convaincre et gagner la confiance des autorités.

En somme, dans le dossier des médicaments thérapeutiques, nous avons déjà une preuve concrète que les efforts que la profession consacre à son développement et à la mise en place de moyens permettant de toujours mieux répondre efficacement aux besoins de la population portent fruit et que les résultats sont au rendez-vous. »

En 1995, un des dossiers traités fut celui concernant l'utilisation des médicaments diagnostiques par les optométristes et des règlements associés à ce privilège; un grand banquet, tenu par le CPRO, au Palais des Congrès de Montréal, le 11 novembre de cette année-là, a consacré cette réalisation convaincante de l'optométrie québécoise.

C'était un pas… mais il ne fallait pas s'arrêter là; un objectif collectif des optométristes québécois était de se retrouver au même niveau que tous les autres optométristes nord-américains, donc de pouvoir exercer leur profession comme partout ailleurs et, en conséquence, avoir accès à l'utilisation et à la prescription de médicaments thérapeutiques.

Quand, en l'an 2000, les changements législatifs ont ouvert la voie aux optométristes pour l'utilisation des médicaments thérapeutiques, voici ce que soulignait, en éditorial[260] le président de l'Association des optométristes, le Dr Langis Michaud :

« The need for broader access to primary eye care in the Province of Quebec was so obvious that Bill 87, enacting the right for optometrists to use therapeutic pharmaceutical agents (TPA) was adopted unanimously by all members of the Quebec National Assembly in June 2000. This vote, unifying parlementarians from both sides of the House, constitutes a strong message of confidence to optometrists, recognizing their knowledge and their clinical experience… This

---

260 MICHAUD, L (2000). **Quebec TPA Law. A significant step forward for Canadian Optometry**. Practical Optometry. Vol. 11 No 5 October 2000

breakthrough by Quebec optometrists should be considered a milestone in the history of Optometry in Canada."

Finalement, c'est mission accomplie le 24 septembre 2003 : les règlements furent approuvés et les optométristes ont pu prescrire et utiliser les médicaments, à compter du 23 octobre qui suivit. Le président de l'Ordre, Michael Chaiken a déclaré :

« Cette approbation gouvernementale permet enfin à l'optométrie québécoise de se mettre à l'heure de la réalité de la pratique optométrique nord-américaine. »[261]

Avec cette approbation de l'utilisation des agents pharmacologiques thérapeutiques (APT), l'Ordre des optométristes a tenu à insister, par la suite, sur les nouveaux standards de pratique au Québec, ce qui rejoignait l'ensemble des normes de l'Amérique du nord.

Pour sa part, le président de l'Association invita les optométristes à célébrer :

« Bien que la route nous ait semblé longue, nous devons nous réjouir, comme profession, de cette avance historique et de l'élargissement de notre champ de compétence »[262]

Nous avons présenté antérieurement quelques extraits de la lettre conjointe des deux présidents aux optométristes après l'adoption du projet de loi 87 dans laquelle on soulignait l'excellence de la formation initiale et de la formation continue des optométristes, éléments plus que significatifs pour la reconnaissance de la crédibilité de la profession dans ce dossier de l'utilisation et de la prescription des médicaments diagnostiques et thérapeutiques.

Revoyons quelques éléments de cette nouvelle pratique de l'optométrie :

a. À partir du 23 octobre 2003, tous les optométristes détenteurs du permis spécial à cette fin ont pu commencer à prescrire .

b. Le règlement était avantageux en ce sens qu'il ne spécifiait pas de médicaments en particulier, mais plutôt des classes de médicaments : ça incluait donc tout nouveau médicament appartenant à l'une des catégories suivantes :

    i.   Mydriatiques

    ii. Anesthésiques locaux pour extraire les corps étrangers (à l'exception de la cocaïne)

    iii. Antiallergiques (antihistaminiques, stabilisateurs de mastocytes)

---

261 CHAIKEN, M. (2003). *Médicaments thérapeutiques : mission accomplie*. Bulletin Opto-Presse. Édition spéciale. 25 septembre 2003

262 MICHAUD, L. (2003). *Les thérapeutiques : une réalité*. Bulletin spécial. Association des Optométristes du Québec. 23 septembre 2003

iv. Anti-inflammatoires non stéroïdiens

v.   Corticostéroïdes

vi. Anti-infectieux (antibiotiques, antiviraux, autres anti-infectieux)

vii. Combinés anti-infectieux et corticostéroïdes

viii. Lubrifiants oculaires

ix. Hyperosmotiques

x.   Vitamines

xi. Agents vasoconstricteurs

xii. Antiglaucomateux (selon les règles d'application)

d. Certaines conditions devaient cependant s'appliquer, les voici :

  i. Obligation de référer à un médecin si la condition traitée ne répond pas adéquatement au traitement et dans les délais anticipés

  ii. Obligation de référer le patient à un médecin s'il n'y a pas d'amélioration de la condition dans les 72 heures du début du traitement

     1. Ulcère infectieux de moins de 1mm hors de l'axe pupillaire

     2. Kératite herpétique sans atteinte stromale

     3. Infiltrats cornéens de moins de 1 mm sans déficit épithélial

     4. Épisclérite sans nodule

  iii. Obligation de référer un patient avec uvéite dans les 72 heures après avoir initié le traitement

  iv. Référer sans traitement toute condition plus grave que celles mentionnées en ii.

     1. Ulcère de plus de 1 mm dans l'aire pupillaire

     2. Kératite herpétique stromale

     3. Infiltrats de plus de 1 mm avec déficit épithélial

     4. Épisclérite nodulaire

  v. On peut renouveler ou changer une prescription pour traitement de glaucome, après consultation de l'ophtalmologiste qui aura donné son accord verbal ou écrit

     1. Disposition entrant en vigueur d'abord en
Abitibi-Témiscamingue
Bas St-Laurent
Centre du Québec
Mauricie

Montérégie
Saguenay Lac St-Jean

2. En 2004 en
Chaudières Appalaches
Côte Nord
Gaspésie Îles de la Madeleine
Lanaudière
Outaouais

3. En 2005
À tout le Québec

Une histoire qui aura fait gémir et se choquer plusieurs optométristes : certaines personnes liées à l'organisation du programme d'enseignement des médicaments thérapeutiques, ont été affublées de certains titres qui n'avaient rien de la noblesse, tels que « *suppôts de Satan* » et autres. Mais tout s'est plutôt bien terminé pour l'ensemble de la profession, pour son avenir et celui des plus jeunes qui entreront dans une ère nouvelle de la pratique optométrique.

Autre Législation

Le 1ᵉʳ janvier 1994, la loi 68 entrait en vigueur, i.e., la « *Loi sur la protection des renseignements personnels dans le secteur privé* ». Les optométristes étaient déjà tenus au secret professionnel par le Code des professions et les dispositions du Code de déontologie des optométristes, de sorte qu'il n'y a pas eu « d'ajustement » à faire dans la pratique professionnelle. Cependant, pour les patients, s'ajoutait un recours devant la Commission de la protection des renseignements personnels dans le secteur privé, en plus de ceux accessibles via le comité de discipline de l'Ordre des Optométristes.

L'Association des optométristes avait alors émis un avis que les praticiens pouvaient afficher bien en vue dans les cabinets de consultations, avis qui se lisait comme suit :

« Selon la Loi sur la protection des renseignements personnels dans le secteur privé (L.Q. 1993, c. 17), les renseignements personnels que vous confiez à votre optométriste sont protégés. Ainsi :

1. *Les éléments et renseignements sur votre santé oculo-visuelle sont consignés dans votre dossier optométrique pour fins de diagnostic, traitement et suivi.*

2. *Ils sont dans un classeur où seul y a accès le personnel qui relève directement de l'optométriste.*

3. *Votre optométriste assure un suivi professionnel de l'évolution de votre santé oculo-visuelle et de son traitement. À cet effet, son personnel vous rappellera périodiquement pour un suivi optométrique. Si vous préférez ne pas être rappelé, avisez-le. »*

Votre optométriste vous offre toujours des services professionnels, de haute qualité et compétitifs. Consultez le en toute confiance »

CHAPITRE 13

LES IMPLICATIONS DE L'OPTOMÉTRIE

De nombreux optométristes ont joué un rôle significatif dans la société canadienne et québécoise.

Hôpital Maisonneuve-Rosemont

Dans son édition de mars 1994, le Bulletin d'information du personnel de l'Hôpital Maisonneuve-Rosemont, « *Le Suivi* » annonçait que

> « *les membres du Conseil d'administration ont accueilli avec plaisir un nouveau membre lors de la réunion du 8 mars dernier. En effet, le Dr Claude BEAULNE occupe maintenant un siège de représentant de la corporation HMR au Conseil d'administration...* »[263]..

Claude Gareau, membre de la Corporation de l'Hôpital Maisonneuve-Rosemont, a remplacé Claude Beaulne comme représentant de la Corporation HMR au Conseil d'administration du centre hospitalier et tout récemment François Charbonneau devenait membre de la Corporation et du conseil d'administration de cet établissement. La Dre Johanne Perreault (1979) a aussi été nommée membre de la Corporation de l'Hôpital Maisonneuve-Rosemont

Et que dire de l'implication du Dr Camil D. Quintal (1951) depuis au-delà d'une trentaine d'années en tant que Secrétaire et ancien président du Conseil d'Administration de cet établissement! Voici ce que l'on pouvait lire dans l'un des numéros de la revue « *L'Optométriste* »[264] :

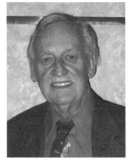

Dr Camil Quintal, membre du conseil d'administration de l'Association des Optométristes du Québec

> « *Le 22 mai 1996, les membres du Conseil d'administration de l'Hôpital Maisonneuve-Rosemont rendaient hommage au Dr Camil D. Quintal, B. Sc., O, D., à l'occasion de ses 25 années de dévouement au sein du Conseil d'administration du Centre hospitalier Maisonneuve-Rosemont.*
>
> *Le président du Conseil, Monsieur Georges E. Prénovost, le directeur général, Monsieur*

---

263 LE SUIVI. Bulletin d'information du personnel HMR. Mars 1994. Vol.10 No 2 p.4

264 L'OPTOMÉTRISTE. Publication de l'Association des Optométristes du Québec. « *Hommage au Dr Camil D. Quintal, O.D.* » Vol.18 No 4 1996 p.34

> *André Ducharme, les anciens présidents et les membres du Conseil d'administration étaient invités et présents, ainsi que les anciens directeurs généraux, les chefs de services et de départements. Et parmi les invités spéciaux assistaient Monsieur Gilles Jarry, vice-président de la Banque de Montréal, Monsieur Raymond Lemay, vice-président exécutif de Québécor, Monsieur Jacques Gauthier, président du K. P. M. G., Monsieur Claude Girard, directeur du groupe Malette Maheu et le Dr Gilles Jobin, président du Conseil des médecins.*

> *...Après avoir occupé la fonction de président du Conseil d'administration du Centre hospitalier Maisonneuve-Rosemont, le Dr Quintal est actuellement membre du Comité administratif et délégué à l'Association des hôpitaux du Québec, ainsi que président du Comité de vérification et président du Comité des affaires financières et matérielles de ce Centre hospitalier.*

> *Le Dr Quintal a été Conseiller municipal de la Cité de Montréal avec l'équipe Drapeau Desmarais et est membre du Conseil d'administration de l'Association des Optométristes du Québec depuis 1979... »*

Association québécoise pour les enfants ayant des troubles d'apprentissage

Pour sa part, le Dr Nicole Lapierre (Promotion 1973) fut nommée en 1981 aviseur du Comité consultatif de l'A.Q.U.E.T.A. (Association québécoise pour les enfants ayant des troubles d'apprentissage). Plusieurs professionnels de champs reliés aux troubles d'apprentissage oeuvraient déjà à titre d'aviseurs de cette association, médecins spécialisés en médecine familiale, neuro-pédiatres, éducateurs, psychologues et optométristes.

L'optométrie et l'alphabétisation

L'Association des Optométristes du Québec a pris l'initiative, en 1995, de s'associer à la Fondation Québécoise pour l'Alphabétisation dans un objectif d'entraide. Ils ont conduit des gens de ce groupe à l'École d'optométrie pour une visite guidée des lieux qui fut suivie d'un point de presse en vue de sensibiliser la population à ce problème. Tout ceci a eu ses échos dans le journal de l'Université[265].

L'opération « Bonne mine »

Les optométristes ont aussi été mis à contribution dans la noble campagne de sensibilisation à la lutte à l'analphabétisme... l'opération « Bonne

---

265 SAUVÉ, M.-R. (1995). *Les optométristes à la rescousse de l'alphabétisation.* Forum 13 mars 1995 p.3

mine ». Associée au Groupe Jean Coutu, au réseau TVA, au Journal de Montréal et à l'ensemble des réseaux radiophoniques québécois, l'Association des Optométristes du Québec a permis aux optométristes, grâce à cette campagne, de s'assurer une visibilité importante dans tous les médias écrits et électroniques, tout en éveillant le public à cette triste réalité de l'analphabétisme de plusieurs de leurs congénères.

Autres implications

Il y a eu de nombreuses autres actions semblables via l'Association des Optométristes du Québec, notamment pour la santé visuelle dans les écoles de la Commission des Écoles Catholiques de Montréal (CECM), devenue la Commission Scolaire de Montréal (CSDM) et pour la santé visuelle au hockey grâce à un partenariat avec Hockey Québec.

Les missions humanitaires de l'optométrie québécoise

> …« *Pas de maillot de bain dans les bagages, mais des rétinoscopes, des ophtalmoscopes, tonomètres et autres appareils d'optométrie…* »[266]

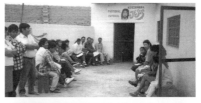

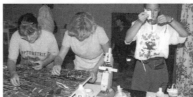

Missions humanitaires

Cette seule phrase résume l'état d'esprit des étudiants de l'École d'optométrie et des optométristes, via « Optométristes sans Frontières » (OSF, un organisme de Terre Sans Frontières soutenu par l'Association, l'Ordre et l'École d'optométrie) qui ont participé et qui se sont impliqués dans les missions humanitaires dans diverses régions de notre planète.

L'optométriste Fernand Laflamme (1975)[267] était parmi ces premiers pionniers qui ont voulu soulager les moins bien nantis de diverses régions pauvres de notre globe. Suite à sa rencontre, en 1988, avec le père Jacques Gauthier, Prêtre des Missions Étrangères, il s'est impliqué dans une première mission au Honduras : il y a découvert le bien que les membres de sa profession pouvaient faire. Sa réflexion lui a dicté la mise en marche d'une organisation humanitaire qui a continué de faire ses preuves et qui a inspiré d'autres types de professionnels. Il a insisté, lors d'un entretien téléphonique,

---

266 SAUVÉ, M.-R. !991) « *La prévention a bien meilleure vue* ». Les Diplômés. Revue des diplômés de l'Université de Montréal No 375. Automne 1991 p.13

267 L'auteur a réalisé une entrevue téléphonique avec le Dr Fernand Laflamme, optométriste, le mercredi 2 novembre 2005

pour rendre hommage à tous les confrères optométristes qui ont donné de leur temps pour cette œuvre, « *Optométristes sans Frontières* ».

Un autre groupe d'optométriste, pilotés par le Dr Jean-Pierre Tchang (promotion 1987) a aussi organisé de multiples missions humanitaires sous l'égide de *IRIS Mundial*. Depuis l'an 2000, au cours de plus de 15 missions, au Mexique, Haïti, Bénin, Inde et Pérou, ce groupe d'optométriste avait déjà examiné plus de 35,000 patients dont plus de 300 ont pu bénéficié de chirurgies oculaires. *Iris Mundial* a fondé des filiales à l'étranger sous le nom de *Vision sin Fronteras*, ces filiales sont axées sur la formation des professionnels locaux et la création d'associations nationales de prévention de la cécité.

En 2001 c'est en Haïti qu'un groupe d' « Optométristes sans Frontières » s'est rendu. Les étudiants en optométrie qui ont participé à ces projets, ont pu vivre à plein l'expérience de la coopération internationale. Tout en développant leur expertise avec les professionnels locaux, ils ont fourni leurs services oculo-visuels, distribué des lunettes et participé à des sessions de formation portant sur l'hygiène visuelle.

Au Guatemala, le Dre Ginette Cardinal (1973) a dirigé son équipe et fourni des services à plus de 700 personnes, dont une majorité de femmes. Les Drs Michel Desrosiers et Jean Delorimier également de la promotion 1973 ont piloté des missions au Honduras tout comme le Dr Daniel Forthomme. Le groupe des cinq mousquetaires de 1990 a pour sa part réalisé son projet au Mexique.

Le Pérou a reçu les visites du Dr Daniel Forthomme et de ses étudiantes à quelques reprises, en plus d'avoir visité le Honduras et la République Dominicaine. En 2005, un fort contingent d'étudiants s'est rendu réalisé un mission en Roumanie.

Dans le rapport annuel 1996-97[268] de l'Université de Montréal, on peut lire :

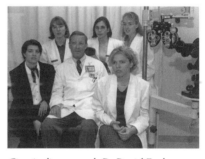

Cinq étudiantes avec le Dr Daniel Forthomme

> « *À l'été 1996, une quinzaine d'étudiants de l'École d'optométrie se sont envolés vers le Honduras et la République dominicaine. Ce n'était pas pour y passer leurs vacances. Sous la direction du Dr Daniel Forthomme, professeur à l'École, ils allaient plutôt passer deux semaines de travail intensif à examiner des centaines de personnes et tenter de leur apporter un peu d'aide.* »

---

268   Université de Montréal. Rapport annuel 1996-1997. **Des étudiants en optométrie en mission humanitaire en Amérique latine**

Le Dr Forthomme explique dans l'article que deux objectifs ont été atteints par cette démarche, à savoir un objectif professionnel et un objectif humanitaire.

Carnets de santé visuelle

L'optométrie et ses membres ne se sont pas contentés des missions humanitaires : tout le monde s'est aussi impliqué dans le domaine de la santé au-delà de l'exercice de la profession. En effet, en août 1999, l'Association des Optométristes du Québec lançait son « Carnet de santé visuelle » pour les enfants. Ce nouvel outil permettait de sensibiliser autant les parents, les enfants que les intervenants du monde scolaire (enseignants, infirmières, travailleurs sociaux, etc.) sur l'importance de la régularité des examens visuels. Ces carnets ont été mis en circulation via le réseau scolaire, les CLSC et les bureaux d'optométristes.

Mémoire de l'École d'optométrie sur le transport scolaire

Au cours de l'année 1967, l'École d'optométrie présenta un mémoire à la Commission Lachapelle concernant l'étude sur le transport scolaire. Il était nécessaire de démontrer que l'optométrie et les optométristes représentaient une ressource importante pour l'évaluation des capacités visuelles des conducteurs et la définition des critères d'ordre visuel pour la conduite d'un véhicule dont la vocation serait de transporter des enfants.

Plusieurs années plus tard, l'Association des Optométristes du Québec, appuyée par les autres organismes de l'optométrie obtenait que le guide médical de la sécurité routière, décrivant l'ensemble des normes et directives, devienne le « *Guide médical et optométrique de la Sécurité routière* ».

La réussite scolaire et la vision

De façon générale, l'optométrie s'est intéressée à la relation entre la qualité de la vision et le succès scolaire, de sorte qu'elle a participé à des dépistages visuels dans les écoles, activités qui ont permis d'établir des statistiques intéressantes, mais qui auraient dû produire davantage de réactions de la part des gouvernements et des commissions scolaires. On pouvait apprendre dans « Le Petit Journal » de la semaine du 31 mars 1963, en page A-22, un article accrocheur signé Claude Asselin : « *Dans les écoles du Québec, 61 000 doubleurs à cause de leurs yeux* ». On a réglé le problème autrement… on ne double plus. Voilà! C'était si simple.

Les implications technologiques

Plutôt que de regarder passer la parade, les optométristes ont toujours su être actifs et créatifs pour mettre au point et améliorer les instruments leur permettant de pratiquer leur art.

Des lorgnons aux lunettes[269]

Comme bien d'autres inventions, la paternité des lunettes a été attribuée à différents individus à travers les âges. D'abord attribuée aux chinois puis au physicien arabe Al-Hazem (965-1039), l'invention des lunettes est aussi attribué à l'anglais Roger Bacon (1214-1294), au florentin Salvino degli Armati (1245-1317) qui travailla sur la réfraction de la lumière, du moine Alexandro della Spina , du montpelliérain Bernard de Gondon ou du napolitain J-B Porta (1540-1615).

Au XIe siècle, la loupe est mentionnée pour corriger la presbytie en lieu et place des collyres ou traitements internes d'usage courant. Au XIIIe siècle, on eut l'idée de corriger la presbytie et l'hypermétropie par des verres convexes portés près des yeux; faites de béryl (sorte de cristal), enchâssées dans des cercles de bois ou de cornes, ces paires de lentilles prirent le nom de *béricle, véricle, bézigue, bézicle, besicle et enfin lunectes puis lunettes (petites lunes)*.

Vers 1770, les compagnies de marchands miroitiers et opticiens s'organisent et ont pignon sur rue, les lunettes sont faites avec le plus grand soin, elles sont en or, en argent ou en écaille. À la même époque les lunettiers anglais arrivent avec la mode des verres ovales.

Au XIXe siècle, les lunettes deviennent de plus en plus fines mais le grand chic reste le monocle fiché dans l'arcade sourcilière. Ensuite les fabricants et distributeurs usent de toute l'imagination possible pendant près d'un siècle, pour réaliser un pince-nez léger et confortable mais le résultat ne fut jamais satisfaisant.

Dans les années 1920, les opticiens-optométristes créent la mode des grosses lunettes d'écailles ou de galalithe rondes, et, si elles s'amincissent par la suite elles demeurent rondes jusqu'en 1935.

Ensuite les progrès technologiques permirent aux prescripteurs de trouver la monture adaptée à la prescription optique des patients et l'interaction entre optométristes et fabricants donna naissance à toute la gamme et panoplie des matériaux, formes, couleurs et texture qui forme la lunetterie actuelle.

---

269 BERGERON, D.G. (2000) ***Clouants, lorgnons bésicles et lunettes.*** L'Optométriste, Vol . No.

La petite histoire des verres de contact

L'optométrie et les optométristes ont été très actifs dans le domaine des verres de contact et un des membres de ce groupe, le Dr Jean-Louis Blanchard, a eu un impact significatif à ce niveau, comme nous l'avons mentionné antérieurement.

On doit remonter jusqu'à 1508, avec Léonard de Vinci, qui a dessiné et suggéré des moyens de neutraliser la puissance de la cornée pour la correction des problèmes visuels.

Un peu plus d'un siècle plus tard, en 1636, on rencontre un autre personnage important : ce cher René Descartes, il s'est vraiment mêlé de tout. Il a suggéré d'utiliser un tube rempli d'eau, placé sur l'œil, comme moyen d'améliorer la vision des personnes affligées de déficience visuelle; Thomas Young, en 1801, a tenté de corriger la vision en utilisant la méthode proposée par Descartes.

Puis, lentement, on se rapproche du « verre de contact » avec John Herschel qui, en 1827, utilise un genre de « soucoupe » remplie de « gélatine », pour tenter de corriger sa propre vision. Soixante ans plus tard, Friedrich August Muller, un souffleur de verre et fabricant d'yeux artificiels, réussit à mettre au point une lentille sclérale pour protéger son œil.

C'est finalement Eugene Fick qui réussit le premier cas de kératocône, car en 1888, il traite une cornée conique avec une lentille sclérale faite à partir d'une empreinte en plastique. C'est lui qui a introduit les termes « verre de contact » dans notre vocabulaire. Cette même année, E. Kalt développe une lentille cornéenne de verre qui s'est avérée inefficace à cause de son poids. L'année suivante, Muller interjette les termes « lentille cornéenne ». Et c'est en 1892 que la compagnie Carl Zeiss commence à produire des lentilles cornéennes.

Puis on voit apparaître, grâce à Zeiss, les premières séries systématisées de lentilles sclérales de type haptique, sphériques et afocales; vers la fin des années 1920, on commence à produire, par empreinte, des lentilles avec puissance optique;. Au cours des années 1930, on introduit le fameux « polyméthylmétacrylate » (PMMA) en Amérique et le réputé William Feinbloom utilise dès lentilles sclérales avec une périphérie en plastique et un centre en verre au niveau de la cornée et vers la fin de cette décennie, O'Brig et Mullen réussissent à utiliser le plastique en remplacement du verre pour l'ensemble de la lentille.

Norman Bier développa, en 1943, les grandes lentilles sclérales fenêtrées (sans utilisation de liquide en comparaison avec les précédentes).

En l'année 1946, Tuohy conçoit et porte ses lentilles cornéennes de puissance – 4, 00 D O.U. et l'année suivante il inscrit son invention le 28 février; ses lentilles sont introduites dans l'activité clinique et son produit est reconnu par les organismes américains le 5 juin 1950.

Si on considère maintenant la période des cinquante-cinq années qui ont suivi l'année 1950, on a constaté que ce demi-siècle, qui complétait le 20e siècle, a connu un développement rapide et révolutionnaire si l'on se réfère aux petites lentilles cornéennes rigides, aux lentilles souples dont l'évolution ne cesse d'étonner, les lentilles perméables au gaz, à port prolongé quotidien, mensuel, bifocales, cosmétiques pour modifier l'apparence de la couleur de l'iris. Etc.

Un chemin extraordinaire parcouru par l'optométrie et ses membres pour le mieux-être des patients.

CHAPITRE 14

LA VIE ÉTUDIANTE

L'AEOUM

L'Association des Étudiants en Optométrie de l'Université de Montréal (AEOUM) a reçu ses lettres patentes du Ministère des Institutions Financières le 14 janvier 1974. Bien qu'existant depuis longtemps, elle devenait ainsi l'organe officiel des étudiants en Optométrie de la Belle Province.

L'AEOUM s'est toujours intéressée à tout ce qui se passait dans le Québec qui risquait d'avoir un impact sur la profession et son avenir. On se souviendra de la marche des étudiants sur Québec lors des modifications apportées au programme d'études des Techniques de prothèses visuelles du CEGEP Édouard-Montpetit pour la formation des opticiens d'ordonnance[270].

Au début de la décennie 1980, il y eut de nombreuses discussions dans les instances supérieures de l'Université dans le but d'établir une politique de participation des étudiants à divers comités départementaux, notamment un comité des études (consultatif) où auront lieu les discussions relatives aux divers aspects du programme. L'ensemble de la politique devait s'appliquer à compter de septembre 1985. Depuis, les étudiants sont présents dans toutes les instances universitaires.

À compter du début des années '90, les étudiants en optométrie ont été exposés régulièrement aux travaux de recherche des professeurs de l'École et certains parmi eux étaient recrutés à chaque été pour participer à ces recherches; la direction de l'École d'optométrie avait la ferme conviction que cette activité permettait d'affirmer le prestige de l'École auprès des autres étudiants et dans les autres milieux de la société.

Sophie Lachambre[271] résumait ainsi les activités étudiantes :

« Les nombreuses heures de cours, de clinique et d'étude n'empêchent pas les étudiants en optométrie de continuer la tradition en organisant et en participant à de nombreuses activités parascolaires.

Plusieurs étudiants et étudiantes participaient aussi au congrès annuel

---

270   Le Soleil (1976). ***Les étudiants en optométrie craignent pour leur profession.*** Mercredi 20 octobre 1976. p. E 18

271   L'Optométriste. Vol. 15 No 2 Mars-Avril 1993 p. 51

de l'AOSA[272]. Il y avait aussi, annuellement, des échanges entre les étudiants de Montréal et ceux de Waterloo lors de réunions du Conseil de l'ACEO[273], lors de compétitions sportives. Et que dire de leur intérêt marqué pour les missions humanitaires dont nous faisions état antérieurement! (Chapitre 13)

En plus de l'ensemble de ces activités,

> « l'Association étudiante convoque un Conseil de régie hebdomadaire où plusieurs dossiers sont traités et où les gens occupant les différents postes et comités spéciaux travaillent conjointement avec l'Association des Optométristes du Québec, l'Ordre des Optométristes du Québec, la Direction[274], la FAECUM[275], l'ACEO et l'AOSA et le journal étudiant… »[276].

Les projets étudiants dans le domaine de la vision

Il ne faut pas oublier, dans cette rétrospective, les efforts des étudiants pour sensibiliser le public à l'importance de la vision lors d'événements mis de l'avant par eux, tels que les kiosques d'information sur l'optométrie et la vision, les nombreuses séances de dépistage lors de ces journées du Festival de la Santé à l'Université de Montréal, des sessions d'information et de dépistage dans de nombreuses écoles de la grande région de Montréal.

Le public de la région de Montréal a beaucoup bénéficié des projets « Vision et Bien Public » I, II, III, IV et V, au cours des étés de 1971 à 1975, qui furent menés par les étudiants dans le cadre du programme fédéral « Perspective-Jeunesse » qui finançait des emplois étudiants dans leur secteur de formation. On en doit l'initiative au Dr Simon Dagenais, un optométriste diplômé en 1972.

C'est l'Opération Vision qui a pris la relève; tout le monde fut d'accord pour encourager une telle initiative, tant l'Ordre (Claude Gareau, secrétaire) et l'Association (Claude Beaulne, Secrétaire) que l'École (Yves Papineau, directeur) et l'Université (le vice-recteur André Archambault), après le refus du Ministère des Affaires Sociales du Québec et de l'Association Canadienne d'Hygiène Publique. C'est le Dr Yves Allard (1977) qui fut le maître d'œuvre de cette nouvelle activité de services. L'objectif poursuivi était d'assurer la prévention et la correction d'un grand nombre de problèmes visuels chez les enfants. Le projet devait toucher des classes de défavorisés sociaux et une attention toute

---

272 AOSA : *American Optometric Students Association*

273 ACEO : Association Canadienne des Étudiants en Optométrie

274 On comprend qu'il s'agit de la direction de l'École d'optométrie de l'Université de Montréal

275 FAECUM : Fédération des Associations Étudiantes du Campus de l'Université de Montréal

276 L'Optométriste. Vol. 15 No 2 Mars-Avril 1993 p. 51

particulière devait être apportée à l'hygiène visuelle et aux critères de prévention des problèmes visuels. Plusieurs directions d'écoles de la CECM (Commission des Écoles Catholiques de Montréal) avaient soutenu le projet. Ces activités de dépistage visuel chez les enfants ont remporté un vif succès malgré tout.

Étudiants à l'honneur

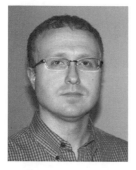

Dr Nicolas Fontaine honoré par l'AAO

Lors du congrès annuel de l'*American Academy of Optometry*, divers prix sont remis à des optométristes, à des étudiants des écoles d'optométrie, etc. Parmi ceux-ci, on comptait le *Julius Neumueller Award* décerné pour les travaux étudiants les plus méritoires. Cette distinction (dotée d'un prix de 500,00$ US et d'une bourse de voyage) était accordée annuellement à un étudiant des écoles d'optométrie nord-américaines qui produisait le meilleur rapport en optique géométrique ou en optique ophtalmique Les étudiants de l'École d'optométrie de l'Université de Montréal l'ont décroché 2 fois en l'espace de 4 ans.

Le premier fut le Dr Nicolas Fontaine (diplômé de 1996) qui a reçu son prix en 1994 et l'autre fut le Dr Marie-Pierre Paquin (graduée du nouveau siècle, de l'an 2000) qui fut honorée en 1998.

Contestation au sujet du programme de Techniques en prothèses visuelles

Le 19 octobre 1976. l'Association des Étudiants en Optométrie de l'Université de Montréal faisait parvenir une lettre à tous les députés et ministres de l'Assemblée Nationale du Québec, lettre dans laquelle les étudiants en optométrie contestaient l'orientation envisagée par le CEGEP Édouard-Montptit et le Ministère de l'Éducation relativement au programme de Techniques en prothèses-visuelles pour la formation des opticiens d'ordonnances; ces modifications s'orientaient notamment vers l'inclusion d'un nouveau cours sur l'étude de la réfraction oculaire. Il était important de mettre en évidence l'implication des étudiants en optométrie dans ce dossier.

La première « Journée Scientifique » de l'École d'optométrie

Elle a eu lieu le 2 avril 2004 dans le Hall d'Honneur du Pavillon principal (Pavillon Roger-Gaudry) de l'Université de Montréal, sur le thème

« La pérennité de la recherche en optométrie : le défi de la relève ».

Cette activité a rassemblé autour des étudiants de premier cycle et des cycles supérieurs, les professeurs, chercheurs et cliniciens de l'École d'optométrie[277].

Les recherches font partie de l'enseignement et les étudiants y sont exposés à tous les jours. Certains y participaient en étant recrutés par les chercheurs qui ont besoin d'aide au cours de l'été : cet engagement permettait d'affirmer le prestige de l'École d'optométrie et de la profession au niveau du campus universitaire auprès des étudiants des autres facultés de même que dans l'ensemble du Québec et à l'extérieur.

Les étudiants en optométrie ont été les témoins de l'évolution de la formation et de la pratique professionnelle : ils utilisent maintenant les agents pharmacologiques diagnostiques et thérapeutiques de façon coutumière : la dilatation pupillaire et certains traitements sont devenus partie intégrante de la routine de l'étudiant en clinique. La gonioscopie, l'ohptalmoscopie binoculaire indirecte, la biomicroscopie, l'examen à la lentille de Volk, l'utilisation des champs visuels automatisés sont des procédés cliniques que les étudiants maîtrisent maintenant dès la fin de leur deuxième année d'études professionnelles. Si on ajoute à cela l'utilisation des potentiels évoqués visuels ou l'interférométrie au laser... on se rend vite compte : ces procédés dont on ne parlait que très peu avant les années 1990, font maintenant partie de la formation théorique et clinique de base des étudiants.

> « ...Forts de l'intimité étudiante découlant d'une faculté ayant peu d'étudiants et où la vie étudiante ne se vit pas dans l'anonymat de la foule, les étudiants consolident leur esprit d'équipe en injectant leur énergie dans l'élaboration de plusieurs activités. Une fois de plus, les étudiants avec l'aide de compagnies d'optique, ont mis sur pied un kiosque offrant un dépistage oculo-visuel gratuit à la population universitaire sur le campus. »

écrivait le Dr Sophie Lachambre, citée pus haut, alors étudiante en liaison avec l'Association des Optométristes du Québec, dans la revue L'Optométriste[278], pour faire connaître l'implication des étudiants dans leur milieu.

On connaît aussi la participation étudiante aux congrès de l'AOSA (American Optometric Students Association). Le Dr Mona Sara (Promotion 1994) a déjà remporté une 5e place (sur 20) au « Varilux Optometric Super Bowl », joute semblable à « Génies en herbe » sur des questions reliées à la discipline professionnelle.

Il y avait aussi les rencontres étudiantes entre l'École d'optométrie de l'Université de Montréal et celle de l'Université de Waterloo; ces réunions

---

277 FORUM. « *Quand les cliniciens font un clin d'œil aux fondamentalistes* ». Semaine du 17 mai 2004 p. 4

278 Lachambre, S. (1993). *L'Optométriste* Vol. 15 No 5. mars-avril 1993 p.51

donnaient lieu à des compétitions sportives amicales, à des soirées mémorables et permettaient un conseil de régie de l'ACEO (Association Canadienne des Étudiants en Optométrie) afin de resserrer les liens unissant les deux seules écoles canadiennes d'optométrie.

L'implication des étudiants de l'École d'optométrie dans les missions humanitaires a déjà été décrite; cela faisait partie de la vie étudiante et nous passerons outre ici pour signaler qu'en plus, l'Association étudiante convoquait un conseil de régie hebdomadaire où plusieurs dossiers étaient traités et où les gens occupaient les différents postes; les comités spéciaux travaillaient conjointement avec l'Association des Optométristes du Québec, l'Ordre des Optométristes du Québec, la Direction de l'École d'optométrie, la FAECUM, l'ACEO, l'AOSA et le journal étudiant (le « BOUM.»).

Les stages externes

Les étudiants en optométrie du Québec ont toujours voulu se sentir comparables à ceux de l'Ontario et aussi à ceux des écoles américaines et c'est louable. Ils ont donc commencé à s'intéresser aux stages externes, c'est-à-dire aux stages cliniques effectués en dehors des cadres de la clinique de l'École d'optométrie. Et bien que ces stages n'aient pas été obligatoires avant l'adoption du programme de 5 ans en 1999, il est facile de constater que cela répondait bien à une volonté étudiante de participer à cette activité. En effet, au-delà de 95% des étudiants inscrits faisaient leurs bagages à chaque année pour aller, dans divers coins des États-Unis, rencontrer des professionnels de l'optométrie et de l'ophtalmologie oeuvrant dans divers milieux cliniques, dont des centres hospitaliers.

C'est au début des années '90 que ces stages ont débuté sous la direction du Dre Etty Bitton qui a réussi à intégrer les futurs optométristes dans les différents lieux de stages reconnus. La Dre Bitton s'est également intéressée à développer de nouveaux sites de stage, en visitant de nouveaux lieux, en établissant des ententes avec ceux qui correspondaient aux critères et exigences de l'École d'optométrie et de l'Université de Montréal.

Comme cette activité académique était obligatoire dans tous les programmes d'optométrie pour l'obtention de l'agrément de l'ACOE, les dirigeants de l'École d'optométrie de l'Université de Montréal ont profité de la refonte du programme pour la rendre obligatoire. Certaines écoles d'optométrie avaient déjà commencé, à cette époque, à inscrire leurs étudiants à un deuxième stage externe.

La promotion 1979

Il est impossible de rédiger une telle histoire de la profession sans faire mention d'une promotion qui a laissé un souvenir indélébile, une marque impérissable comme celle qu'on inflige au bétail en les marquant au fer rouge... la classe qui a gradué en 1979. C'est certain que d'autres groupes ont laissé des traces de leur passage et avec lesquels, une certaine « complicité », de la part des professeurs et de la direction était envisageable... mais aucune autre promotion n'a eu de commune mesure avec ce groupe d'étudiantes et d'étudiants de la classe de 1979.

En effet, la petite histoire racontée ici contient des aspects très positifs de même que certains aspects négatifs et en voici une brève explication. D'abord les choses intéressantes, stimulantes et qui composent le bilan positif. Cette classe a fourni à l'École d'optométrie le plus fort pourcentage de personnel enseignant de toute son histoire, à savoir 6 sur 35, donc près de 18 %. Voici le moment de vous les faire connaître, si vous n'avez pas eu l'occasion de les côtoyer. Il s'agit des Drs Christiane Béliveau (chargée de clinique), Danielle de Guise (professeure adjointe), Marc Gagnon (professeur adjoint), André Lachance (chef des services cliniques) et Marie Lamarre (chargée de cours).

L'envers de la médaille est le « combat » que l'ensemble de cette classe, de ces étudiantes et ces étudiants, et là il s'agissait de tout le groupe, ont livré (certains volontairement et d'autres, disons, pour ne pas se faire casser la g....), à la direction de l'École suite à l'échec de trois personnes de la classe à un examen de reprise. Évidemment, tous n'ont pas milité avec la même vigueur, mais le résultat final était le même : démocratie oblige.

Les règlements pédagogiques de l'Université de Montréal stipulaient bien que, dans les programmes à promotion par année, un échec à la reprise entraînait l'échec de l'année. Un autre aspect du problème était que l'unité académique n'était pas tenue de réadmettre ces personnes dans son programme. Évidemment, la classe contestait ces échecs de leurs comparses et pour appuyer leur revendication, tous ont décidé de « décrocher » et ils ont déclenché une grève générale qui s'est répercutée jusque dans les activités cliniques. En effet, après le début des cliniques, on abandonnait les patients et les cliniciens à eux-mêmes en quittant les salles de clinique. Vous pouvez imaginer la pagaille. Il est certain qu'aucune de ces personnes n'a agi de la même façon avec ses propres patients, car c'était un manque flagrant de professionnalisme que la clientèle ne pardonne pas et rien ne justifiait une telle attitude chez des personnes qui se targuaient d'être des futures professionnelles. Mais passons!

Il est certain qu'il s'agissait là d'un geste de « SO...SO...SO... » vous savez quoi, mais cette action est toujours restée en travers de la gorge de beaucoup de monde... parce que le litige s'est retrouvé devant une cour de justice. Les étudiants ont perdu la cause et deux des trois personnes sont aujourd'hui optométristes; le dernier membre du trio, par orgueil ou manque d'intérêt, n'a jamais fait de demande de réadmission. Et pourtant...!

Voici ce qu'en dit le Dre Diane G. Bergeron (1980),[279] membre de l'Exécutif de l'association étudiante à cette époque et je cite :

« Si la France a connu les évènements de mai 1968, à l'École d'optométrie, ce sont ceux de mai '78 qui ont laissé des souvenirs tumultueux.

Après l'échec à un examen de reprise du président de l'AEOUM[280], toute la classe s'est mobilisée pour demander des mesures de révision exceptionnelle[281] et surtout plus transparentes.

Pour présenter la partie de bras de fer entre les étudiants et la direction de l'École d'optométrie, deux autres étudiants ont eu la même idée d'échouer à l'examen de patho de Rhéaume.[282] Comme celui-ci était parti en vacances en voyage de noces[283], L'École d'optométrie a utilisé le même examen pour la reprise avec les mêmes résultats d'échec.

Suite à des échanges de lettre entre les irréductibles de la classe '79 et la direction de l'École d'optométrie, les étudiants demandait de réintégrer dans les cours les 3 étudiants au cœur du litige en attendant de passer au travers de toutes les astuces administratives concernant la révision et le renversement des décisions.

L'affrontement fut ponctué de débrayages sauvages ou planifiés et la montagne accoucha d'une souris avec la démission du président de l'AEOUM et le recalage des deux autres intéressés.

Dernière promotion du diplôme de L.Sc. O. (Licence-ès-Sciences-Optométrie), cette classe d'étudiants aurait peut-être pu être la première du nouveau diplôme de O.D.. En aménageant les horaires et en ajoutant les quelques crédits manquants, une transition d'un diplôme à l'autre aurait pu se faire[284].

Mais avec un si grand nombre de leaders concentrés en une seule promotion, l'heure n'a malheureusement pas été à la conciliation. C'est cependant sans rancune que plusieurs de ces étudiants ont fini par se

---

279 Le Dre Bergeron a rédigé ce texte à partir des notes que lui a confiées le Dre Carole Melançon de la classe de 1979

280 Le président de la classe de 1979 était Monsieur Michel Legault

281 Selon le règlement pédagogique de l'Université de Montréal, les mesures de révision exceptionnelle s'appliquent quand il y a lieu de croire qu'une injustice a été commise, ce qui, selon moi, n'était pas le cas

282 Il s'agit du Dr Yvon Rhéaume, chargé de cours et de clinique à l'École d'optométrie de l'Université de Montréal

283 Le Dr Yvon Rhéaume est l'époux du Dr Christiane Cyr, optométriste de la promotion '76

284 Mais ce n'était pas du tout l'avis de la Commission des études de l'Université de Montréal

retrouver du côté enseignant dans les années qui suivirent. Une des cohortes les plus prolifiques à cet égard. »

Voilà! Il ne fallait pas garder cette anecdote enfouie dans les documents, parce qu'elle fait partie de la petite histoire de l'optométrie québécoise.

Le Gala annuel de l'AÉOUM

Vers la fin des années '90, les étudiants de la dernière année, aidés de plusieurs autres des classes subséquentes, ont commencé l'organisation d'un gala annuel réunissant professeurs et étudiants. C'était l'occasion pour se moquer les uns des autres (ce sont surtout les étudiants qui se payaient la tête des professeurs), pour rivaliser d'adresse dans les joutes de questionnaires, et aussi pour entendre le professeur Claude Beaulne jongler avec les noms des étudiants ou du personnel de l'École à l'intérieur d'un texte comportant un thème.

CHAPITRE 15

ET DANS LES PROCHAINS CENT ANS:
QUE NOUS RÉSERVE L'AVENIR?

Le regretté Claude Gareau a écrit et je cite :

« L'avenir, il ne faut chercher à le prévoir que pour mieux le créer »[285].

Et le paragraphe qui suit résumait bien sa pensée :

« …il est important de ne pas projeter toute espèce de changement mais bien l'espoir d'une transformation authentique, d'un véritable dépassement car **le vrai sens de l'avenir réside dans l'innovation, l'originalité, la modernité, la créativité et l'expérimentation** *»*[286].

Les personnes qui l'ont connu reconnaissent bien là la « vision » du Dr Claude Gareau; en effet, comment prédire l'avenir? Nous avons évidemment des indicateurs basés sur l'expérience, le vécu, les données historiques, mais posons-nous la question : est-ce suffisant? Plutôt que tenter de le prédire, il croyait qu'il faut à l'optométrie de bâtir son devenir, son futur et que

« l'entièreté de la société optométrique doit être remise en question de façon consciente et permanente. »[287]

L'auteur et interprète Salvatore Adamo chantait :

« Le futur n'existe pas, il est ce qu'on en fera… »[288]

Il rejoignait bien la pensée du Dr Gareau.

Qui de l'optométriste ou de l'opticien d'ordonnances sera l'intervenant principal pour les services oculo-visuels? Une tendance a commencé à poindre au début des années 2000, le ministère de la planification des services de santé de la Colombie-Britannique prévoit revoir les détails du règlement sur les opticiens d'ordonnance qui leur permettraient d'utiliser les autoréfracteurs sous certaines conditions. À l'inverse, le gouvernement de l'Ontario a statué que cette initiative

---

285   Gareau, C. (1999). ***L'avenir, il ne faut chercher à le prévoir que pour mieux le crée****r*. L'optométriste, novembre-décembre 1999. p. 9

286   idem

287   ibid.

288   Extrait de la chanson « ***Le futur n'existe pas*** » de l'album de Salvatore Adamo intitulé « ***Par les temps qui courent*** »

va à l'encontre du bien-être de la population et rejette fermement cette idée. Finalement rien n'a changé… pas encore du moins… mais si c'est la tendance, il y aura une autre bataille en perspective car en quoi cela servira-t-il mieux le public?

Le permis pour l'utilisation des médicaments à des fins thérapeutiques deviendra-t-il obligatoire? Comme dirait notre Bernard national… et je ne parle pas de celui qui fut Premier Ministre du Québec « *si la tendance se maintient* », il y a fort à parier que l'Ordre l'obligera un de ces jours. En effet, plusieurs états américains obligent depuis 2005-2006 à

> « *détenir un permis de prescription des médicaments thérapeutiques s'ils désirent pratiquer sur leur territoire. La raison est que le patient qui nécessite des soins optométriques doit compter sur un réseau de ressources généralement formées pour répondre à ses besoins.* »[289]

Plusieurs autres questions se posent relativement au prochain centenaire de l'optométrie; et les premières années de ce prochain siècle seront d'abord marquées par la mondialisation. Verrons-nous apparaître un agrément international quant au droit d'exercer la profession? Évidemment cela suppose une large uniformisation des programmes de formation et des législations. Donc, ça n'est pas demain, ni même après demain la veille!

Comme elle s'est débattue pour acquérir un champ de pratique qui soit global et au meilleur service de la population québécoise, il est certain que la lutte continuera et aboutira à l'implication directe de l'optométriste dans la chirurgie réfractive. Le mouvement est d'ailleurs déjà amorcé chez nos voisins du Sud, notamment dans les états de l'Oklahoma et du Wisconsin.

Certains s'inquiètent du développement, au sein de notre profession, d'une structure commerciale grandissante, la voyant comme un problème d'image de la profession : sommes-nous vraiment, comme nous le clamons bien haut, des « *professionnels de la santé du domaine oculo-visuel* »? Assistons-nous à un clivage de la profession en deux types d'optométristes? Le « commercialisme » risque-t-il de ternir cette image du « professionnel de la santé » qui n'est peut-être pas encore tout à fait ancrée dans l'esprit de M. ou Mme Tout le monde ? Évidemment la dichotomie entre ces deux types de pratiques n'aurait pas lieu d'exister si les finances publiques permettaient aux optométristes d'être rémunérés à la juste valeur des actes professionnels posés. À vous, les optométristes de l'avenir de répondre à toutes ces questions. La profession a besoin de répéter l'action de 1977, de refaire un examen de conscience collectif qui mènera à une action concertée (tout le monde met l'épaule à la roue) avec les objectifs suivants :

---

289 L'OPTO. Bulletin d'information de l'Association des optométristes du Québec. « *Le permis en thérapeutique : une obligation?* » 9 décembre 2002

- Ouvrir de nouveaux débouchés dans tout le réseau des établissements de santé
- Insister sur l'importance des services oculo-visuels complets
- Être actifs dans toute la gamme des services optométriques incluant les orthèses et les traitements
- Développer de nouveaux champs d'exercice
- Développer auprès de la clientèle des approches personnalisées
- Mettre sur pied des spécialités optométriques
- Favoriser l'émergence des pratiques dites « spécialisées »

Nous pouvons jeter un œil plus critique sur certaines des vues énoncées.

1) L'ÉTENDUE DE L'EXERCICE DE LA PROFESSION

Il est clair que la technologie continuera d'évoluer et aidera à l'amélioration des options de traitement. Ne faudrait-il pas développer davantage, pour l'avenir, les soins préventifs? Aussi, il faut prévoir, dans le traitement des patients, le « *counseling* » génétique et l'approche nutritionnelle, avenues non encore explorées ou peu par l'optométrie; quelques optométristes ont été préoccupés par ces questions, mais ils furent peu nombreux et furent souvent ostracisés par leurs confrères.

Il est nécessaire que les professionnels de l'optométrie occupent tous les champs de pratique accessibles à l'optométriste pour éviter qu'ils soient comblés par d'autres. Ce serait une erreur que de restreindre la notion de « première ligne » au seul aspect oculaire : l'optométriste doit devenir l'omnipraticien, non seulement de l'œil, mais aussi de la vision. Pour être de première ligne, une pratique professionnelle doit pouvoir régler 90% des problèmes de 90% des personnes qui consultent. Et, paradoxalement, la profession doit aussi développer des spécialités, comme cela existe dans d'autres domaines professionnels.

On a toutes les raisons de croire que l'utilisation des agents pharmacologiques diagnostiques et thérapeutiques sera beaucoup plus sécuritaire, que les médicaments eux-mêmes seront améliorés; il est très probable qu'un nombre toujours plus grand d'optométristes feront usage de ces médicaments et traiteront les pathologies oculaires.

Il se pourrait bien que les optométristes, partout en Amérique du Nord et, on l'espère, ailleurs dans le monde, soient impliqués dans des activités cliniques utilisant le laser, y compris les chirurgies réfractives… on sait d'ailleurs que le mouvement est déjà amorcé; les progrès technologiques diminueront les risques de fluctuation de la vision et assureront une acuité visuelle finale améliorée. Certains procédés de traitement ne sont pas encore connus. Par exemple, si on réussissait à mettre au point une lentille cornéenne à port très prolongé (v.g. 6 à 8 mois), à un faible coût d'acquisition et très efficace (acuité visuelle normale, sans inconfort, etc.), la chirurgie réfractive deviendrait beaucoup moins attrayante.

En matière d'ergonomie visuelle, il n'est peut-être pas si loin le temps où un optométriste sera impliqué dans la conception d'un poste de travail ou même dans l'aménagement complet de salles de travail. Il est certain que pour des optométristes impliqués dans ce type de travail, c'est une valeur ajoutée, des lettres de créance augmentant la crédibilité de la profession.

Il faut que dans quelques années, l'optométrie devienne la matière première, la plaque tournante, la base incontournable dans le diagnostic et le traitement des pathologies oculaires ne nécessitant pas d'interventions chirurgicales très envahissantes.

2) LES RELATIONS ENTRE LES OPTOMÉTRISTES ET LES OPHTALMOLOGISTES

On a vu un commencement timide du travail conjoint OD/MD; mais ce besoin de l'approche du travail d'équipe va sans cesse grandissant car cela servira à utiliser les ressources humaines disponibles de façon optimale pour tous les types de clientèle.

Si on est optimiste, on pourrait penser voir surgir des pratiques conjointes (optométristes et ophtalmologistes) dans une relation de partenariat plutôt qu'un modèle où il y a un dominateur et un dominé. On a commencé, il y a quelque temps, à voir apparaître des cliniques où se retrouvent en un même endroit, des optométristes, des ophtalmologistes et des opticiens d'ordonnance.

La co-gestion des patients est déjà chose faite : il faut l'amplifier, l'améliorer. Mais un élément risque de modifier la situation : le mouvement des ophtalmologistes vers le système privé.[290]

3) LES POPULATIONS À SERVIR DANS LE FUTUR

Les optométristes du présent siècle devront se munir d'une grande capacité d'adaptation aux réalités nouvelles et aux besoins différents : diversité des groupes d'âge, multiplicité des ethnies, de leurs bases culturelles à l'image des nouvelles données démographiques.

En 2020, ceux et celles qu'on nomme affectueusement les « *baby boomers* » seront âgés d'environ soixante-dix ans; ces personnes seront donc plus sujettes à souffrir de diverses conditions reliées à leurs yeux et à leur vision et

---

290 HACHEY, I. (1998). ***Des ophtalmologistes privés misent sur la lassitude liée au système actuel***. LA PRESSE, jeudi 12 novembre 1998, p. A-12

demanderont ainsi un meilleur suivi. On croit, dans les milieux concernés qu'un patient sur six (1/6) fera partie de ce groupe. Il y aura donc beaucoup de gens à traiter; mais la question qui se pose est la suivante : ces personnes seront-elles embrigadées dans des programmes de « *managed care* »? Auront-elles encore le choix du professionnel par qui elles veulent être traitées? La qualité des soins en sera-t-elle améliorée pour autant?

Il importe de regarder un peu autour de soi, de voir ce qui se passe sur l'ensemble de la planète. L'Organisation Mondiale de la Santé (OMS) a signalé un fait inquiétant : d'ici à l'an 2020, le manque de ressources dans le secteur oculo-visuel et la mauvaise distribution de ces ressources à travers le monde feront doubler la prévalence de la cécité. Il est difficile de croire que les ressources requises seront suffisantes à ce moment, à cause de la disparité dans la formation des intervenants éventuels. On sait que le développement de la formation doit précéder l'aspect légal et la reconnaissance officielle. Il faut aussi tenir compte des contextes économiques et socio-politiques très variés qui ne facilitent pas les choses. Qu'en est-il de l'optométrie dans cette perspective de la mondialisation, de la globalisation qui frappe aux portes des professions de la santé? L'optométrie est une jeune profession, bien qu'elle soit centenaire au Québec. Mais dans l'ensemble des continents, les niveaux de formation diffèrent de façon importante et les législations qui gouvernent la profession sont très variables. Comment alors répondre à des standards globaux?

Il faut absolument que les optométristes des prochaines années s'intéressent à l'approche gériatrique et aux soins reliés à la déficience visuelle, car tous semblent d'accord pour affirmer que la prévalence de la maladie, y inclus la maladie oculaire, augmente avec l'âge. Soyons comme le gouvernement libéral d'une certaine époque… *SOYONS PRÊTS*… mais pour vrai cette fois-ci.

4)   L'OPTOMÉTRIE AU FÉMININ EN 2025

Voici quelques réflexions supplémentaires sur ce sujet.

L'évolution du nombre de femmes dans les différentes professions dites libérales incluant l'optométrie n'est que le reflet des changements observés dans la société au cours des quelques cinquante dernières années.

On leur reproche souvent de ne vouloir œuvrer qu'à titre « d'employées » dans les cabinets d'autres confrères ou dans les chaînes d'optique, mais on remarque qu'elles sont nombreuses à exercer leur art dans des cabinets privés, soit en solo ou dans des pratiques de groupe où elles sont des partenaires égales. Plusieurs continuent également à faire leur marque au sein des organismes de la profession qu'il s'agisse de l'Ordre des optométristes du Québec, de l'Association des optométristes du Québec, de l'Association canadienne des optométristes, du Bureau du syndic de l'Ordre, du Centre de perfectionnement et de référence en optométrie, des bannières optométriques, etc. On les retrouvera encore dans les programmes de formation et de recherche de l'École d'optométrie.

Elles sont déjà et resteront en position de leadership dans les différents postes de commande de la profession.

5)   L'ÉCOLE D'OPTOMÉTRIE EXISTERA-T-ELLE ENCORE?

Lorsque Monsieur Robert Lacroix, faisait campagne pour l'implantation du nouveau CHUM sur le site Outremont, il affirmait :

« ...Nous pouvons construire à cet endroit l'un des plus beaux complexes hospitalo-universitaires du Canada et de l'Amérique du Nord ».[291]

En quoi cela nous concernait-il? Pour répondre, il suffit de continuer notre lecture :

« Plus qu'un simple hôpital, le nouveau CHUM deviendra la Technopole du Savoir et de la Santé, rassemblant d'immenses espaces de recherche ainsi que l'École d'optométrie[292] *et les Facultés des sciences de la santé de l'Université : médecine, sciences infirmières et médecine dentaire. »*

L'auteur de l'article termine ainsi :

« Il est intéressant de noter que, dès les années 20, l'architecte Ernest Cormier avait eu pour mandat d'intégrer un hôpital à la Faculté de médecine quand il a dessiné les plans de l'U. de M.. Un projet qui n'a jamais vu le jour. »

Quoi qu'il en soit, le projet mentionné plus haut pour l'École d'optométrie pouvait être stimulant et enthousiasmant; certains objecteront qu'on y sépare volontairement l'École d'optométrie des Facultés de la santé… considérons cela comme un autre pas dans la bonne direction et que la seule raison de cette apparente dichotomie vient du fait que l'École d'optométrie n'a pas encore le rang de Faculté… mais un jour viendra… croyez-le bien!

6)   L'EXERCICE DE L'OPTOMÉTRIE EN SOCIÉTÉ

Nous avons abordé le sujet plus tôt et précisé que depuis juin 2001, une nouvelle entité législative a été adoptée, la loi 169. i.e. la loi modifiant le Code des professions et d'autres dispositions législatives concernant les activités professionnelles au sein d'une société. Cette nouvelle loi permettait à chaque

---

291   SAUVÉ, M.R. (2004). ***CHUM : Le Recteur présente le site Outremont***. Vol. 39 No 13. 29 novembre 2004

292   N.D.L.R. Le souligné est de nous

corporation professionnelle d'autoriser ses membres à exercer leurs activités professionnelles au sein de sociétés en nom collectif, à responsabilité limitée et de sociétés par actions.

7)   ET POUR TERMINER

En conclusion, on peut affirmer, sans craindre d'errer, que les membres de la profession ont toujours placé la barre de plus en plus haute avec les années suite à une formation sans cesse améliorée, à l'acquisition de responsabilités toujours plus exigeantes, bref grâce à des atouts permettant de changer, en leur temps, les choses qui doivent l'être. Une des clés importantes de l'avenir de l'optométrie se retrouve dans les valeurs universitaires que sont le savoir et la recherche. Il ne faut donc pas se laisser pousser hors du chemin quand c'est le moment d'agir : en cela, l'optométrie peut servir d'exemple.

On constate aussi que, de plus en plus, les gens admis à l'étude de l'optométrie ont déjà les bases d'une première formation ou même ont œuvré dans une première carrière : ceci devrait apporter une expertise et des perspectives intéressantes pour la profession dans l'avenir.

Une chose dont on doit être certain pour l'avenir : l'optométrie ne doit pas changer au point de mettre de côté son aspect technique et les membres de la profession doivent maintenir ce rôle crucial qu'ils possèdent dans la prescription et la fourniture des équipements ophtalmiques.

CONCLUSION

Quelle belle histoire que ce centenaire, vous ne trouvez pas? Cette jeune profession, l'optométrie, n'a que cent ans, mais elle a su se démarquer, se faire reconnaître et se développer en dépit de tous les pièges qui lui furent tendus, malgré ce qu'on a tenté de lui faire subir.

L'optométrie québécoise et ses membres se sont donnés une notoriété incontestable dans la société locale, dans l'ensemble du pays et au-delà. Cela, elle le doit aux organismes qui ont veillé à sa prospérité et aux rêveurs et « leaders » qui les composaient.

D'abord l'Association des Opticiens de la Province de Québec qui a ajouté, très tôt dans son évolution, le terme « Optométristes » à son appellation; elle est devenue, par la suite, le Collège des Optométristes et Opticiens de la Province de Québec. À son tour, le Collège des Optométristes de la Province de Québec est devenu, en 1973, l'Ordre des Optométristes du Québec qui régit ses membres en regard, principalement, de la protection du public comme le veut son mandat.

Au milieu des années 1960, les intérêts des membres de la profession furent pris en charge par le Syndicat Professionnel des Optométristes du Québec qui changea son nom pour devenir l'Association Professionnelle des Optométristes du Québec, puis l'Association des Optométristes du Québec qui s'est donnée diverses priorités au beau milieu de la première décade du 21e siècle.

D'abord, favoriser l'accès à des services de première ligne en soins oculo-visuels. Fidèle à l'image qu'elle présente et développe depuis de nombreuses années, l'AOQ veut favoriser l'accès aux services optométriques de première ligne. Cet organisme veut aussi favoriser l'adoption d'une politique de prévention et de suivi des patients diabétiques. Il faut en effet que des mesures soient prises pour favoriser l'examen systématique de tous les diabétiques. La consultation, en première ligne, permettrait de désengorger les hôpitaux, et le milieu ophtalmologique, qui ne suffisent plus à la demande.

« L'optométrie, reconnue à cette fin par le Conseil médical canadien et l'Association Diabète Québec, est toute indiquée pour remplir ce rôle. »[293]

---

293 Association des Optométristes du Québec (2002). ***L'Optométrie partenaire de première ligne*** p. 18

Par ses actions, l'Association des Optométristes du Québec veut également contribuer à la lutte contre le décrochage scolaire et mettre en œuvre une politique de prévention visuelle. L'AOQ travaille aussi à l'élaboration de mesures susceptibles d'améliorer la sécurité routière ainsi qu'à l'offre de services aux personnes âgées.

> *« Nous croyons plus que jamais que l'optométrie, en tant que profession de première ligne, doit faire partie de l'équipe multidisciplinaire qui œuvre pour maintenir des personnes âgées à domicile avec une qualité de vie acceptable. »*[294]

Nous avons, en plus et pour finir, été témoins de la détermination de l'École d'optométrie de l'Université de Montréal, d'abord affiliée à cette dernière en 1925 et finalement intégrée en 1969 comme entité constituante de l'institution. Sa ténacité à faire reconnaître la qualité de la formation dispensée à tous les cycles, la pertinence des programmes offerts lui aura porté profit pour accéder à l'approbation des organismes d'agrément, gage de sa vitalité.

Les rêveurs de cette profession, ses « leaders » et ses bâtisseurs sont maintenant un peu mieux connus : tous ont aidé, par un moyen ou un autre, à édifier l'optométrie au rang auquel elle est parvenue

BRAVO POUR TA VIGUEUR CENTENAIRE, OPTOMÉTRIE QUÉBÉCOISE !

« L'histoire est dite. L'auteur se réjouit »[295]

---

294   Association des Optométristes du Québec (2002). ***L'Optométrie partenaire de première ligne*** p. 18

295   HIGGINS-CLARK, M. (2002*), Entre hier et demain.* Éditions Albin Michel 280 pp.

ANNEXES

Les directeurs de l'École d'optométrie

Il faut préciser qu'avant 1925, donc avant l'affiliation à l'Université de Montréal, les présidents successifs de l'Association des Optométristes et opticiens de la Province de Québec avaient la responsabilité du Collège d'optique, tant des programmes de cours que des attestations d'étude.

On ne retrouve pas toujours dans l'ouvrage de Bourcier[296] les noms de ces prédécesseurs qui ont mené les destinées de la formation des optométristes de l'époque.

1906-1913 : Les présidents honoraires sont Messieurs Coffin et Normandin

1913- ? : M. Rodrigue Carrière

Il est intéressant de noter, au sujet de ce dernier, qu'on le retrouve, en 1904, professeur au Collège Ophtalmique du Canada, sans doute le précurseur du Collège d'optique de l'Association des Opticiens de la Province de Québec qui est devenu l'École d'optométrie au moment de l'affiliation à l'Université de Montréal.

Aucune autre mention n'est faite par la suite, eu égard au directeur de l'École d'optométrie. Voici la liste des directeurs, une fois l'École affiliée à l'Université de Montréal :

1925-1941 : Dr Alphonse Phaneuf

1941-1953 : Dr Alfred Mignot

1953-1969 : Dr J. Armand Messier

Suite à l'intégration de l'École à l'Université de Montréal, les directeurs furent

1969-1973 : Dr Claude Beaulne

1973-1977 : Dr Yves Papineau

1977-1985 : Dr Claude Beaulne

1985-1989 : Dr Daniel Forthomme

1989-1995 : Dr John V. Lovasik

1995-2003 : Dr Pierre Simonet

2003- ? :   Dr Jacques Gresset

---

296   BOURCIER, C. (1943), *D'un oeil à l'autre*. Éditions Beauchemin. Montréal 262 p.

Les présidents de l'Ordre des optométristes du Québec

À compter de 1905

1905 à 1907 : Maurice R. de Meslé
1907 à 1913 : G. Lewis Williams
1913 à 1914 : Rodrigue Carrière
1914 à 1915 : A.C. Skinner
1915 à 1917 : Alphonse Phaneuf
1917 à 1919 : Alfred Mignot
1919 à 1922 : G. Lewis Williams
1922 à 1923 : H.F. King
1923 à 1927 : Alfred Mignot
1927 à 1928 : Alphonse Phaneuf
1929 à 1930 : J.C. Mc Connell
1930 à 1931 : J.G. Bélanger
1931 à 1932 : Alphonse Phaneuf
1932 à 1934 : Lorenzo. Favreau
1934 à 1949 : J. Alphida Crête
1949 à 1950 : Alfred Mignot
1950 à 1952 : Armand R. Bastien
1952 à 1958 : J. A. Boivin
1958 à 1959 : J. R. Marchand
1960 à 1969 : Pierre Crevier
1969 à 1975 : Jean-Louis Desrosiers
1975 à 1981 : Michel Denault
1981 à 1983 : Guy Boissy
1983 à 1986 : Jean-Serge Dagenais
1986 à 1991 : Lionel Brochu
1991 à 1993 : Michael Chaiken
1993 à 1995 : Marie Lalanne
1995 à 2001 : Michael Chaiken
2001 à ?   : Lise-Anne Chassé

Les présidents de l'Association des optométristes du Québec

1969-1975 : André-S Gauthier
1975-1976 : Charles-H. Lalonde
1976-1976 : André-S Gauthier
1976-1986 : Jean-Marie Rodrigue
1986-1989 : Robert Théroux
1989-1998 : Claude Neilson
1998-2005 : Langis Michaud
2005- ? : Steven Carrier

Les donateurs du Laboratoire Victor Cohen

Donateur principal : Monsieur Victor Cohen

Autres donateurs :

- Don à la mémoire de feue Juliette Cohen, opticienne à Paris

- Don à la mémoire de feu Georges Groteluschen qui fut président de *Optical Wholesalers Association*, maintenant connu sous le nom de *Optical Laboratories Association*

- Don à la mémoire de feu Cavalieri del Lavoro Guiglielmo Tabacchi, fondateur de Safilo

- Monsieur André Heffez, professeur agrégé d'anatomie à Paris

- de chirurgie cérébro-vasculaire à l'Institut de neurochirurgie de Chicago

- Leslie Heffez, professeur au département de chirurgie buccale et maxillo-faciale de l'Université de l'Illinois à Chicago

Les dates des législations des Etats-Unis sur les Agents Pharmacologiques diagnostiques (en ordre chronologique)[297]

1.	Indiana	17 juillet 1946
2.	New Jersey	22 mai 1968
3.	Rhode Island	16 juillet 1971
4.	Pennsylvania	1er mars 1974
5.	Tennessee	8 mai 1975
6.	Oregon	20 mai 1975
7.	Maine	24 juin 1975
8.	Louisiana	6 juillet 1975
9.	Delaware	10 juillet 1975
10.	West Virginia	4 mars 1976
11.	California	9 juillet 1976
12.	Wyoming	17 février 1977
13.	New Mexico	4 mars 1977
14.	Montana	12 avril 1977
15.	Kansas	12 avril 1977
16.	North Carolina	3 juin 1977
17.	Kentucky	29 mars 1978
18.	Wisconsin	29 avril 1978
19.	Nebraska	13 février 1979
20.	South Dakota	16 mars 1979
21.	Utah	21 mars 1979
22.	North Dakota	22 mars 1979
23.	Arkansas	2 avril 1979
24.	Nevada	25 mai 1979
25.	Iowa	8 juin 1979

---

297 WOLFBERG, M.D. (1999). *A profession's commitment to increase public service: optometry's remarkable story.* JAOA Vol. 79 No 3 March 1999, p. 145-170

26.	Georgia	14 février 1980
27.	Arizona	25 avril 1980
28.	Idaho	23 mars 1981
29.	Oklahoma	6 avril 1981
30.	Washington	23 avril 1981
31.	Missouri	24 juillet 1981
32.	Texas	8 août 1981
33.	Minnesota	8 mars 1982
34.	Mississippi	17 mars 1982
35.	Alabama	30 septembre 1982
	Guam	28 décembre 1982
36.	Virginia	25 février 1983
37.	Colorado	10 juin 1983
38.	New-York	16 juillet 1983
39.	Ohio	16 mars 1984
40.	South Carolina	21 mars 1984
41.	Michigan	26 mars 1984
42.	Vermont	23 avril 1984
43.	Illinois	15 septembre 1984
44.	NewHampshire	6 juin 1985
45.	Hawaii	12 juin 1985
46.	Massachusetts	23 décembre 1985
	District of Columbia	25 mars 1986
47.	Connecticut	2 avril 1986
48.	Florida	10 juillet 1986
49.	Alaska	25 mai 1988
50.	Maryland	13 janvier 1989

Les dates des législations des Etats-Unis sur les Agents Pharmacologiques thérapeutiques (en ordre chronologique)[298]

1.	West Virginia	4 mars 1976
2.	North Carolina	4 juin 1977
3.	Oklahoma	22 mars 1984
4.	New Mexico	5 avril 1985
5.	Iowa	31 mai 1985
6.	Rhode Island	26 juin 1985
7.	Kentucky	7 février 1986
8.	South Dakota	15 mars 1986
9.	Nebraska	26 mars 1986
10.	Missouri	24 juin 1986
11.	Florida	10 juillet 1986
12.	Wyoming	2 mars 1987
13.	Arkansas	3 mars 1987
14.	Idaho	31 mars 1987
15.	North Dakota	10 avril 1987
16.	Kansas	17 avril 1987
17.	Tennessee	22 avril 1987
18.	Montana	25 avril 1987
19.	Maine	25 juin 1987

---

298 WOLFBERG, M.D. (1999). *A profession's commitment to increase public service: optometry's remarkable story.* JAOA Vol. 79 No 3 March 1999, p. 145-170

20.	Georgia	25 février 1988
21.	Virginia	11 avril 1988
22.	Colorado	20 avril 1988
23.	Washington	18 avril 1989
24.	Wisconsin	3 août #989
25.	Utah	20 mars 1991
26.	Indiana	13 mai 1991 (loi de 1986 clarifiée)
27.	Texas	15 juin 1991
28.	Oregon	9 août 1991
29.	New Jersey	16 janvier 1992
30.	Ohio	15 février 1992
31.	Connecticut	27 mai 1992
32.	Alaska	30 juin 1992
33.	Arizona	6 avril 1993
34.	Minnesota	11 mai 1993
35.	South Carolina	14 mai 1993
36.	Louisiana	1er juin 1993
37.	New Hampshire	29 juin 1993
38.	Mississippi	7 avril 1994
39.	Vermont	20 juin 1994
40.	Delaware	30 juin 1994
41.	Michigan	29 décembre 1994
	Guam	22 avril 1995
42.	Maryland	25 mai 1995
43.	Alabama	20 juin 1995
44.	Nevada	29 juin 1995
45.	Illinois	14 juillet 1995
46.	New York	2 août 1995
47.	California	20 février 1996
48.	Hawaii	24 juin 1996
49.	Pennsylvania	30 octobre 1996
50.	Massachusetts	31 juillet 1997
	District of Columbia	22 avril 1998

LES RÉCIPIENDAIRES PRO DE 1999 À 2005[299]

Autre regard

1999   Monsieur François Charbonneau, CRI
2000   Fondation Québécoise pour l'Alphabétisation
2001   Association Diabète Québec
2002   Dr René Simard, MD, ancien recteur de l'Université de Montréal
2003   Monsieur Victor Cohen, mécène de l'optométrie
2004   Les Fonds d'Investissement FMOQ Inc.
2005   Monsieur Pierre Couillard (posthume)

Hommage

1999   Dr Claude Beaulne, optométriste
2000   Dr Armand R. Bastien, optométriste
2001   Dr Jean-Louis Blanchard, optométriste
2002   Dr Lionel Brochu, optométriste
2003   Dr Ernest Girard, optométriste
2004   Dr Jérôme Bégin, optométriste
2005   Dr Pierre Simonet, optométriste, vice-recteur de l'Université de Montréal

Étudiant(e) de l'année

1999   Madame Geneviève Raby et Monsieur Benoît Tousignant
2000   Monsieur Frédéric Marchand
2001   Madame Caroline Lessard
2002   Le prix ne fut pas attribué compte tenu du changement de programme
2003   Monsieur Patrick Caron
2004   Monsieur Benoît Boulianne
2005   Madame Geneviève Guérin

---

299   Les prix PRO (Prix et Reconnaissance en Optométrie) sont une initiative de L'Association des Optométristes du Québec pour reconnaître les mérites d'optométristes, d'étudiants en optométrie et d'autres personnalités de domaines divers et qui ont œuvré ou oeuvrent encore à l'avancement de notre profession

Jeune optométriste de l'année

1999   Dr Pierre Forcier, optométriste
2000   Dr Louis Thibault, optométriste
2001   Dre Valérie Savard, optométriste
2002   Dre France Richard, optométriste
2003   Dre Regina Bizzarro, optométriste
2004   Dre Marie-Ève Corbeil, optométriste
2005   Dr Benoît Tousignant, optométriste

Optométriste de l'année

1999   Dre Lucie Dubé, optométriste
2000   Dre Lise-Anne Chassé, optométriste
2001   Dr Michael Chaiken, optométriste
2002   Dr Yvon Rhéaume, optométriste
2003   Dr Jean-Paul Lachance, optométriste
2004   Dr Daniel Brazeau, optométriste
2005   Dr Jean-Pierre Lagacé, optométriste

Les doctorats *Honoris Causa* de l'Université de Montréal sous les auspices de l'École d'optométrie

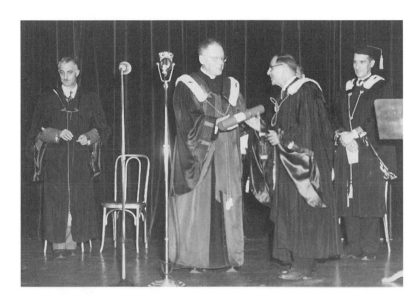

Dr Alfred Mignot, optométriste — 1950

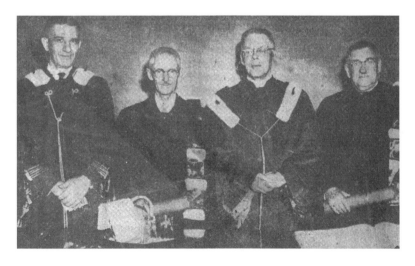

Dr J. A. Boivin (Colonel), optométriste — 1954
Dr J. Alphida Crête, optométriste — 1954

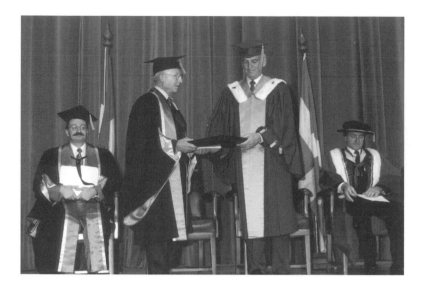

Dr Bernard Maitenaz, ingénieur — 1er octobre 1993[300]

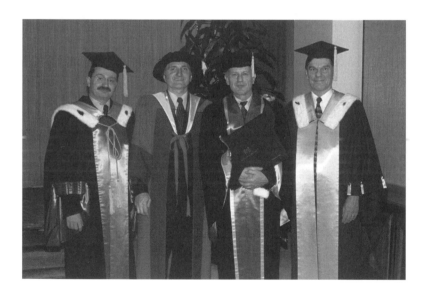

Dr Charles Riva, médecin — 22 janvier 1999

---

300 Le Dr B, Maitenaz, président d'honneur de la firme Essilor, ingénieur en optique, a eu le mérite, il y a déjà plus de 50 ans, de mettre au point le concept et la technologie permettant d'obtenir la première lentille à addition progressive pour la correction de la presbytie

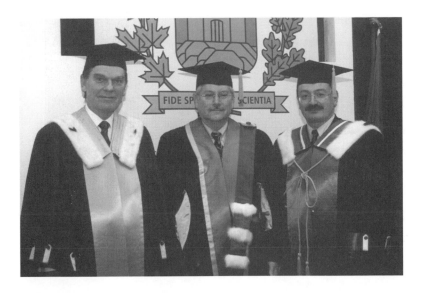

Dr Jacob Sivak, optométriste — 25 novembre 2000

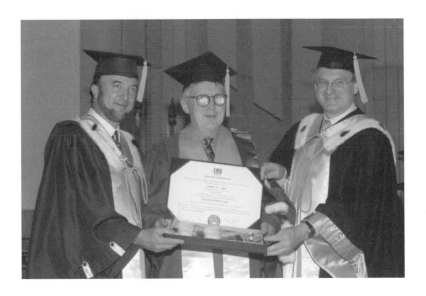

M. Gordon Legge, professeur — 2 juin 2006

Équipements anciens

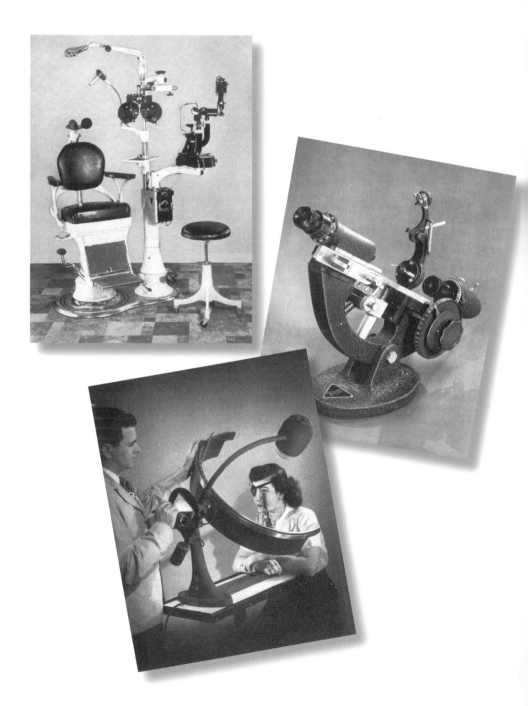

Professeurs, chargés de cours et de clinique ayant œuvré à l'École d'optométrie[301]

ALBERT-BEAULIEU, Lise (1972)
ALLOUCHERIE, Yves
BASTIEN, Armand R.(1942)
BEAULNE, Claude (1959)
BERGERON, Diane G. (1980)
BERGEVIN, Jean (1956)
BERGEVIN, Mona (1976)
BERTONE, Armando
BÉRUBÉ, Gaston (1982)
BINETTE, Jocelyn
BLANCHARD, Jean-Louis (1946)
BOIRE, Denis
BOISVERT, Gérald
BOIVIN, Louis-H.
BOLDUC, Michel (1984)
BORDELEAU, Roger (1946)
BOUCHARD, Serge (1977)
BOURCIER, Charlemagne
BOURGUIGNON, Sylvie
BRAZEAU, Daniel (1970)
BRAZIER, Jean-Louis
BRIN, Marcel
BROSSARD, Jean-Jacques (1966)
BROSSEAU-LACHAÎNE, Odile
BUSSIÈRES, Jean-François
CARON, Gérard (1959)
CARON, Pauline (1938)
CHAMPOUX, Nathalie
CHARBONNEAU, Michel
CHARLEBOIS, Céline (1982)
CHARLEOIS, Jean (1959)
CORBEIL, Marie-Ève
CORMIER, Paul (1972)
CÔTÉ, André (1955)
CÔTÉ, André (1965)[302]
CÔTÉ, Henri E.
CÔTÉ, Me Louis
DENAULT, Isabelle
DESCARY, Pierre (1962)
DESCHAMPS, Marie-Andrée
DESROCHERS, Françoise
DIONNE, Jean-Yves
DUMBRAVA, Daniela
DUPLESSIS, Linda (1992)
DUPRAS, Annik
DURAND, Claire
FALARDEAU, Nathalie

---

301 L'auteur s'excuse auprès es personnes dont le nom n'apparaîtrait pas dans cette liste : il n'y en avait pas trace dans les archives de l'École d'optométrie de l'Université de Montréal

302 Celui-ci est le fils de Henri E. Côté

FONTAINE, Nicolas
FORTHOMME, Daniel (1963)
GAGNON, Marc (979)
GANIVET, Amélie
GARANT, Jacques
GAREAU, Claude (1956)
GASPO, Rania
GAUTHIER, Gérard
GENDRON, Paul (1971)
GETTY, Louise
GIROUX, Roland (1968)
GRAHAM, Ben V.
GRÉGOIRE, Jacques (1970)
GRINSTEIN, Lorne
GROSVENOR, Theodore P.
HART, Lorne Gérald
HECHT, Stephen (1972)
HUPPÉ-GOURGUES, Frédéric
JULIEN, Guy (1973)
KERGOAT, Marie-Jeanne
KOTHE, Angela
LAJEUNESSE, Yvette
LALANNE, Marie (1975)
LAMONT-ALEXANDER, Anne
LAMARRE, Marie (1979)
LAPIERRE, Diane (1978)
LAPIERRE, Maurice (1974)
LAPIERRE, Nicole (1973)
LAPIERRE, Philippe
LAPIERRE, Yves
LAPLANTE, Johanne (1968)
LAROCHE, Léandre (1973)
LARSON, William (1968)
LATOUR, Judith
LAURIN, Lucie (1985)
LAVALLÉE, Dary (1983)
LÉGER, Claude (1973)
LÉTOURNEAU, Jacques
LOISELLE, Guy
LUSSIER, Clément
LUSSIER, Edgar
MARINIER, Julie-Andrée
MARTEL, Lucien (1959)
MASSOUD, Fadi
McDUFF, Stéphane
MELANÇON, Carole (1979)
MELANÇON, Geoffroy
MESSIER, J.Armand
MILLODOT, Michel
MIRON, Héloise
OUELLETTE, Brian
OVERBURY, Olga
PAPINEAU, Louise (1976)
PAPINEAU, Manon (1973)
PAPINEAU, Yves

PAQUIN, Louis-A. (1962)
PARENTEAU, Pierre (1958)
PELLETIER, Michel A. (1963)
PLAZIAC, Bénédicte
PONTON, Lise
POUPART, Pierre (1969)
PROULX, Mathieu (1964)
PRUPAS, Peter (1971)
RATELLE, Agathe
RAYMOND, Louis-Philippe
RHÉAUME, Yvon (1973)
RICHARD, France
RIGOTAUD, Pauline
ROBIN, Jean-Pierre
RONDEAU, Pierre
ROY, Michel (1967)
ROY, Mylène
SAMSON, Anne-Hélène
SÉNÉCAL, André
SÉNÉCAL, Reynold
SIMARD, Patrick
SINGERMAN, Tassy
ST-PIERRE, Jean (1956)
SZIKMAN, Henry (1971)
THÉBERGE, Micheline
TINJUST, David
TRICK, Gary
TRICK, Linda
TRUDEL, Gilles
VAILLANCOURT, Gilles
VIGER, Marlène
ZABOURI, Nawal
ZANGA, Paul (1992)
ZEIDEL, Allan Larry (1967)

Parmi les professeurs associés, on comptait jusqu'en 2006 les personnes suivantes[303] :

HAMAM, Habib, Ing. Univ. Dipl. (Munich), Doctorat en Physique (Rennes 1)

KNOBLAUCH, Kenneth, B.A. (Philadelphie), Ph.D. (Brown)

LACHAPELLE, Pierre Ph.D. (Montréal

OVERBURY, Olga, B.A. (Montréal), Ph.D. (Concordia)

VITAL-DURAND, François, Doctorat de 1er cycle (Claude Bernard, Lyon), D.Sc. (Claude Bernard, Lyon)

Les récipiendaires du prix « Mérite » du Conseil Interprofessionnel du Québec (CIQ)[304]

2003 : Dr Ginette Bélanger, optométriste

2004 : Dr Claude Beaulne, optométriste

2005 : Dr Pierre Simonet, optométriste

2006 : Dr Jacqueline Moreau, optométriste

Les étudiantes et étudiants inscrits aux cycles supérieurs à l'École doptométrie[305] de 1974 à 2005

ALLARD, Rémy
ARGAW, Anteneh
BARSUMIAN, Mathias (2005)
BÉLANGER, Jean (1973)
BÉLANGER, Simon
BERTONE, Armando
BERTRAND, Claude
BETTINELLI, Line
BILOTTO, Luigi (1990)
BITTON, Etty
BIZIER, Véronique
BRADETTE, Michel
BROSSEAU-LACHAÎNE, Odile

---

303 École d'optométrie (Université e Montréal). *Rapport d'activités 2003-2005*

304 Le prix « Mérite » du CIQ est octroyé, eu égard aux optométristes, suite à une recommandation de l'Ordre des Optométristes du Québec

305 Cette liste est en date de novembre 2005 et contient les noms des étudiantes et étudiants encadrés et dirigés par des professeurs de l'École d'optométrie

BRÛLÉ, Julie (2000)
CHAKOR-DJELTHIA, Abbelhadi
CHEBAT, Daniel
CHEVRIER, Éliane
COUDÉ, Gino
COUTU, Ginette (1978)
CREACH, Olivier
DARVEAU, Joane (1999)
DE GUISE, Danielle (1979)
DE LA FUENTE, Monica
DECHRISTE, Sophie
DESAUTELS, Alex
DESCHÊNES, Annie
DESCHÊNES, Micheline
DESGENT, Sébastien
DIACONU, Vasile
DIONNE, Lise
DU FOUR, Jean-Sébastien (2000)
DUMBRAVA, Daniela
DURAND, Marie-Josée
FAUCHER, Caroline (1995)
FERRARESI, Patricia
FORCIER, Pierre (1993)
FORTIN, Audrey
GAGNON, Marc (1979)
GANIVET, Amélie
GEMME, Anik
GIASSON, Claude (1981)
GRESSET, Jacques (1978)
HABAK, Claudine
HANSSENS, Jean-Marie
HARDY, Danielle (1977)
HENNI, Houria
HO, Xuan Lin-Chi (2001)
HOUDE, Barbara (1994)
HUPPÉ-POURGUES, Frédéric
IERACI, Catherine (1994)
JEAN-LOUIS, Seendy
KARWATSKY, Peter (2001)
LABRIE, Marie-Noelle
LACHANCE, Mylène
LAFLAMME, Nadia
LAMONT-ALEXANDER, Anne
LANDRY, Julie
LANDRY, Véronique
LAPIERRE, Maurice (1974)
LAPIERRE, Nicole (1973)
LAURIN, Lucie (1985)
LESSARD, Martial
MARINIER, Julie-Andrée (2002)
MARTEL, Valérie
MARTIN, Barbara
MATTEAU, Isabelle
MICHAUD, Langis (1985)
MIRON, Héloise

NGUYEN-TRI, David
OUELLETTE, Brian
OUELLETTE, Michel
PATEL, Manishha
PELE, Lena
PLANTE, Jules (1983)
POITRAS, Caroline (2004)
PROULX, Stéphanie (2002)
QUESNEL, Nadia-Marie (1978)
RENAUD, Judith (1993)
RICHARD, France (1998)
SARA, Mona (1994)
SÉNÉCAL, Marie-Josée (1994)
SIMONET, Pierre (1977)
STENGER, Magali
TANAL, Lilianne (1997)
THÉORET, Hugo
THIBAULT, Louis (1993)
TINJUST, David
TOUSIGNANT, Benoît (2003)
TURBIDE, Colette
TURCOTTE, Esther
VANNI, Matthieu
VILLENEUVE, Martin
WEISSENTHANER, Laetitia
WOJCIECHOWSKY (1990)
ZABIHAYLO, Carole
ZABOURI, Nawal

LES PHOTOGRAPHIES

BIBLIOGRAPHIE

1. AMERICAN ACADEMY OF OPTOMERY. *Newsletter.* Winter 1999

2. AMERICAN OPTOMETRIC ASSOCIATION. AOA News *European diploma in Optometry mat come as early as 1998* January 8, 1996.

3. ASSEMBLÉE LÉGISLATIVE DU QUÉBEC.*Débats de l'Assemblée Législative du Québec. 6ᵉ session, 27ᵉ législature.* Mardi 22 mars 1966. Vol. 4 No 29

4. ASSEMBLÉE LÉGISLATIVE DU QUÉBEC *Journal des Débats – Commissions parlementaires 3ᵉ session, 29ᵉ Législature. Commission spéciale des corporations professionnelles. Projet de loi No 250. Code des professions et autres lois connexes (8).* Les 29 et 31 août 1972. No 80

5. ASSEMBLÉE LÉGISLATIVE DU QUÉBEC *Journal des débats. COMMISSIONS PARLEMENTAIRES. Troisième session 29ᵉ législature. Commission spéciale des corporations professionnelles. Projet de loi 250 – Code des professions et autres projets de loi connexes (12).* Les 12, 17 et 18 octobre 1972 – No 99

6. ASSEMBLÉE NATIONALE DU QUÉBEC. Journal des Débats. Troisième session 29ᵉ législature. Le jeudi 8 mars 1973. Vol 12 No 106 p. 4242

7. ASSEMBLÉE NATIONALE DU QUÉBEC. *Journal des débats Troisième session. 29ᵉ législature.* Vendredi, 9 mars 1973. Vol. 12 No 107 p. 4273

8. ASSEMBLÉE UNIVERSITAIRE. Université de Montréal. Procès-verbal de la 136ᵉ séance tenue les 1ᵉʳ et 8 décembre 1975

9. ASSOCIATION CANADIENNE DES OPTOMÉTRISTES. *RCO/CJO.* Vol. 57 No 2 Été 1995

10. ASSOCIATION CANADIENNE DES OPTOMÉTRISTES. Bulletin CONTACT. *Modifications proposées au règlement sur les opticiens-Colombie-Britannique.* Juillet 2002

11. ASSOCIATION DES ÉTUDIANTS DE L'ÉCOLE D'OPTOMÉTRIE DE L'UNIVERSITÉ DE MONTRÉAL. *Document concernant le problème posé par l'orientation donnée à la formation des opticiens d'ordonnances.* 19 Oct0bre 1976

12. ASSOCIATION DES OPTOMÉTRISTES ET OPTICIENS DE LA PROVINCE DE QUéBEC (1928). *Loi et règlements concernant la profession de l'optométrie.* La lithographie du peuple Enrg. Québec.

13. ASSOCIATION DES OPTOMÉTRISTES DU QUÉBEC (1992) *Mémoire de l'Association des Optométristes du Québec sur le financement de la santé présenté à la Commission des Affaires Sociales de l'Assemblée Nationale du Québec.* Janvier 1992

14. ASSOCIATION DES OPTOMÉTRISTES DU QUÉBEC. L'Optométriste. Vol. 15 No 2 Mars-Avril 1993

15. ASSOCIATION DES OPTOMÉTRISTES DU QUÉBEC. *Bulletin d'information.* 9 mai 1994

16. ASSOCIATION DES OPTOMÉTRISTES DU QUÉBEC. *Bulletin spécial* du 21 février 1995

17. ASSOCIATION DES OPTOMÉTRISTES DU QUÉBEC.. *Hommage au Dr Camil D. Quintal, O.D.* L'Optométriste Vol.18 No 4 1996

18. ASSOCIATION DES OPTOMÉTRISTES DU QUÉBEC (2000). *Mémoire sur le financement du système de santé et sur l'organisation des services de santé et des services sociaux.* Septembre 2000. 53 pp.

19. ASSOCIATION DES OPTOMÉTRISTES DU QUÉBEC. *L'Optométriste.* Mars-avril 2001

20. ASSOCIATION DES OPTOMÉTRISTES DU QUÉBEC. *Revue l'Optométriste* 29 août 2002

21. ASSOCIATION DES OPTOMÉTRISTES DU QUÉBEC (2002). *L'Optométrie partenaire de première ligne*

22. ASSOCIATION DES OPTOMÉTRISTES DU QUÉBEC Bulletin d'information L'OPTO. 8 octobre 2002

23. ASSOCIATION DES OPTOMÉTRISTES DU QUÉBEC. L'Optométriste Vol.17 No 1

24. ASSOCIATION DES OPTOMÉTRISTES DU QUÉBEC. *Le permis en thérapeutique : une obligation?* L'OPTO. Bulletin d'Information de. 9 décembre 2002

25. ASSOCIATION GÉNÉRALE DES ÉTUDIANTS DE L'UNIVERSITÉ DE MONTRÉAL (1963).*Le Quartier Latin. Journal bi-hebdomadaire de l'Association Générale des Étudiants de l'Université de Montréal (A.G.E.U.M.)* Vol. XLV, No 43 12 mars 1963

26. ASSOCIATION PROFESSIONNELLE DES OPTOMÉTRISTES DU QUÉBEC. *Mémoire à l'Honorable Ministre de la Santé, Monsieur Jean-Paul Cloutier*[306]

27. ASSURANCE MALADIE, *Premier rapport du comité de recherches sur l'assurance santé.* Janvier 1966

28. BARIL, D. (2001). *Voir avec un hémisphère en moins.* Forum, 3 décembre 2001

29. BASTIEN, Y. (1973). *Lettre des étudiants de l'École d'optométrie de l'Université de Montréal aux députés de l'Assemblée Nationale du Québec.* Février 1973)

30. BAUSCH&LOMB *Ophtalmic Reference Book.* Bausch & Lomb 1941. Revisé en 1947,1948,1953

31. BEAULNE, C. (1984). *The University of Montreal School of Optometry.* JOE Vol. 10 No 2 Fall 1984

32. BEAULNE, C. (1985). *Soixante-quinze ans de formation optométrique.* L.Optométriste Vol 6 No 4

33. BEAULNE, C. (1985). *Soixante-quinze ans de formation optométrique.* RCO/CJO Vol. 4 No 2

34. BEAULNE, C, (1994) : *Hommage au Dr Jacques Létourneau Ph.D.* L'Optométriste Vol.16 No 5

35. BENOÎT, F. (1993). *La recherche éclectique.* L'Optométriste Vol. 15 No 2 Mars-acril 1993

36. BENOÎT, F. (1993). *Le défi des médicaments.* L'Optométriste Vol. 15 No 2 mars-avril 1993

37. BENOÎT, F. (1993). *LA NOUVELLE ÉCOLE...un nouvel habit pour une nouvelle pointure.* L'Optométriste. Vol. 15 No 2 Mars-avril 1993

38. BENOÎT, F. (1993). *Naviguer le flot sanguin.* L'Optométriste Vol. 15 No 2 Mars-avril 1993

39. BENOÎT, F. (1993). *Traquer l'aberration chromatique.* L'Optométriste Vol. 15 No 2 Mars-avril 1993

40. BERGERON, D.G. (1980) *Historique de l'Association des Optométristes du Québec,* aoqnet.qc.ca

41. BITTON, E. et BEAULNE, C. (1995) Les *enseignants de retour à l'école.* L'Optométriste. Vol. 17 No 1, p. 41

42. BIZIER, H.A. (1993). *L'Université de Montréal: la quête du savoir.* Montréal Éditions Libre impression 311pp.

43. BONNEAU, D. (1993), *Lunettes : les promoteurs de la formule 2 pour 1 contre-attaquent.* La Presse. Mercredi 3 novembre 1993

44. BOURCIER, C. (1943). **D'un œil à l'autre** . Éditions Beauchemin, Montréal. 262 p.

45. BOURGOIN, L. M. (1954) *Signification d'un demi-siècle d'histoire.* Quartier Latin. 7 octobre 1954

46. BROWN, D. (2004). **Da Vinci code**. JC Lattès pour l'édition française illustrée. Paris 523 p

47. CAOUETTE, Marie (1980). *Optométristes : non à la remise des ordonnances.* Le Soleil, mercredi 11 juin 1980

48. CARRIÈRE, R. (1912). *Aide pratique du bon opticien.* Imprimerie Paradis-Vincent et Cie. Montréal

49. CHAIKEN, M. (2003). *Médicaments thérapeutiques : mission accomplie.* Bulletin Opto-Presse. Édition spéciale. 25 septembre 2003

50. CHARBONNEAU F. (1994). *Éditorial invité.* L'Optométriste Vol.16 No 3

51. CHASSÉ L.A. (2002). Ordre des Optométristes du Québec. *Bulletin Opto-Presse.* Printemps 2002

52. COLLÈGE DES MÉDECINS ET CHIRURGIENS DE LA PROVINCE DE QUÉBEC (1961). *Bulletin* No 1. 25 juillet 1961

53. COLLÈGE DES OPTOMÉTRISTES ET OPTICIENS DE LA PROVINCE DE QUÉBEC *Loi concernant le Collège des Optométristes et Opticiens de la Province de Québec.* Statuts refondus 1941 Chapitre 274, Vol. 4, 1 Geo. VI, c. 122, a. 1

54. COMMEND, S. (2001). *Les Institutions Nazareth et Louis Braille. 1861-2001. Un siècle de cœur et de vision.* Les éditions du Septentrion. Sillery (Qué.) 322 p.

---

306   Ce document n'est pas daté

55. COMMISSION PARENT. *Rapport de la Commission Parent*. Vol. 2.

56. CÔTÉ, E.H. (1934) *Optométrie. Bulletin publié par l'Association des Optométristes et Opticiens de la Province de Québec.* Vol. V No 2 Février 1934

57. COUR DES SESSIONS DE LA PAIX. *Jugement No 51580* (Collège des médecins et chirurgiens de la Province de Québec vs Marcel Tremblay) et *jugement 8725* (Collège des médecins et chirurgiens de la Province de Québec vs Emmanuel Gobeil)

58. COUR SUPRÊME DU CANADA (En appel d'un jugement de la Cour d'Appel du Québec rendu le 3 novembre 1988)

59. COX, M. (1959). *Histoire de la profession d'opticien-optométriste.* Photons No 6. Mars-Avril 1959

60. DALLAIRE, Y. (1981*). Dossier sur la réglementation.* Bulletin Opto-Presse. Vol. 6 No 2

61. DE SERRES, J. (1968) *La Commission Castonguay est une déception pour les optométristes.* Le Soleil 15 mai 1968

62. DE SERRES, J. (1973*). Le projet de loi 256 mènerait au ghetto noir de l'optométrie.* Le Soleil 1er février 1973

63. DI COLA, M.J. ((1998). *A look back.* RCO. Vol. 6 No 2. Été 1998.

64 LE D'OPTOMÉTRIE. Université de Waterloo. *Archives*

65 ÉCOLE D'OPTOMÉTRIE. Université de Montréal (1967). *Mémoire présenté à la Commission Castonguay.* Mars 1967 24 pp.

66 ÉCOLE D'OPTOMÉTRIE. Université de Montréal (1972). *Mémoire de l'École d'optométrie (Université de Montréal) à la Commission parlementaire spéciale des corporations professionnelles.* Février 1972.

67 ÉCOLE D'OPTOMÉTRIE. Université de Montréal (2000).. *Rapport d'auto-évaluation présenté à l'Université de Montréal*

68 ÉCOLE D'OPTOMÉTRIE. Université de Montréal. *Bulletin d'information* Vol. 1 No 1. Automne 2001

69 ÉCOLE D'OPTOMÉTRIE Université de Montréal. *Document de présentation*

70 ÉCOLE D'OPTOMÉTRIE Université de Montréal. *Rapport d'activités 2003-2005*

71 FAUBERT, J. (2001), *Pénétrer dans un œil grâce à la réalité virtuelle.* Forum 17 septembre 2001

72 FLEURY, R. (1981) : *Publicité sur les lunettes : pour le moment, l'opticien abandonne.* Le Soleil, mercredi 11 mars 1981

73 FONDS DE LA RECHERCHE EN SANTÉ DU QUÉBEC *Recherche en Santé.* No 14. Juin 1997

74 FONDS DE LA RECHERCHE EN SANTÉ DU QUÉBEC *Recherche en Santé.* No 33. Novembre 2004

75 FONDS DE LA RECHERCHE EN SANTÉ DU QUÉBEC Recherche en santé No 34, mars 2005.

76 GAREAU, C. (1999). *L'avenir, il ne faut chercher à le prévoir que pour mieux le créer.* .L'Optométriste, novembre-décembre 1999.

77 GIRARD, E. et al. (1974). *Rapport du comité d'étude sur la situation des handicapés visuels au Québec.* 83 p.

78 GIRARD-SOLOMITA, M. (1994*). Au tour des optométristes de sonner l'alarme.* Journal de Montréal, 2 février 1994

79 GOBEIL, A. (1973). *Lettre de Me Albert Gobeil au Dr Emmanuel Gobeil.* 2 mars 1973

80 GOULET, D. (1993). « *Histoire de la Faculté de médecine de l'Université de Montréal (1843-1993).* vlb éditeur, 502 pp.

81 GOUVERNEMENT DU QUÉBEC. Communiqué. *Le ministre rend public le deuxième rapport sur les professions de la santé et des relations humaines.* 28 juin 2002

82 GREGG, J.R. (1987). *History of the American Academy of Optometry.* AAO, Washington, D.C. 208 pp.

83 GREGG, J. R. (1972). *American Optometric Association. A history.* AOA St-Louis, Missouri Pp. 399

84   HACHEY, I. (1998). *Des ophtalmologistes privés misent sur la lassitude liée au système actuel.* LA PRESSE, jeudi 12 novembre 1998

85   HIGGINS-CLARK, M. (2002), **Entre hier et demain.** Éditions Albin Michel 280 pp.

86   HÔPITAL MAISONNEUVE-ROSEMONT. *LE SUIVI. Bulletin d'information du personnel.* Mars 1994. Vol.10 No 2.

87   INGLE, H.G. (1973). *Eye care – 1902 style.* Revue Canadienne d'optométrie Vol. 35 #1 juin 1973

88   JAVAL, E. (1905). *Physiologie de la lecture et de l'écriture.* Félix Alcan, éditeur. Paris p.79

89   KNOLL, H. (1967). *A brief history of ophthalmic lenses.* JAOA. Vol. 38 No 11 Nov. 1967 p. 946-948

90   KNOWLES, R.H. (1895), *The Science and Art of Ocular Refraction.* Op. J. March 1895

91   LACHAMBRE, S. (1993). L'Optométriste Vol. 15 No 5. mars-avril 1993

92   LANDOLT, E. (1886). *Refraction and accommodation of the eye.* J.B.Lippincott Co. Philadelphia

93   LA PRESSE (1999). *100 ans d'actualités 1900-2000.* Éd. La Presse Ltée

94   LAVIGNE, L. (1998). *Affichent-ils les bonnes couleurs? Les forces et les faiblesses des affiches du PQ et du PLQ.* LA PRESSE, 18 nov. 998

95   LE BORGNE, L. (1977). *Dans quelques mois, les optométristes vendront lunettes et verres de contact au prix coûtant. Les consommateurs paieront plutôt les services après vente.* La Presse. Mardi 29 mars 1977

96   LÉGISLATURE DU MANITOBA *Article 17 Bill 30* sanctionné le 23 juin 1972

97   LE JOURNAL DE MONTRÉAL, *Les optométristes en appellent à Laurin.* Vendredi 12 novembre 1982

98   LE SOLEIL. *Le titre « docteur » peut légalement être utilisé par un optométriste .* 15 juillet 1954

99   LE SOLEIL (1976). *Les étudiants en optométrie craignent pour leur profession.* Mercredi 20 octobre 1976.

100   LOVASIK, J.V. (1991). *Admissibilité des Écoles canadiennes d'optométrie aux subventions et bourses de recherche en santé du Conseil de Recherches médicales du Canada.* Document présenté au Conseil de Recherches Médicales du Canada Janvier 1991

101   LUSSIER, J.P. (2004) *La Faculté de médecine dentaire de l'Université de Montréal, 1904-2004. Cent ans d'existence. Un siècle de progrès.* Éditions Québec-Amérique Inc. Montréal 163 pp.

102   MACKAY, R. (1963). *Délégué modèle de l'O.N.U. modèle.* Journal Le Quartier Latin 26 février 1963

103   MASSICOTTE, L. (1972). *Contestation de la loi 256 telle que proposée.* 8 février 1972

104   MATHIEU, A.M.(1993). *Existence et importance des risques, pour le public, à autoriser les optométristes à administrer aux fins d'examens des yeux les médicaments suivants : atropine, dapipazole, homatropine, phényléphrine 5%, pilocarpine, proparacaine et tétracaine, en effectuant les consultations et la revue scientifique appropriées ; le cas échéant, suggérer des conditions et modalités d'administration et élaborer la nécessité d'autoriser l'administration de ces médicaments ci-haut mentionnés, si par ailleurs, les suivants étaient autorisés : benoxinate, cyclopentolate, phényléphrine 2,5% et tropicamide*

105   McGREGOR, F. A. (1948). *Optical goods. Investigation into an Alleged Combine in the Manufacture and Sale of Optical Goods in Canada .* Report of Commissioner, Combines Investigation Act. Department of Justice. Ottawa. April 24, 1948. 107 pp.

106   MESSIER, J.A. (1967). *École d'optométrie : Université de Montréal.* RCO/CJO Vol. 29 No 3 Déc. 1967

107   MICHAUD, L (2000). *Quebec TPA Law. A significant step forward for Canadian Optometry.* Practical Optometry. Vol. 11 No 5 October 2000

108   MICHAUD, L. (2003). *Les thérapeutiques : une réalité.* Bulletin spécial. Association des Optométristes du Québec. 23 septembre 2003

109   MOLSON, K. (2001). *L'histoire des Molson* (1780-2000), Les Éditions de l'Homme.525 p.

110   MOUNT, P.G. (1916). *Vade Mecum de l'Optométriste* Abrégé de connaissances usuelles et indispensables. Première édition 1916 83 pp.

111 NANCY, D. (2000). *Découverte prometteuse pour les daltoniens*. FORUM Vol. 34 No 23. 6 ars 2000

112 NEILSON, C. (1992). Message du Président. Association des Optométristes du Québec. *L'Association gagne son action en nullité de certaines dispositions du code de déontologie édicté le 22 mai dernier.* Message du 24 mars 1992

113 OFFICE DES PROFESSIONS DU QUÉBEC. *Avis Les conditions supplémentaires au diplôme ou à la formation de base et les Comités de la formation.* *OPQ* 1980 Québec. 62 p.

114 Optical Prism. Sept. / Oct, 1987

115 Optical Review. 3 (2); 75 May 1909

116 ORDRE DES OPTOMÉTRISTES DU QUÉBEC (1973). *Mémoire sur la pratique professionnelles et la définition légale dans la Province de Québec* 19 janvier 1973

117 ORDRE DES OPTOMÉTRISTES DU QUÉBEC.. *Bulletin spécial* Bulletin Opto-Presse Juin 1980

118 ORDRE DES OPTOMÉTRISTES DU QUÉBEC. *Bulletin Opto-Presse.* Juin 1980. Vol V No 2

119 ORDRE DES OPTOMÉTRISTES DU QUÉBEC. *Bulletin Opto-Presse.* Vol. 6 No 2 1981

120 ORDRE DES OPTOMÉTRISTES DU QUÉBEC (1981). *Bulletin Opto-Presse* Vol. 6 No 3 1981

121 ORDRE DES OPTOMÉTRISTES DU QUÉBEC. *Bulletin Opto-Presse.* Vol. 6 No 4 Novembre 1981

122 ORDRE DES OPTOMÉTRISTES DU QUÉBEC.. *Bulletin Opto-Presse* Janvier 1981 Vol. 8 No 1

123 ORDRE DES OPTOMÉTRISTES DU QUÉBEC. *Bulletin Opto-Presse.* Vol. 6 No 2. Mars 1981

124 ORDRE DES OPTOMÉTRISTES DU QUÉBEC. *Bulletin Opto-Presse* Vol. 7 No 2. Novembre 1982

125 ORDRE DES OPTOMÉTRISTES DU QUÉBEC. *Le devenir de l'Optométrie au Québec.* Février 1987

126 ORDRE DES OPTOMÉTRISTES DU QUÉBEC (1993). *Les lunettes de lecture prêtes-à-porter.* Mémoire présenté à l'Office des Professions du Québec. Janvier 1993

127 ORDRE DES OPTOMÉTRISTES DU QUÉBEC, *États généraux Documents d'accompagnement.* Québec, 10 et 11 juin 1994

128 ORDRE DES OPTOMÉTRISTES DU QUÉBEC. (1997). *Allocution du Docteur Claude Gareau à l'occasion de la remise de la médaille de l'Université de Montréal* le 23 janvier 1997. Bulletin Opto-Presse Vol. 5 No 1 Avril 1997

129 ORDRE DES OPTOMÉTRISTES DU QUÉBEC. *Bulletin Opto-Presse* Vol. 5 No 2. Juillet 1997

130 ORDRE DES OPTOMÉTRISTES DU QUÉBEC. *Bulletin Opto-Presse .*Mai 2001

131 ORDRE DES OPTOMÉTRISTES DU QUÉBEC (2004). *Bulletin Opto-Presse* Automne 2004

132 ORDRE DES OPTOMÉTRISTES DU QUÉBEC *Bulletin Opto-Presse.* Été 2005

133 ORDRE DES OPTOMÉTRISTES DU QUÉBEC. *Règlement sur le Comité de la formation des optométristes* (c. Q-7, c. 3.1, D. 1041-97)

134 OUIMET, M. (1994). *L'école, c'est l'affaire des filles*. Un fossé si large qu'il risque de bouleverser la Société. La Presse, mardi 8 mars 1994 p. A5

135 PHILADELPHIA OPTICAL COLLEGE. *Charter*

136 PINARD, G. (1988). *L'Édifice principal de l'Université de Montréal.* La Presse, vendredi 29 mai 1988

137 PLANTE, D. (2000). *L'Université au féminin.* Forum. Vol.34 No 6 6 mars 2000

138 RAPPORT DE LA COMMISSION PARENT. Vol. 2. Recommandation # 145

139 REVUE CANADIENNE D'OPTOMÉTRIEO/CJO (1976) Vol. 38 No 3 Sept. Oct.

140 SAUVÉ, M.-R. !991) « *La prévention a bien meilleure vue* ». Les Diplômés. Revue des diplômés de l'Université de Montréal No 375. Automne 1991.

141 SAUVÉ, M.-R. (1995*). Les optométristes à la rescousse de l'alphabétisation.* Forum 13 mars 1995 p.3

142 SAUVÉ, M-R. (1998). *L'Institut Nazareth et Louis-Braille s'associe à l'École d'optométrie.* Forum. 2 février 1998.

143   SAUVÉ, M.R. (1998). *Voyage fantastique entre l'œil et le cerveau.* Forum. Université de Montréal Vol. 33 No 4. 16 novembre 1998

144   SAUVÉ, M.R. (1999). *Offensive de l'École d'optométrie sur les médicaments thérapeutiques.* FORUM Vol. 33 No 30, 9juin 1999.

145   SAUVÉ, M.R. (2000). *Vivre avec la moitié de son cerveau.* Forum Vol. 35 No 3. 11 septembre 2000

146   SAUVÉ, M.R. (2000). *Quand le cortex auditif devient visuel.* Forum Vol. 35 No 5 25 septembre 2000

147   SAUVÉ, M.R. (2001). *L'École d'optométrie obtient son agrément pour sept ans.* Forum Semaine du 22 octobre 2001.

148   SAUVÉ, M. R. (2004) *La visière au hockey n'a aucun impact sur la vision.* Forum Université de Montréal Vol. 39 No 3 13 septembre 2004

149   SAUVÉ, M.R. (2004). *Le projet de doctorat professionnel en pharmacie progresse.* Forum 22 novembre 2004

150   SAUVÉ, M.R. (2004). *CHUM : Le Recteur présente le site Outremont.* Vol. 39 No 13. 29 novembre 2004

151   SAUVÉ, M.-R. (2005). *Myopie traitée au laser : 97% de satisfaction.* FORUM Semaine du 6 septembre 2005.

152   SIMONET, P. (1991) *Inauguration des nouvelles installations de l'École d'optométrie de l'Université de Montréal.* RCO/CJO Vol. 53 No 4

153   SIVAK, J.G. (1985). *École d'optométrie. Université de Montréal. Passing the torch* RCO/CJO Vol. 47 No 2

154   SIVAK, J. (1993). *No room for optometry students.* Affaires universitaires Juin-juillet 1993

155   SKEFFINGTON, A.M. (1961). *Functional Optometry un theory and practice.* Optometric Extension Program (OEP) Papers (postgraduate) Vol. 33 No 7

156   UNIVERSITÉ DE MONTRÉAL. *Rapport du comité de développement académique sur le statut de l'École d'optométrie.* Septembre 1968

157   UNIVERSITÉ DE MONTRÉAL. *Même les professionnels chevronnés retournent à l'école* Forum, Vol. 23 No 3 19 septembre 1988

158   UNIVERSITÉ DE MONTRÉAL. *Des étudiants en optométrie en mission humanitaire en Amérique latine* Rapport annuel 1996-1997

159   UNIVERSITÉ DE MONTRÉAL. Forum Semaine du 20 janvier 2003. « *L'École d'optométrie aura son programme de résidence.* »

160   UNIVERSITÉ DE MONTRÉAL. Forum Semaine du 22 septembre 2003

161   UNIVERSITÉ DE MONTRÉAL. *Calendrier des Fêtes du 125ᵉ Université de Montréal* Automne 2003

162   UNIVERSITÉ DE MONTRÉAL.. *Quand les cliniciens font un clin d'œil aux fondamentalistes.* Forum Semaine du 17 mai 2004

163   UNIVERSITÉ DE MONTRÉAL. *L'arrivée des étudiantes à l'Université.* Vol. 38 No 25. Forum 8 mars 2004

164   UNIVERSITÉ DE MONTRÉAL. *Don de Bausch&Lomb à l'École d'optométrie* . Forum.Semaine du 5 avril 2004

165   UNIVERSITÉ DE MONTRÉAL (2005) « *Chaire Colonel Harland-Sanders en sciences de la vision de l'Université de Montréal. Fiche technique* »

166   WOLFBERG, M.D. (1999). *A profession's commitment to increase public service: optometry's remarkable story.* JAOA Vol. 79 No 3 March 1999

REMERCIEMENTS

Voici donc la partie la plus difficile à écrire : en effet, elle est pénible non pas à cause d'une réticence à être reconnaissant envers les personnes qui m'ont aidé, mais bien parce que le risque est énorme de faire de la peine, de blesser ou même d'en choquer d'autres qui auraient bien voulu qu'on parle d'eux. D'ores et déjà, je remercie toutes celles et ceux qui auront contribué à faire de cet ouvrage un élément de notre patrimoine optométrique collectif. Pour contrer toute susceptibilité, j'y vais, je me lance en utilisant l'ordre alphabétique.

Le Dr Henri Allard (1963) m'a accordé une entrevue téléphonique le 18 janvier 2006 et m'a permis d'avoir accès à des documents personnels : je l'en remercie.

Je remercie le Dr Yves Bastien, optométriste de la promotion 1974, de m'avoir si gentiment reçu, pour une entrevue concernant son père Armand R. Bastien, au cabinet de la rue St-Denis le 16 mars 2005. Il m'a aussi permis l'accès à des photographies que peu de gens connaissent et dont certaines sont incluses dans cet ouvrage.

Le Dr Nelson Belley, optométriste depuis 1993, a été, avec le Dr Diane G. Bergeron, la première personne à me contacter et à s'impliquer dans le « dossier » de la mise en œuvre du « livre du centenaire ». Il a participé à nos premières ébauches d'un plan de travail et à son suivi. Merci Nelson !

Le Dr Diane G. Bergeron, issue de la première promotion des « vrais docteurs »… C'est une blague !…est là depuis le tout début de l'aventure, avec son insistance très discrète pour le respect des échéanciers que nous avions fixés au départ. Elle m'a soutenu dans le cheminement et elle s'est investie à fond dans l'organisation nécessaire à la réalisation du « livre du centenaire ». Je lui en suis très reconnaissant.

Parmi les optométristes qui se sont impliqués directement, certains m'ont fourni des renseignements significatifs qui se retrouvent dans le texte. Merci au Dr Bernard Berthiaume, optométriste, gradué en 1969.

J'ai eu le plaisir de réaliser une entrevue téléphonique le 15 août 2005 avec, Jean-Louis Blanchard : je le remercie pour les renseignements qu'il m'a fournis sur la compagnie qu'il a fondée, Veracon Inc.

Parmi les successeurs de ce dernier, on retrouve, Jean Castonguay, vice-président des Laboratoires Blanchard ; celui-ci m'a fourni quelques précisions sur la compagnie. Merci !

Dans l'ensemble de ma démarche, je me suis senti appuyé par François Charbonneau, directeur général de l'Association des Optométristes du Québec : je lui suis redevable d'une entrevue qui a eu lieu le 7 avril 2005 dans la salle « *Claude Beaulne* » de l'École d'optométrie ; il a aussi participé à la rédaction de certaines parties du texte notamment celle sur divers aspects de l'Association des Optométristes du Québec.

Le confrère Dr Jacques De Serres, optométriste, m'a remis de nombreux documents et photographies, dont certaines apparaissent dans l'ouvrage; je l'en remercie de tout cœur.

Merci au Dr Pierre Descary, optométriste de 1962, pour l'entrevue qu'il m'a accordée le 14 octobre 2005 au sujet du groupe « Iris ».

Le Dr Ernest Girard, de la promotion 1956 s'est montré très généreux lors de l'entrevue que nous avons eue le 23 juin 2005. Je lui suis reconnaissant de m'avoir permis de voir ses réalisations sous l'éclairage de son intérêt pour l'optométrie.

Je suis redevable à Madame Manon Labelle de la Direction des communications de l'Université de Montréal de m'avoir donné accès à plusieurs photographies qui étaient parues dans le journal « Forum » et qu'il était intéressant de reprendre dans ce volume.

J'ai eu une conversation téléphonique fort agréable avec le Dr Fernand Laflamme, (promotion 1975) le 2 novembre 2005 ; nous lui devons les premières démarches de la mise sur pied d' « Optométristes sans Frontière », quel qu'en ait été le nom. Je le remercie pour tous les renseignements qu'il m'a fournis.

J'ai une pensée reconnaissante pour mon ami, Denis Latendresse, infographiste à l'École d'optométrie de l'Université de Montréal. Il a conservé, pour la réalisation du livre, de nombreuses photos qui s'y retrouvent.

Je suis redevable à Me Marco Laverdière, directeur général et Secrétaire de l'Ordre des Optométristes du Québec de m'avoir donné accès à divers documents de l'Ordre et d'avoir accepté, à maintes reprises, de répondre à mes questions. J'en profite pour dire merci aux membres du personnel de l'Ordre des Optométristes du Québec qui m'ont toujours reçu chaleureusement. Je veux souligner l'apport de Madame Mubarak Mawjee. J'ai souvent fait appel à ses souvenirs et je lui suis reconnaissant de son aide.

J'ai aussi beaucoup de gratitude pour le Dr Jean-Jacques Leblond, optométriste, qui était alors étudiant à l'École d'optométrie et qui fut le tout premier à fouiller dans toute ma paperasse accumulée pour y mettre de l'ordre, pour en faire un classement afin que je puisse m'y retrouver.

Le Dr John V Lovasik, professeur titulaire et ancien directeur à l'École d'optométrie de l'Université de Montréal, m'a aussi remis des textes dont je me suis inspiré. J'ai apprécié sa démarche et je l'en remercie sincèrement.

De nombreux lecteurs se souviendront aussi de Madame Line Malouin, coordonnatrice des affaires académiques et administratives à l'École d'optométrie depuis….Pourquoi le dire ? La dévouée et fidèle Line m'a fourni de précieux renseignements à partir des archives de l'École. Mille mercis !

Dre Carole Melançon : elle était de la classe de 1979. Elle a gracieusement accepté de « lever le voile » sur certains aspects de la « crise » du printemps de la promotion 1979. Merci !

Je ne sais pas si je dois en vouloir au Dr Guy Meunier, optométriste de la promotion 1960, car c'est lui qui m'a poussé vers cette aventure de l'écriture d'une histoire dont je connaissais beaucoup de passages, mais démarche pour laquelle j'avais très peu d'expérience. Je le remercie en pensant qu'il m'en doit une.

Je remercie le confrère Dr Bernard Poirier, optométriste depuis 1974, qui m'a fait parvenir des textes utiles à la rédaction de l'ouvrage.

Le Dr Jean-Marie, Rodrigue (1963) m'a accordé une entrevue fort intéressante le 6 juillet 2005 : qu'il soit remercié pour toute l'information qu'il m'a permis d'incorporer dans le texte.

Je ne veux pas passer sous silence le soutien que m'a accordé mon collègue, Dr Pierre Simonet (1977). Ses encouragements depuis le début et son enthousiasme pour la rédaction de la Préface, m'ont conforté dans cette décision que j'ai prise d'entreprendre cette longue démarche. Je l'apprécie beaucoup et je le remercie.

De la classe de 1954, on a rencontré le Dr Luc Tétreault : lors d'une entrevue, le 18 août 2005, à Longueuil, il m'a fait replonger dans l'ère de l'Optique Richelieu, premier regroupement d'optométristes, premier regroupement d'achats par les optométristes, pour les optométristes. Je l'en remercie.

Le chapitre sur « Le grade et le titre de docteur » a été soumis au Dr Marcel Tremblay, optométriste de Québec, pour confirmer les données historiques de cette longue et ardue bataille qu'il a menée à tous les niveaux judiciaires. L'optométrie québécoise lui doit beaucoup. Merci!

Un grand merci s'adresse à Madame Danielle Voyer du Service des archives de l'Université de Montréal qui m'a guidé dans les dédales de ses nombreux et précieux documents où l'on retrouve tout ce dont on a besoin pour écrire l'histoire d'un centenaire.

Je veux aussi transmettre mes remerciements à l'Association des Optométristes du Québec et à son personnel, dont Madame Monique Ménard, qui, à un moment ou à un autre, ont eu à me rendre un service, si petit et si discret qu'il ait pu être.

Ma gratitude s'adresse aussi à l'École d'optométrie de l'Université de Montréal et à tout son personnel : tout ce beau monde m'a enduré encore à l'École, en dépit de ma situation de retraité, et m'y a fait me sentir chez moi... Merci!

J'ai de la reconnaissance aussi pour Micheline Gloin et Marc Melillo... qui m'ont aidé à résoudre divers problèmes informatiques.

Je remercie enfin tous les optométristes qui m'ont appuyé et encouragé tout au long de ma carrière et de mon périple dans les sentiers de l'histoire de notre belle profession, L'OPTOMÉTRIE.